Berner/Best/Dilling/Engel/Rohdich/Schaff

Praxishandbuch Psychotherapie-Richtlinie, Psychotherapie-Vereinbarung und Abrechnung

Praxishandbuch Psychotherapie-Richtlinie, Psychotherapie-Vereinbarung und Abrechnung

von

Rechtsanwältin Barbara Berner
Dipl.-Psych. Dieter Best
Dr. Julian Dilling
Janett Engel
Dipl.-Psych. Ruth Rohdich
Dr. Christa Schaff

4., neu bearbeitete und erweiterte Auflage

medhochzwei

Bibliografische Informationen der Deutschen Nationalbibliothek

Die Deutsche Nationalbibliothek verzeichnet diese Publikation in der Deutschen Nationalbibliografie; detaillierte bibliografische Daten sind im Internet über http://dnb.d-nb.de abrufbar.

Bei der Herstellung des Werkes haben wir uns zukunftsbewusst für umweltverträgliche und wiederverwertbare Materialien entschieden.
Der Inhalt ist auf elementar chlorfreiem Papier gedruckt.

ISBN 978-3-98800-207-5
ISBN eBook 978-3-98800-208-2

Alte Eppelheimer Str. 42/1
69115 Heidelberg
E-Mail: info@medhochzwei-verlag.de
Web: www.medhochzwei-verlag.de
www.medhochzwei-verlag.de

Satz: Reemers Publishing Services GmbH, Krefeld
Druck: ADverts printing house, Dzelzavas Str. 124, Riga, LV-1021, Latvia
Umschlaggestaltung: kreativmedia KONZEPTION & DESIGN, Hückelhoven
Titelbild: #1621431253, © Net Vector/shutterstock.com

Vorwort

Die dritte Auflage des Praxishandbuchs erschien im November 2021 und griff die Änderungen der 19. Legislaturperiode auf. Die 20. Legislaturperiode (2021–2025) adressierte im Bereich der Psychotherapie nur einen wichtigen Sachverhalt, nämlich die Ermöglichung der Erbringung von Videobehandlungen in Sprechstunden und probatorischen Sitzungen sowie einer erweiterten Erbringung der Videobehandlungen insgesamt:

„Die Partner der Bundesmantelverträge vereinbaren bis zum 31. Dezember 2024 die erforderlichen Vorgaben für die Erbringung psychotherapeutischer Sprechstunden und probatorischer Sitzungen im Rahmen einer Videosprechstunde.“

Dieser im SGB V befindliche Auftrag wurde fristgerecht umgesetzt und ermöglicht nun eine entsprechende Leistungserbringung.

Die Partner des Bundesmantelvertrags waren jedoch nicht untätig, sodass es zu einer ganzen Reihe an Anpassungen in der Psychotherapie-Vereinbarung gekommen ist. Vor diesem Hintergrund erschien es den Autorinnen und Autoren geboten, auch das Praxishandbuch zu überarbeiten und die Änderungen der Psychotherapie-Vereinbarung nachzuvollziehen. Darüber hinaus wurde in der vierten Auflage insbesondere das Thema der Berichterstellung an die Gutachterinnen und Gutachter überarbeitet.

Weiterhin sind Änderungen der Psychotherapie-Richtlinie, die im August 2025 vorgenommen worden waren und insbesondere die Behandlung von Menschen mit Abhängigkeitserkrankungen betreffen, aufgenommen und nachvollziehbar dargestellt.

Das vorliegende Praxishandbuch beschreibt mit seiner vierten Auflage damit umfassend die aktuellen sozial- und leistungsrechtlichen Rahmenbedingungen, ergänzt die Darstellung der Regelwerke vor allem auch hinsichtlich der Behandlung von Kindern und Jugendlichen um zahlreiche Beispiele zur Leistungserbringung und Abrechnung und bietet eine praktische Hilfestellung zur Ausfüllung der Formulare.

Das Praxishandbuch Psychotherapie-Richtlinie und Psychotherapie-Vereinbarung ist für alle, die sich mit den neuen Regelungen befassen. Psychotherapeutinnen und Psychotherapeuten, Mitarbeiterinnen und Mitarbeiter der Kassenärztlichen Vereinigungen und der gesetzlichen Krankenkassen. Die Autorinnen und Autoren haben als Vertreterinnen und Vertreter des GKV-Spitzenverbandes

(GKV-SV) und der Kassenärztlichen Bundesvereinigung (KBV) an der Ausgestaltung der Regelungen mitgewirkt.

Im Frühjahr 2023 verstarb unsere sehr geschätzte Mitautorin Carmen Bender nach kurzer, schwerer Krankheit. Ihre langjährige Expertise nicht nur im Bereich der ambulanten Psychotherapie vermissen wir schmerzlich und trauern um ihren Verlust. Die jetzige Ausgabe des Praxishandbuchs möchten wir daher ihr widmen.

Dr. Thomas Uhlemann, der wie Carmen Bender von Beginn an dabei war, hat nach vielen Jahren der Begleitung dieses Buches mit dem Ruhestand ein neues Kapitel aufgeschlagen und widmet sich nun neuen Aufgaben.

Wir freuen uns, dass wir Janett Engel und Ruth Rohdich gewinnen konnten, unser Autorenteam zu bereichern. Beide vertreten als ausgewiesene Expertinnen auf dem Bereich der ambulanten psychotherapeutischen Versorgung die Perspektive des Medizinischen Dienstes und der Krankenkassen.

Berlin, im Februar 2026

Barbara Berner

Dieter Best

Julian Dilling

Janett Engel

Ruth Rohdich

Christa Schaff

Inhaltsverzeichnis

Abkürzungsverzeichnis

Abs.	Absatz
AP	Analytische Psychotherapie
APrV	Ausbildungs- und Prüfungsverordnung
Art.	Artikel
Az.	Aktenzeichen
BAG	Bundesarbeitsgericht
BÄK	Bundesärztekammer
BfArM	Bundesinstitut für Arzneimittel und Medizinprodukte
BGB	Bürgerliches Gesetzbuch
BMV-Ä	Bundesmantelvertrag – Ärzte
BMG	Bundesministerium für Gesundheit
BPtK	Bundespsychotherapeutenkammer
BSG	Bundessozialgericht
BVerfG	Bundesverfassungsgericht
DDA	Differenzialdiagnostische Abklärung
DiGA	Digitale Gesundheitsanwendung
DSGVO	Datenschutzgrundverordnung
DVPMG	Digitale-Versorgung-und-Pflege-Modernisierungs-Gesetz
EBM	Einheitlicher Bewertungsmaßstab
EuGH	Europäischer Gerichtshof
GAF	Global Assessment of Functioning
G-BA	Gemeinsamer Bundesausschuss
GKV	Gesetzliche Krankenversicherung
GKV-SV	Spitzenverband Bund der Krankenkassen
GKV-VSG	GKV-Versorgungsstärkungsgesetz
GVWG	Gesundheitsversorgungsweiterentwicklungsgesetz
HVM	Honorarverteilungsmaßstab
KBV	Kassenärztliche Bundesvereinigung
KV	Kassenärztliche Vereinigung
KZT 1	Kurzzeittherapie 1. Behandlungsschritt
KZT 2	Kurzzeittherapie 2. Behandlungsschritt
LSG	Landessozialgericht
LZT	Langzeittherapie
MD	Medizinischer Dienst
MWBO	Musterweiterbildungsordnung

ODA	Orientierende diagnostische Abklärung
pHKP	Psychiatrische häusliche Krankenpflege
PT-RL	Psychotherapie-Richtlinie
PT-V	Psychotherapie-Vereinbarung (Anlage 1 des BMV-Ä)
PsychThAusbRefG	Gesetz zur Reform der Psychotherapeutenausbildung
PsychThG	Psychotherapeutengesetz
SGB V	Fünftes Buch Sozialgesetzbuch
SG	Sozialgericht
TrG	Tragende Gründe der PT-RL
TP	Tiefenpsychologisch fundierte Psychotherapie
TSVG	Terminservice- und Versorgungsgesetz
VT	Verhaltenstherapie
WBO	Weiterbildungsordnung
WBP	Wissenschaftlicher Beirat Psychotherapie

1 Rechtliche Rahmenbedingungen der vertragspsychotherapeutischen Tätigkeit

1.1 Ambulante Psychotherapie in der Gesetzlichen Krankenversicherung und historische Entwicklungen

Die ambulante Versorgung gesetzlich krankenversicherter Patientinnen und Patienten ist im Sozialgesetzbuch V (SGB V) geregelt. Daneben findet sich eine Vielzahl von Vorschriften in den untergesetzlichen Normen wie in den Richtlinien des Gemeinsamen Bundesausschusses (G-BA), im Bundesmantelvertrag-Ärzte (BMV-Ä), in Gesamtverträgen, Verträgen und Satzungen. Es handelt sich hierbei um öffentlich-rechtliche Normen, die das Zusammenwirken der Krankenkassen mit den Leistungserbringenden regeln. Entstanden sind die Strukturen des Vertragsarztrechts (bis 1993 als Kassenarztrecht bezeichnet) ebenso wie Gremien der Gemeinsamen Selbstverwaltung (zu nennen sind hier u. a. die Zulassungs- und Berufungsausschüsse) im Wesentlichen durch das Berliner Abkommen vom 23.12.1913 und das Gesetz über das Kassenarztrecht von 1955.[1]

Seit der Rechtsprechung des Bundessozialgerichts (BSG), das 1969 entschieden hat, dass zum Begriff der ärztlichen Behandlung (§ 182 RVO) auch psychotherapeutische Maßnahmen zählen, und der Anerkennung des Krankheitswerts von Neurosen sowie der Zubilligung von entsprechender Heilbehandlung im Jahr 1970 hat sich die psychotherapeutische Behandlung in der Gesetzlichen Krankenversicherung etabliert.[2] Der wachsenden Nachfrage nach psychotherapeutischer Behandlung versuchten die gesetzlichen Krankenkassen und die Kassenärztliche Bundesvereinigung (KBV) durch das in den Psychotherapie-Richtlinien (PT-RL) des Bundesausschusses der Ärzte und Krankenkassen sowie ergänzenden Regelungen in den Bundesmantelverträgen verankerte Delegationsverfahren nachzukommen. Hierbei konnte eine „nichtärztliche" Psychotherapeutin oder ein „nichtärztlicher Psychotherapeut" – wie es damals genannt wurde – nach ärztlicher Indikationsstellung und Entscheidung über das Psychotherapieverfahren und nach Anerkennung durch eine ärztliche Gutachterin oder einen ärztlichen Gutachter zur Behandlung hinzugezogen werden.[3] Zusätzlich wurden Qualifikationsanforderungen an die „nichtärztlichen" Psychotherapeutinnen und Psychotherapeuten, die im Sachleistungssystem der Gesetzlichen Krankenversicherung

1 Collin: Das Berliner Abkommen von 1913 im Spannungsfeld rechtshistorischer Entwicklungstendenzen. In: Vierteljahresschrift für Sozialrecht 32/2014, S. 173–194; Wenner: Vertragsarztrecht nach der Gesundheitsreform. 2008, § 2, Rn. 5.

2 *BSG*, Urt. v. 17.10.1969, 3 RK 82/66, MDR 1970, S. 179; *BSG*, Urt. v. 28.8.1970, 3 RK 74/67, BSGE 31, S. 279–283; Wenner: Vertragsarztrecht nach der Gesundheitsreform. 2008, § 6, Rn. 1.

3 Schirmer: Eingliederung der Psychologischen Psychotherapeuten und Kinder- und Jugendlichenpsychotherapeuten in das System der vertragsärztlichen Versorgung. In: MedR 1998, S. 435.

tätig werden wollten, definiert, wie zum Beispiel das Erfordernis einer praktischen Ausbildung in Psychotherapie in anerkannten Ausbildungsinstituten.[4]

Neben dem Delegationsverfahren entwickelte sich die sogenannte Erstattungspsychotherapie, ein Leistungserbringungssystem, das die Krankenkassen durch Verträge mit Diplom-Psychologen direkt und damit ohne Beteiligung der ärztlichen Selbstverwaltung, die Kassenärztliche Vereinigungen, aufgebaut hatten. Für dieses Erstattungsverfahren hat die Rechtsprechung spätestens mit der Integration der Psychotherapeutinnen und -therapeuten in das System der vertragsärztlichen Versorgung keine Rechtfertigung mehr gesehen."[5]

Durch das Psychotherapeutengesetz vom 16.06.1998 (PsychThG) wurden die Psychologischen Psychotherapeutinnen und Psychologischen Psychotherapeuten und die Kinder- und Jugendlichenpsychotherapeutinnen und Kinder- und Jugendlichenpsychotherapeuten in die vertragsärztliche Versorgung integriert. Diese gesetzlichen Regelungen beruhen auf der Grundlage des Art. 74 Abs. 1 Nr. 19 GG (Zulassung zu Heilberufen). Damit wurde ein dem ärztlichen Beruf vergleichbarer Heilberuf geschaffen. Im zweiten Teil des Gesetzes wurde auf der Grundlage des Art. 74 Abs. 1 Nr. 12 (Sozialversicherung) Psychotherapie als vertragsärztliche Versorgung im Sinne des § 73 SGB V normiert. Durch den gleichzeitig in den §§ 95 (Absätze 10 bis 12 in der Fassung bis zum 01.09.2020), 95c SGB V geregelten Zugang zur vertragsärztlichen Versorgung ist zudem sichergestellt worden, dass nur diese Berufe neben Vertragsärztinnen und Vertragsärzten zur vertragspsychotherapeutischen Behandlung zugelassen werden und eigenständig psychotherapeutische Behandlungen zulasten der Gesetzlichen Krankenversicherung erbringen dürfen. Dabei hat der Gesetzgeber seinerzeit die Einbindung der Psychotherapie in die Leistungspflicht der Gesetzlichen Krankenversicherung sowie die Erweiterung des Kreises der Leistungserbringenden um Psychologische Psychotherapeuten und Kinder- und Jugendlichenpsychotherapeuten auf den bereits durch die Richtlinien des Bundesausschusses und den Psychotherapie-Vereinbarungen bestehenden Strukturen aufgebaut. Gemäß § 72 Abs. 1 SGB V wirken Ärztinnen und Ärzte sowie Psychotherapeutinnen und Psychotherapeuten zur Sicherstellung der vertragsärztlichen Versorgung der Versicherten zusammen. Personen wie zum Beispiel Heilpraktikerinnen und Heilpraktiker, die nicht diese berufsrechtlichen Voraussetzungen erfüllen und keine Approbation nachweisen können, dürfen keine Versorgung gesetzlich krankenversicherter Patientinnen und Patienten, auch nicht im Notfall oder im Rahmen der Kostenerstattung, zulasten der Krankenkassen, durchführen.[6] Der Ausschluss von Heilpraktikerinnen und Heilpraktikern von der selbstständigen Leistungs-

4 Schirmer: Eingliederung der Psychologischen Psychotherapeuten und Kinder- und Jugendlichenpsychotherapeuten in das System der vertragsärztlichen Versorgung. In: MedR 1998, S. 435.

5 *BSG*, Beschl. v. 27.8.1999, B 6 Ka 15/97 R; *BSG*, Beschl. v. 24.8.1999, B 6 KA 12/97 R; *BSG*, Urt. v. 5.2.2002, B 6 KA 42/02 R.

6 *BSG*, Urt. v. 13.12.2016, B 1 KR 4/16 R.

erbringung in der GKV sei mit Art. 12 Abs. 1 GG zu vereinbaren und verstoße auch nicht gegen Art. 3 Abs. 1 GG, so das BSG.

Mit dem Gesetz über den Beruf der Psychotherapeutin und des Psychotherapeuten (PsychThG) vom 15.11.2019, in Kraft getreten zum 01.09.2020 (BGBl I 2019, S. 1604), ist der psychotherapeutische Beruf weiterentwickelt worden. Das bis dahin geltende Psychotherapeutengesetz ist zum 31.08.2020 außer Kraft getreten. Vorbild der Reform war die Aus- und Weiterbildung zum ärztlichen Beruf. Der neue Studiengang Psychotherapie erfolgt seit 2020 durch ein fünfjähriges Hochschulstudium (3-jähriges Bachelor- und 2-jähriges Masterstudium) der Psychotherapie, welches verfahrensbreit angelegt ist und die psychotherapeutische Versorgung aller Altersstufen vermittelt. Das Studium endet nach absolviertem Masterstudium mit einer staatlichen Prüfung.

Die Studieninhalte wurden durch die Approbationsordnung für Psychotherapeutinnen und Psychotherapeuten konkretisiert. Nach bestandener Prüfung wird die Approbation (Berechtigung zur Behandlung) erteilt. Mit der Approbation wird auch die Berufsbezeichnung „Psychotherapeut/in“ erworben. Anstelle der bisherigen Berufsbezeichnungen („Psychologische/r Psychotherapeut/in“ sowie „Kinder- und Jugendlichenpsychotherapeut/in“) ist die einheitliche Berufsbezeichnung „Psychotherapeut/in“ eingeführt worden (§ 1 PsychThG, § 28 Abs. 3 SGB V). Ärztinnen und Ärzte können diese Bezeichnung mit dem Zusatz „ärztliche“ oder „ärztlicher“ verwenden (§ 1 PsychThG).

Wer als Psychotherapeutin oder Psychotherapeut zulasten der Gesetzlichen Krankenversicherung behandeln möchte, muss sich im Anschluss an die Approbation in einer mindestens fünfjährigen Weiterbildung zur Fachpsychotherapeutin oder zum Fachpsychotherapeuten in einem der Gebiete „Psychotherapie für Erwachsene“, „Psychotherapie für Kinder und Jugendliche“ oder „Neuropsychologische Psychotherapie“ qualifizieren.

Die Inhalte der Weiterbildung werden durch die Weiterbildungsordnungen beschrieben, die von den Psychotherapeutenkammern der Länder verabschiedet werden. Am 24.04.2021 wurde eine Muster-Weiterbildungsordnung für Psychotherapeutinnen und Psychotherapeuten der Bundespsychotherapeutenkammer (BPtK) verabschiedet, die eine Empfehlung an die Landespsychotherapeutenkammern darstellt, die Regelungen in ihr autonomes Satzungsrecht zu übernehmen.

Aufbauend auf der Weiterbildung in einem der o. g. Gebiete kann eine Weiterbildung in Bereichen erfolgen. Hierbei werden Kenntnisse, Erfahrungen und Fertigkeiten in weiteren Verfahren, spezialisierten psychotherapeutischen Methoden oder in besonderen Anwendungsbereichen erworben (z. B. spezielle Schmerzpsychotherapie oder Sozialmedizin).

Die bisherigen Ausbildungsambulanzen können – sofern sie die Voraussetzungen nach § 117 Abs. 3b SGB V erfüllen – als Weiterbildungsambulanzen ermächtigt werden bzw. sind bereits entsprechend ermächtigt worden.

§ 27 Abs. 4 PsychThG sieht dabei eine geregelte Vergütung in Höhe von mindestens 1000 € der künftigen PiW (Psychotherapeut/innen in Weiterbildung) während der praktischen Tätigkeit in Vollzeitform vor. Durch die Entscheidung des Bundesarbeitsgerichts (BAG) vom 29.04.2025 (9 AZR122/24) wurde klargestellt, dass der gesetzlich nicht definierte Begriff „Vollzeit“ dann vorliegt, wenn eine Arbeitszeit von 26–27 Stunden im Rahmen der Patientenversorgung erbracht wird.

Die Weiterbildung ist notwendig zur Spezialisierung und zur Eintragung in das Arztregister nach § 95c Abs. 1 SGB V: „Fachkunde“ wurde für die Psychotherapeutinnen und Psychotherapeuten ersetzt durch „Abschluss der Weiterbildung“. Übergangsregelungen bestehen für die Psychotherapeutinnen und Psychotherapeuten, die ihre Ausbildung nach den bis zum 31.08.2020 gültigen Voraussetzungen abgeschlossen haben (§ 95c Abs. 2 SGB V), hier ist weiterhin der Fachkundenachweis erforderlich.

Gemäß § 26 PsychThG behalten auch die nach dem Psychotherapeutengesetz in der bis zum 31.08.2020 geltenden Fassung approbierten Psychologischen Psychotherapeutinnen und -psychotherapeuten sowie die Kinder- und Jugendlichenpsychotherapeutinnen und -psychotherapeuten ihren Status und die Berufsbezeichnung. Nach § 27 PsychThG kann eine vor dem 01.09.2020 begonnene Ausbildung noch nach altem Recht abgeschlossen werden. Auch die neue Muster-Weiterbildungsordnung sieht noch Übergangsregelungen vor.

1.2 Gesetzliche Grundlagen

1.2.1 SGB V

Der Umfang der vertragsärztlichen Versorgung wird durch das Leistungsrecht (§ 11 ff SGB V) und das Leistungserbringerrecht (§ 71 ff SGB V) bestimmt.

In § 28 Abs. 3 SGB V ist geregelt, dass die psychotherapeutische Behandlung einer Krankheit durch Psychotherapeutinnen und Psychotherapeuten, soweit sie zur psychotherapeutischen Behandlung zugelassen sind, sowie durch Vertragsärztinnen und Vertragsärzte entsprechend den Richtlinien nach § 92 SGB V durchgeführt wird. Gemäß § 92 Abs. 1 Satz 2 Nr. 1, Abs. 6a SGB V ist in den Richtlinien das Nähere über die psychotherapeutisch behandlungsbedürftigen Krankheiten, die zur Behandlung geeigneten Verfahren, das Antrags- und Gutachterverfahren, die probatorischen Sitzungen sowie über Art, Umfang und Durchführung der Behandlung und die inhaltlichen und fachlichen Anforderungen an den Konsiliarbericht zu regeln. Die PT-RL konkretisiert auf dieser gesetzlichen Ermächtigungsgrundlage das Nähere für die psychotherapeutische Behandlung. Der Gesetzgeber selbst gibt lediglich den Inhalt vor, der zwingend für die Organisation der psychotherapeutischen Behandlung, wie das Antrags- und Gutachterverfahren, vorhanden sein muss.

Wer als Leistungserbringender Psychotherapie durchführen darf, ergibt sich aus dem Gesetz, insbesondere aus § 101 Abs. 4 SGB V. Dort werden überwiegend oder ausschließlich psychotherapeutisch tätige Ärztinnen und Ärzte sowie Psychotherapeutinnen und Psychotherapeuten als gemeinsame Arztgruppe für die Bedarfsplanung zusammengefasst. Der Rechtsbegriff des „ausschließlich psychotherapeutisch tätigen Arztes", der hier genannt ist, wurde erstmals durch das PsychThG mit Wirkung vom 01.01.1999 in § 101 Abs. 4 SGB V aufgenommen. Zuvor war er in der untergesetzlichen Norm der Bedarfsplanungs-Richtlinie des Bundesausschusses der Ärzte und Krankenkassen (ab 2004 Gemeinsamer Bundesausschuss) enthalten. Die Vorschrift trug dem ärztlichen Berufsrecht Rechnung, das eine spezifische Zuordnung der berufsrechtlichen Kompetenz zur Ausübung von Psychotherapie zu bestimmten Fachgebieten nicht vorsah. Vielmehr war jede Ärztin bzw. jeder Arzt mit entsprechender weiterbildungsrechtlicher Befugnis berechtigt, die im Rahmen seines Fachgebiets behandelbaren psychischen Störungen zu diagnostizieren und zu therapieren; für die vertragsärztliche Tätigkeit waren zusätzlich die in der Psychotherapie-Vereinbarung (PT-V) und in der PT-RL niedergelegten Voraussetzungen zu erfüllen.

Auf dieser berufs- und vertragsarztrechtlichen Basis hat der Gesetzgeber des PsychThG in § 101 Abs. 4 SGB V die besondere Versorgungsfigur der oder des ausschließlich oder überwiegend psychotherapeutisch tätigen Ärztin oder Arztes konstituiert. Er orientierte sich dabei nicht an einer normativen Ordnung, sondern an der faktischen Entscheidung der Vertragsärztinnen und Vertragsärzte, in welchem Umfang sie psychotherapeutische Leistungen anbieten wollen. Diese Vorgabe gilt so lange, als weder der Bundesgesetzgeber des SGB V für den Bereich des Vertragsarztrechts noch das allgemeine landesrechtliche Berufsrecht die Ausübung der Psychotherapie bestimmten Facharztgruppen – etwa den Fachärztinnen und Fachärzten für Psychotherapeutische Medizin oder den Fachärztinnen und Fachärzten für Psychosomatische Medizin und Psychotherapie – vorbehalten und alle anderen Ärztinnen und Ärzte von der Erbringung solcher Behandlungen ausschließen.[7] Die PT-RL definiert darauf aufbauend in § 1 Abs. 2, dass als Psychotherapeutinnen und Psychotherapeuten im Sinne der Richtlinie entsprechend ihrer jeweiligen fachlichen Befähigung die ärztliche Psychotherapeutin oder der ärztliche Psychotherapeut, die ärztliche Kinder- und Jugendpsychotherapeutin oder der ärztliche Kinder- und Jugendpsychotherapeut, die Psychologische Psychotherapeutin oder der Psychologische Psychotherapeut, die Kinder- und Jugendlichenpsychotherapeutin oder der Kinder- und Jugendlichenpsychotherapeut, die Fachpsychotherapeutin für Erwachsene oder der Fachpsychotherapeut für Erwachsene sowie die Fachpsychotherapeutin für Kinder und Jugendliche oder der Fachpsychotherapeut für Kinder und Jugendliche anzusehen

7 Schirmer: Eingliederung der Psychologischen Psychotherapeuten und Kinder- und Jugendlichenpsychotherapeuten in das System der vertragsärztlichen Versorgung. In: MedR 1998, S. 435; *BSG*, Beschl. v. 25.1.2017, B 6 KA 54/16 B.

sind, die gemäß der PT-V über eine Genehmigung zur Ausführung und Abrechnung psychotherapeutischer Leistungen verfügen.

1.2.2 Psychotherapie-Richtlinie

Bereits 1967 wurden die ersten, damals noch sogenannten „Psychotherapie-Richtlinien" erlassen.[8] Diese Richtlinien stellten einen ersten Versuch dar, ätiologisch orientierte Psychotherapie unter Berücksichtigung ihrer Eigengesetzlichkeit mit dem Krankheitsbegriff der Reichsversicherungsordnung in Einklang zu bringen.[9] Die Richtlinien hatte der Bundesausschuss der Ärzte und Krankenkassen beschlossen, der 2004 durch das Gesundheitsmodernisierungsgesetz von seinem Nachfolger, dem Gemeinsamen Bundesausschuss (G-BA), übernommen wurde. Der G-BA ist eine juristische Person des öffentlichen Rechts und wird von den vier Spitzenorganisationen der Selbstverwaltung, der Kassenärztlichen und Kassenzahnärztlichen Bundesvereinigung, der Deutschen Krankenhausgesellschaft und dem GKV-Spitzenverband gebildet. Neben den vier Trägerorganisationen ist die Patientenvertretung antrags- und mitberatungsberechtigt, jedoch nicht stimmberechtigt, an der Erstellung von Richtlinien im Gemeinsamen Bundesausschuss beteiligt.

Die Richtlinien des G-BA sind für Ärztinnen und Ärzte, Psychotherapeutinnen und Psychotherapeuten, Versicherte und Krankenkassen verbindlich.[10] Sie bestimmen die ausreichende, zweckmäßige, notwendige und wirtschaftliche Versorgung gemäß § 12 Abs. 1 SGB V. Sie stellen untergesetzliche Normen dar, die auf der Grundlage des § 92 SGB V weitere Inhalte regeln. Das BSG hat daher in ständiger Rechtsprechung entschieden, dass der G-BA auf der Grundlage der Ermächtigung des § 92 Abs. 6a SGB V berechtigt ist, in Richtlinien das Nähere unter anderem über die zur Krankenbehandlung geeigneten psychotherapeutischen Verfahren zu regeln.[11] Diese Ermächtigung zur untergesetzlichen Normsetzung sei hinreichend bestimmt und die Befugnis des G-BA, in seiner gesetzlich vorgegebenen Struktur (§ 91 SGB V) normsetzend tätig zu werden, geklärt.[12] Das neben dem Kollektivvertrag somit wichtigste Regelungsinstrument im Vertragsarztrecht, die Richtlinien des G-BA, sind durch das Bundesverfassungsgericht (BVerfG) auf ihre verfassungsrechtliche Legitimation hin untersucht worden.[13]

8 Dahm: Geschichte der Psychotherapierichtlinien. In: Psychotherapeut 6/2008, S. 397–401.

9 Bell/Rüger: Geschichte der Psychotherapie in der GKV. In: Bell/Best/Gerlach/Lubisch/Schaff/Schmid (Hrsg.): Management Handbuch für die psychotherapeutische Praxis. Beitrag 910 (Stand 23. AL 2005), Rn. 9.

10 Musil in: Eichenhofer/v. Koppenfels-Spies/Wenner (Hrsg.): Kommentar zum SGB V. 3. Aufl. 2018, § 91, Rn. 34 f.

11 Wenner: Der Gemeinsame Bundesausschuss (G-BA) aus der Sicht der Rechtsprechung des Bundessozialgerichts. In: GuP 2013, S. 41.

12 Wenner: Der Gemeinsame Bundesausschuss (G-BA) aus der Sicht der Rechtsprechung des Bundessozialgerichts. In: GuP 2013, S. 41.

13 *BVerfG*, Beschl. v. 10.11.2015, 1 BvR 2056/12, NJW 2016, S. 1505.

Die Verfassungsbeschwerde wurde zwar nicht zugunsten der klagenden Patientin gegen einen Beschluss des G-BA entschieden.[14] Das BVerfG äußerte aber Zweifel an der demokratischen Legitimation des G-BA, während das BSG an der Kompetenz des G-BA zum Erlass von Richtlinien festhält.[15] Verschiedene Gutachten, die das Bundesministerium für Gesundheit (BMG) zur verfassungsrechtlichen Legitimation des GBA in Auftrag gegeben hat, spiegeln die Bandbreite der rechtlichen Diskussion ebenfalls wider.[16]

Ungeachtet dieser rechtlichen Diskussion sind die Vorgaben in der PT-RL zu beachten. So dürfen zulasten der GKV nur solche Behandlungsverfahren angewandt werden, die in der PT-RL des G-BA anerkannt werden.[17]

Die Aufnahme von neuen Behandlungsverfahren gemäß § 92 Abs. 6a SGB V in den Kreis der Leistungen, die von den gesetzlichen Krankenkassen zu finanzieren sind, ist an der Eignung des neuen Verfahrens, seiner Wirksamkeit und der mit ihm verbundenen Kosten auch im Verhältnis zu den bislang anerkannten Behandlungsverfahren zu messen.[18] Auch für psychotherapeutische Behandlungsverfahren gilt § 135 Abs. 1 SGB V, nach dem der G-BA berechtigt ist, über die Anerkennung einer neuen Methode zu entscheiden und die Qualifikation der berechtigten Leistungserbringenden festzulegen.

1.2.3 Psychotherapie-Vereinbarung

Die PT-V ist eine Anlage des Bundesmantelvertrages-Ärzte (Anlage 1 zum BMV-Ä). Auf der Grundlage der gesetzlichen Ermächtigung im SGB V werden Regelungen entweder unmittelbar im BMV-Ä oder in gesonderten Vereinbarungen getroffen, die kraft ausdrücklicher Anordnung in § 1 Abs. 3 BMV-Ä Bestandteil des Bundesmantelvertrages sind. Der Bundesmantelvertrag ist ein öffentlich-rechtlicher Vertrag gemäß § 53 ff. SGB X. Er wird zwischen der KBV und dem GKV-Spitzenverband abgeschlossen. Rechtliche Beachtung erlangt der BMV-Ä und seine Anlagen über das Satzungsrecht der Kassenärztlichen Vereinigungen (KVen), die Verbindlichkeit gegenüber ihren Mitgliedern, den Vertragsärztinnen und Vertragsärzten, gewährleisten (§ 81 Abs. 3 Nr. 1 SGB V). Eine entsprechende Regelung enthält § 210 Abs. 2 SGB V für die Landesverbände der Krankenkassen im Verhältnis zu ihren Mitgliedskassen. Nach § 82 Abs. 1 Satz 2 SGB V ist der

14 *BVerfG*, Beschl. v. 10.11.2015, 1 BvR 2056/12, NJW 2016, S. 1505.

15 *BVerfG*, Nichtannahmebschl. v. 6.10.2016, 1 BvR 292/16, NZS 2017, S. 37; *BSG*, Urt. v. 17.3.2021, B 6 KA 3/20 R.

16 Online: https://www.bundesgesundheitsministerium.de/service/publikationen/details/gutachten-zur-verfassungsrechtlichen-legitimation-des-gemeinsamen-bundesausschusses.html [abgerufen am 31.7.2025].

17 Ulmer in: Eichenhofer/v. Koppenfels-Spies/Wenner (Hrsg.): Kommentar zum SGB V. 3. Aufl. 2022, § 28, Rn. 50.

18 *BSG*, Urt. v. 26.9.2006, B 1 KR 3/06 R, SozR 4-2500 § 27 Nr. 10 Rn. 18 zur neuropsychologischen Therapie.

BMV-Ä zudem Bestandteil der Gesamtverträge, an die wiederum die vertragsschließenden Parteien, die KVen und die Landesverbände der Krankenkassen sowie die Ersatzkassen unmittelbar gebunden sind. Die Richtlinien des G-BA sind Bestandteil des BMV-Ä nach § 1 Abs. 4 BMV-Ä. Damit sind die Inhalte der PT-RL für die Vertragspartner des Bundesmantelvertrages verbindlich. Enthält die Richtlinie zum Beispiel Vorgaben für die Qualifikation einer Gutachterin oder eines Gutachters, sind diese Vorgaben zu beachten, auch wenn die Partner des BMV-Ä berechtigt sind, das Gutachterverfahren in der Psychotherapie weiter auszugestalten. § 1 Abs. 1 PT-V bestimmt daher, dass Gegenstand dieser Vereinbarung die Anwendung und Umsetzung von Leistungen gemäß der Richtlinie des G-BA über die Durchführung der Psychotherapie (PT-RL) in der jeweils geltenden Fassung ist. Die allgemeine Ermächtigungsnorm, Regelungen in Bundesmantelverträgen zu treffen, enthält §§ 82 Abs. 1, 87 Abs. 1 SGB V. Damit wird eine einheitliche Durchführung der vertragsärztlichen Versorgung garantiert. Daneben können nach § 135 Abs. 2 SGB V Vereinbarungen zur Qualitätssicherung geschlossen werden, welche für die Erbringung und Abrechnung von besonderen Leistungen einheitliche Vorgaben zur Qualifikation der Leistungserbringenden definieren. § 135 SGB V enthält die sozialrechtliche Ermächtigungsvorschrift, Qualitätsregelungen einzuführen, was auch als rechtliche Grundlage für die Anlage 1 zum BMV-Ä, die PT-V, neben der allgemeinen Ermächtigungsnorm, herangezogen werden kann.[19] So ist die Ausführung und Abrechnung von psychotherapeutischen Leistungen im Rahmen der vertragsärztlichen Versorgung durch die an der vertragsärztlichen Versorgung teilnehmenden Psychotherapeutinnen und Psychotherapeuten erst nach Erteilung der Genehmigung durch die zuständige KV zulässig (§ 2 PT-V). Neben den Voraussetzungen für die Erteilung einer Genehmigung finden sich zum Beispiel Vorgaben für die fachliche Befähigung zur Erbringung von Psychotherapie, Einzelheiten zum Antrags- und Gutachterverfahren, zur Bestellung von Gutachterinnen und Gutachtern, zur Abrechnung und datenschutzrechtliche Übermittlungsbefugnisse.[20] Dies alles dient der einheitlichen Durchführung der psychotherapeutischen Versorgung. Dass die Richtlinien des G-BA und die Vereinbarungen der Partner der Bundesmantelverträge rechtstechnisch miteinander verbunden sind, wird durch die Regelung in § 87 Abs. 5b SGB V deutlich. Dort ist bestimmt, dass der einheitliche Bewertungsmaßstab für ärztliche Leistungen (EBM) innerhalb von sechs Monaten nach Inkrafttreten eines Beschlusses des G-BA über die Einführung einer neuen Untersuchungs- und Behandlungsmethode nach § 92 Abs. 1 Satz 2 Nr. 5 SGB V i. V. m. § 135 Abs. 1 SGB V anzupassen ist. Dies gilt auch für die Vereinbarungen nach § 135 Abs. 2 SGB V, die zeitgleich zu treffen sind (§ 87 Abs. 5b Satz 3 SGB V). Durch den Gesetzgeber sind somit die Richtlinien des G-BA und die Vereinbarungen der Partner des BMV-Ä in vielerlei Hinsicht miteinander verzahnt und angeglichen

19 Schirmer: Vertragsarztrecht kompakt. 2005, S. 390 f.

20 Online: https://www.kbv.de/html/26956.php [abgerufen am 31.7.2025].

worden. Beide konkretisieren als untergesetzliche Normen die gesetzlichen Vorgaben des SGB V.[21]

1.2.4 Vorgaben für den Behandlungsvertrag

Neben den vertragsarztrechtlichen sind bei der Behandlung aller Patientinnen und Patienten berufsrechtliche und zivilrechtliche Vorgaben zu beachten. Berufsrechtlich gelten die Vorgaben der Berufsordnung der jeweiligen Landeskammer (Psychotherapeutenkammer und Ärztekammer), die sich im Wesentlichen an den Vorgaben der Musterberufsordnung der Bundespsychotherapeutenkammer und der Bundesärztekammer (BÄK) orientieren. Die Einhaltung der berufsrechtlichen Vorschriften ist für eine gewissenhafte Berufsausübung unabdingbar. Daneben sind zivilrechtliche Normen beim Abschluss eines Behandlungsvertrages zu beachten. Rechtsgrundlage hierfür sind seit dem Patientenrechtegesetz v. 20.02.2013 die §§ 630a bis 630h BGB. Die Psychotherapeutin oder der Psychotherapeut schuldet der Patientin oder dem Patienten nach § 630a BGB die Behandlung, die nach den allgemein anerkannten fachlichen Standards zu erfolgen hat. Die zu beachtende Sorgfalt richtet sich nach dem Erkenntnisstand der (medizinischen/psychotherapeutischen) Wissenschaft zur Zeit der Behandlung. Die Psychotherapeutin oder der Psychotherapeut ist nach § 630c BGB verpflichtet, der Patientin oder dem Patienten sämtliche, für die Behandlung wesentlichen Umstände zu erläutern. Vor jeder Maßnahme ist die Einwilligung der Patientin oder des Patienten einzuholen (§ 630d BGB). Da die Einwilligungserklärung keine Willenserklärung in einem Rechtsgeschäft ist, sondern eine tatsächliche Erklärung, ist keine Geschäftsfähigkeit (für die man ein bestimmtes Alter – nämlich 18 Jahre – benötigt), sondern eine natürliche Einsichts- und Urteilsfähigkeit erforderlich. Der Einwilligende muss im Wesentlichen Bedeutung und Tragweite der Behandlung voll erfassen. Bei Minderjährigen ist i. d. R. die Einwilligung der Sorgeberechtigten einzuholen, sofern sie über keine eigene Einsichtsfähigkeit verfügen (s. hierzu § 12 Musterberufsordnung der Psychotherapeut*innen). Voraussetzung für jede wirksame Einwilligung ist somit eine ordnungsgemäße Aufklärung nach § 630e BGB.

Die Aufklärung hat vor Beginn einer Behandlung zu erfolgen und verpflichtet die Psychotherapeutin oder den Psychotherapeuten, die Patientin oder den Patienten über sämtliche, für die Einwilligung wesentliche Umstände aufzuklären. Dazu gehören die Art der Behandlung, der Therapieplan, ggf. Behandlungsalternativen und mögliche Behandlungsrisiken. Die Aufklärungspflicht umfasst weiterhin die Klärung der Rahmenbedingungen der Behandlung, z. B. Honorarregelungen, Sitzungsdauer und Sitzungsfrequenz, und die voraussichtliche Gesamtdauer der Behandlung (§ 7 Muster-Berufsordnung der Psychotherapeut*innen, § 630e BGB). Die Aufklärung muss mündlich erfolgen und so rechtzeitig, dass die

21 Berner in Schnapp/Wigge (Hrsg.): Handbuch des Vertragsarztrechts. 3. Aufl. 2017, S. 353 f.

Patientin oder der Patient die Entscheidung über die Einwilligung wohlüberlegt treffen kann. Die Aufklärung muss auch für die Patientin oder den Patienten verständlich sein (§ 630e Abs. 2 BGB).

Zusätzlich zur individuellen Patientenaufklärung wird der Patientin oder dem Patienten bzw. den Sorgeberechtigten in der vertragsärztlichen Praxis eine „Allgemeine Patienteninformation" (PTV 10) ausgehändigt. Darin werden in allgemeinverständlicher Weise die Rahmenbedingungen und in Kurzfassung die Charakteristika der Richtlinienverfahren beschrieben. Damit wird auch gleichzeitig ein Teil der Aufklärungspflicht erfüllt, wonach in verständlicher Weise die wesentlichen Umstände der Behandlung zu erläutern sind. Diese Patienteninformation ist im Rahmen der Psychotherapeutischen Sprechstunde auszuhändigen. Konnte eine Aushändigung nicht erfolgen, ist die Patienteninformation zur Behandlungsakte zu nehmen. Diese Verpflichtung ist Teil der Dokumentationspflichten, die sorgfältig zu beachten sind. Einzelheiten regelt § 630f BGB. Der Gesetzgeber hat strenge Anforderungen an die psychotherapeutische Dokumentation gestellt und den Patientinnen und Patienten ein umfassendes Einsichtnahmerecht nach § 630g BGB zugestanden. Neben der Möglichkeit der Einsichtnahme hat die Patientin oder der Patient auch einen Anspruch auf eine kostenlose Erstkopie der Behandlungsakte. Dies beruht auf einer Entscheidung des Europäischen Gerichtshofes (EuGH) vom 26.10.2023 – Rechtssache C 307/22 –, der sich mit der bis zum 19.12.2025 geltenden abweichenden gesetzlichen Regelung in § 630g Abs. 2 BGB beschäftigt und den darin verankerten Anspruch auf Kostenersatz für die erstellten Kopien als Verstoß gegen die Datenschutzgrundverordnung (DSGVO) angesehen hat. Psychotherapeutinnen und Psychotherapeuten sind verpflichtet, die Behandlungsdokumentation, in der sämtliche aus fachlicher Sicht für die derzeitige und künftige Behandlung wesentlichen Maßnahmen und deren Ergebnisse wie insbesondere Anamnese, Befunde, Therapien, Untersuchungsergebnisse, Einwilligungen und Aufklärungen aufgezeichnet werden, zehn Jahre nach Behandlungsabschluss aufzubewahren.

2 Formale Voraussetzungen für psychotherapeutische Leistungen in der GKV

Psychotherapeutische Leistungen, die zulasten der Gesetzlichen Krankenversicherung erbracht werden, unterliegen klaren gesetzlichen und untergesetzlichen Vorgaben. Diese sollen eine qualitativ hochwertige und wirtschaftliche Versorgung sicherstellen.

In diesem Praxishandbuch werden – in Anlehnung an § 1 Abs. 2 PT-RL – unter dem Begriff „Psychotherapeutin" oder „Psychotherapeut" folgende Berufsgruppen gefasst, sofern sie über die Genehmigung zur Ausführung und Abrechnung psychotherapeutischer Leistungen verfügen:

- ärztliche Psychotherapeutinnen und ärztliche Psychotherapeuten,
- ärztliche Kinder- und Jugendpsychotherapeutinnen und ärztliche Kinder- und Jugendpsychotherapeuten,
- Psychologische Psychotherapeutinnen und Psychologische Psychotherapeuten,
- Kinder- und Jugendlichenpsychotherapeutinnen und Kinder- und Jugendlichenpsychotherapeuten,
- Fachpsychotherapeutinnen für Erwachsene und Fachpsychotherapeuten für Erwachsene sowie
- Fachpsychotherapeutinnen für Kinder und Jugendliche und Fachpsychotherapeuten für Kinder und Jugendliche.

Die Berufsbezeichnung „Psychotherapeutin" oder „Psychotherapeut" ist geschützt und darf nur von Personen geführt werden, die über eine Approbation als „Psychotherapeutin" oder „Psychotherapeut" verfügen. Ärztinnen und Ärzte können den Zusatz „ärztliche" oder „ärztlicher" verwenden (vgl. § 1 Abs. 1 PsychThG).

Dieses Kapitel gibt einen Überblick über die fachlichen Qualifikationsvoraussetzungen, die für die Berufsausübung der Psychotherapeutinnen und -therapeuten erforderlich sind, erläutert die in der PT-RL definierten Anwendungsbereiche der Psychotherapie und beschreibt die Vorgaben zur Erreichbarkeit, insbesondere im Hinblick auf die Terminkoordination.

2.1 Fachliche Befähigung der Psychotherapeutinnen und Psychotherapeuten

Voraussetzung für die Ausführung und Abrechnung von Leistungen der PT-RL (auch der Psychotherapeutischen Sprechstunde, der Gruppenpsychotherapeutischen Grundversorgung und Psychotherapeutischen Akutbehandlung) ist, dass Psychotherapeutinnen und -therapeuten die fachliche Befähigung nach den §§ 3, 4 und 5 PT-V für die Durchführung der Richtlinienverfahren nach § 15 PT-RL erfüllen (s. a. Kapitel 5.1) und über eine Genehmigung der zuständigen KV gemäß § 2 PT-V verfügen.

§ 3 Fachliche Befähigung der Fachärztinnen und Fachärzte

(1) [1]Die fachliche Befähigung für ein Psychotherapieverfahren bei Erwachsenen als Einzeltherapie und als Gruppentherapie wird nachgewiesen durch:

1. Facharztanerkennung im Gebiet Psychosomatische Medizin und Psychotherapie oder

   Facharztanerkennung im Gebiet Psychiatrie und Psychotherapie oder Facharztanerkennung in einem Gebiet der unmittelbaren Patientenversorgung gemäß § 2a Abs. 6 der (Muster-)Weiterbildungsordnung der Ärztinnen und Ärzte in der jeweils aktuell gültigen Fassung, sofern das Gebiet nicht auf die Behandlung von Kindern und Jugendlichen beschränkt ist, mit Zusatzbezeichnung Psychotherapie,

und

2. Weiterbildungszeugnisse, die eine Weiterbildung im entsprechenden Psychotherapieverfahren bei Erwachsenen als Einzeltherapie und als Gruppentherapie belegen.

[2]Für die Analytische Psychotherapie bei Erwachsenen als Einzeltherapie und Gruppentherapie ist darüber hinaus die Berechtigung zum Führen der Zusatzbezeichnung Psychoanalyse erforderlich.

(2) [1]Die fachliche Befähigung für ein Psychotherapieverfahren bei Kindern und Jugendlichen als Einzeltherapie und als Gruppentherapie wird nachgewiesen durch:

1. Facharztanerkennung im Gebiet Kinder- und Jugendpsychiatrie und -psychotherapie oder

   Facharztanerkennung im Gebiet der Kinder- und Jugendmedizin mit Zusatzbezeichnung Psychotherapie

und

2. Weiterbildungszeugnisse, die eine Weiterbildung im entsprechenden Psychotherapieverfahren bei Kindern und Jugendlichen als Einzeltherapie und als Gruppentherapie belegen.

[2]Für die Analytische Psychotherapie bei Kindern und Jugendlichen als Einzeltherapie und Gruppentherapie ist darüber hinaus die Berechtigung zum Führen der Zusatzbezeichnung Psychoanalyse erforderlich.

(3) [1]Sofern Gruppentherapie nicht Bestandteil der Weiterbildung nach Absatz 1 oder Absatz 2 ist, wird die Genehmigung nur für den Bereich der Einzeltherapie erteilt. [2]Der Nachweis der fachlichen Befähigung für den Bereich der Gruppentherapie erfolgt in diesen Fällen nach § 8.

(4) Die Kassenärztliche Vereinigung kann die Genehmigungen für Einzeltherapie von Fachärztinnen oder Fachärzten gemäß Absatz 1 um die Behandlung von Kindern und Jugendlichen bei Vorliegen einer fachlichen Befähigung in demselben Psychotherapieverfahren bei Erwachsenen auf Antrag erweitern, sofern die fachlichen Voraussetzungen an eine entsprechende Zusatzqualifikation nach § 9 nachgewiesen werden.

(5) Beantragt eine Fachärztin oder ein Facharzt nach den Absätzen 1 oder 2 die Genehmigung für ein weiteres Psychotherapieverfahren sind die in Anhang II geregelten Anforderungen zu erfüllen, wobei der Nachweis durch eine Bescheinigung über die fachliche Befähigung im jeweiligen Psychotherapieverfahren der zuständigen Kammer geführt wird.

§ 4 Fachliche Befähigung der Psychologischen Psychotherapeutinnen und Psychologischen Psychotherapeuten sowie der Kinder- und Jugendlichenpsychotherapeutinnen und Kinder- und Jugendlichenpsychotherapeuten (PT-V)

(1) Die fachliche Befähigung für ein Psychotherapieverfahren bei Erwachsenen als Einzeltherapie und als Gruppentherapie wird nachgewiesen durch:

1. Approbation als Psychologische Psychotherapeutin oder Psychologischer Psychotherapeut mit Fachkundenachweis gemäß § 95c Abs. 2 SGB V aufgrund einer vertieften Ausbildung im entsprechenden Psychotherapieverfahren

und

2. Ausbildungszeugnisse, die eine Ausbildung im entsprechenden Psychotherapieverfahren bei Erwachsenen als Einzeltherapie und als Gruppentherapie belegen.

(2) Die fachliche Befähigung für ein Psychotherapieverfahren bei Kindern und Jugendlichen als Einzeltherapie und als Gruppentherapie wird nachgewiesen durch:

1. Approbation als Kinder- und Jugendlichenpsychotherapeutin oder Kinder- und Jugendlichenpsychotherapeut mit Fachkundenachweis gemäß § 95c Abs. 2 SGB V aufgrund einer vertieften Ausbildung im entsprechenden Psychotherapieverfahren

und

2. Ausbildungszeugnisse, die eine Ausbildung im entsprechenden Psychotherapieverfahren bei Kindern und Jugendlichen als Einzeltherapie und als Gruppentherapie belegen.

(3) [1]Sofern Gruppentherapie nicht Bestandteil der Ausbildung nach Absatz 1 oder Absatz 2 ist, wird die Genehmigung nur für den Bereich der Einzeltherapie erteilt. [2]Der Nachweis der fachlichen Befähigung für den Bereich der Gruppentherapie erfolgt in diesen Fällen nach § 8.

(4) Die Kassenärztliche Vereinigung kann die Genehmigungen für Einzeltherapie von Psychologischen Psychotherapeutinnen oder Psychologischen Psychotherapeuten gemäß Absatz 1 um die Behandlung von Kindern und Jugendlichen bei Vorliegen einer fachlichen Befähigung in demselben Psychotherapieverfahren bei Erwachsenen auf Antrag erweitern, sofern die fachlichen Voraussetzungen an eine entsprechende Zusatzqualifikation nach § 9 nachgewiesen werden.

(5) Beantragt eine Psychotherapeutin oder ein Psychotherapeut nach den Absätzen 1 oder 2 die Genehmigung für ein weiteres Psychotherapieverfahren sind die in Anhang II geregelten Anforderungen zu erfüllen, wobei der Nachweis durch die Berechtigung zum Führen der entsprechenden Zusatzbezeichnung oder durch eine Bescheinigung über die fachliche Befähigung im jeweiligen Psychotherapieverfahren der zuständigen Kammer geführt wird.

§ 5 Fachliche Befähigung der Fachpsychotherapeutinnen und Fachpsychotherapeuten (PT-V)

(1) Die fachliche Befähigung für ein Psychotherapieverfahren bei Erwachsenen als Einzeltherapie und als Gruppentherapie wird nachgewiesen durch die Berechtigung zum Führen der Gebietsbezeichnung Psychotherapie für Erwachsene und der Berechtigung zum Führen der entsprechenden verfahrensspezifischen Zusatzbezeichnung.

(2) Die fachliche Befähigung für ein Psychotherapieverfahren bei Kindern und Jugendlichen als Einzeltherapie und als Gruppentherapie wird nachgewiesen durch die Berechtigung zum Führen der Gebietsbezeichnung Psychotherapie für Kinder und Jugendliche und der Berechtigung zum Führen der entsprechenden verfahrensspezifischen Zusatzbezeichnung.

(3) Die Voraussetzungen an die fachliche Befähigung für weitere Psychotherapieverfahren bei Fachpsychotherapeutinnen und Fachpsychotherapeuten sind in den Absätzen 1 und 2 abschließend geregelt.

Die fachliche Befähigung für die Ausführung von Gruppentherapien wird in Kapitel 3.7 und die fachliche Befähigung für die psychosomatische Grundversorgung in Kapitel 7 beschrieben.

Zur Durchführung der Methode des EMDR (Eye-Movement-Desensitization and Reprocessing) mit Erwachsenen in allen Therapieverfahren nach § 15 PT-RL sind folgende fachliche Befähigungen von Ärztinnen und Ärzten sowie Psychotherapeutinnen und Psychotherapeuten erforderlich:

§ 6 Fachliche Befähigung für Psychotherapiemethoden (PT-V)

(1) Die fachliche Befähigung für Eye-Movement-Desensitization and Reprocessing (EMDR) als Psychotherapiemethode für posttraumatische Belastungsstörungen bei Erwachsenen im Rahmen einer Einzeltherapie wird nachgewiesen durch:

1. Nachweis einer fachlichen Befähigung in einem Psychotherapieverfahren für Erwachsene

und

2. Erfüllung der Voraussetzungen nach Absatz 2 Nr. 1 oder Nr. 2

(2) Weitere Voraussetzungen:

1. Aus- oder Weiterbildungszeugnisse, die belegen, dass eingehende Kenntnisse, Erfahrungen und Fertigkeiten in der Behandlung der posttraumatischen Belastungsstörung und in der Eye-Movement-Desensitization and Reprocessing (EMDR) als Psychotherapiemethode für posttraumatische Belastungsstörungen bei Erwachsenen als Einzeltherapie, einschließlich der eigenständigen Anwendung der EMDR in Patientenbehandlungen, erworben wurden.
2. Nachweis einer Zusatzqualifikation in EMDR, die an oder über zugelassene Weiterbildungsstätten oder Ausbildungsstätten nach § 28 Psychotherapeutengesetz erworben wurde, mit mindestens 40 Stunden Theorie der Traumabehandlung und EMDR, mindestens 40 Therapieeinheiten Traumabehandlungen in Einzeltherapie, in denen EMDR im Rahmen von mindestens 5 abgeschlossenen Behandlungsabschnitten angewendet wurde, und mindestens 10 Stunden Supervision dieser Patientenbehandlungen.

(3) [1]Die Genehmigung für die Ausführung der Psychotherapiemethode EMDR gilt für diejenigen Psychotherapieverfahren bei Erwachsenen als Einzeltherapie als erteilt, für die zum Zeitpunkt der Antragstellung eine Genehmigung vorliegt. [2]Die Genehmigung für die Ausführung der Psychotherapiemethode EMDR in weiteren Psychotherapieverfahren bei Erwachsenen als Einzeltherapie kann auf Antrag erweitert werden, sofern die fachliche Befähigung für das weitere Psychotherapieverfahren bei Erwachsenen als Einzeltherapie nach § 3 Abs. 5, § 4 Abs. 5 oder § 5 Abs. 1 vorliegt.

2.2 Telefonische persönliche Erreichbarkeit zur Terminkoordination

Die Vorgaben zur telefonischen Erreichbarkeit dienen der erleichterten Kontaktaufnahme mit der Psychotherapeutin oder dem Psychotherapeuten und sollen einen zeitnahen Zugang zur Sprechstunde ermöglichen.

Das Wichtigste in Kürze

- Psychotherapeutinnen und Psychotherapeuten haben eine telefonische, persönliche Erreichbarkeit zu gewährleisten und der KV die Zeiten der Erreichbarkeit mitzuteilen.
- Bei einem vollen Versorgungsauftrag sind mindestens 200 Min. pro Woche, bei hälftigem Versorgungsauftrag mindestens 100 Min. pro Woche vorzuhalten und anzugeben.
- Die Erreichbarkeit darf nicht ausschließlich durch einen Anrufbeantworter (hier sind Hinweise auf die Erreichbarkeitszeiten zulässig) gewährleistet werden, sondern ist persönlich durch die Psychotherapeutin oder den Psychotherapeuten bzw. durch das Praxispersonal sicherzustellen.
- Die KVen sind verpflichtet, den Landesverbänden der Krankenkassen und den Ersatzkassen quartalsweise ein Verzeichnis der zugelassenen Psychotherapeutinnen und Psychotherapeuten, u. a. mit Angaben zu den telefonischen Erreichbarkeitszeiten zur Verfügung zu stellen.

Die telefonische Erreichbarkeit verfolgt das Ziel, Patientinnen und Patienten eine niedrigschwellige und zeitnahe Kontaktaufnahme mit der psychotherapeutischen Praxis zu ermöglichen. Durch klar definierte und öffentlich zugängliche Erreichbarkeitszeiten soll der Zugang zur psychotherapeutischen Versorgung verbessert werden, vgl. § 1 Abs. 8 PT-RL.

§ 1 Psychotherapie als Leistung der Gesetzlichen Krankenversicherung (GKV) (PT-RL)

(8) [1]Eine telefonische persönliche Erreichbarkeit zur Terminkoordination ist von allen Psychotherapeutinnen und Psychotherapeuten unter Beachtung von berufs- und vertragsarztrechtlichen Vorgaben zu definierten und zu veröffentlichenden Zeiten zu gewährleisten; insgesamt ist bei einem vollen Versorgungsauftrag eine telefonische persönliche Erreichbarkeit durch die Psychotherapeutin oder den Psychotherapeuten oder das Praxispersonal von 200 Minuten pro Woche in Einheiten von mindestens 25 Minuten sicherzustellen. [2]Entsprechend gelten 100 Minuten pro Woche in Einheiten von mindestens 25 Minuten bei einem hälftigen Versorgungsauftrag. [3]Die Psychotherapeutin oder der Psychotherapeut teilt die Erreichbarkeit der zuständigen Kassenärztlichen Vereinigung zur Information der Patientinnen oder Patienten mit.

Präzisierende Ausführungen zur Gestaltung und zur Veröffentlichung der Erreichbarkeitszeiten finden sich ebenfalls in den TrG zum G-BA-Beschluss vom 16.06.2016:

„Die Regelung, dass die telefonische Erreichbarkeit mindestens in halbstündigen Zeiteinheiten gegeben sein muss, soll den Zugang für die Patienten erleichtern und auch eine ggf. erforderliche weitere telefonische Klärung des Anliegens ermöglichen. Vorgehensweisen wie beispielsweise eine telefonische Erreichbarkeit allein jeweils fünf Minuten vor der vollen Stunde sind nicht zulässig, da sie keinen schnellen, unkomplizierten Zugang für Patienten gewährleisten. Die Zeiten der Erreichbarkeit sind eindeutig zu definieren und öffentlich zugänglich zu machen. Patientinnen und Patienten sollen sich schnell über Therapeutinnen und Therapeuten [...] informieren können. [...] Ansprechpartner in der Praxis muss nicht der Psychotherapeut selbst sein, vielmehr kann die Erreichbarkeit durch Praxispersonal sichergestellt werden. Die Erreichbarkeitszeiten können durch elektronische Hilfsmittel wie z. B. einen Anrufbeantworter mitgeteilt, aber nicht abgedeckt werden."

Die telefonische Erreichbarkeit kann auch durch das Praxispersonal sichergestellt werden und bietet in der praktischen Umsetzung einen deutlichen Gestaltungsspielraum. In Praxiskooperationen, wie zum Beispiel Berufsausübungsgemeinschaften (Gemeinschaftspraxen) oder Praxisgemeinschaften, kann die Mindesterreichbarkeit von 200 bzw. 100 Minuten pro Woche beispielsweise gemeinschaftlich durch eine angestellte Person erfüllt werden. Auch regionale Zusammenschlüsse mehrerer Praxen mit rotierender Zuständigkeit für die telefonische Erreichbarkeit sind denkbar, sofern datenschutzrechtliche Anforderungen und die Schweigepflicht der Psychotherapeutinnen und -therapeuten eingehalten werden. Die telefonische Erreichbarkeit muss aktiv gewährleistet werden, eine ausschließliche Erreichbarkeit über einen Anrufbeantworter kann nicht erfolgen.

Einrichtungen zur Aus- und Weiterbildung von Psychotherapeutinnen und -therapeuten, die gemäß § 117 Abs. 3 bis Abs. 3b SGB V an der vertragsärztlichen Versorgung teilnehmen, haben ebenfalls die telefonische Erreichbarkeit zu gewährleisten. Generell gelten gemäß § 10 PT-V sämtliche Bestimmungen der PT-RL auch für die Einrichtungen nach § 117 Abs. 3 bis Abs. 3b SGB V (s. a. die Ausführungen in Kapitel 2.5).

2.3 Anwendungsbereiche für psychotherapeutische Leistungen

Leistungen nach der PT-RL können nur angewendet werden, wenn bei einer Patientin oder einem Patienten eine seelische Erkrankung vorliegt, die Prognose für den Behandlungserfolg einer vorgesehenen Therapiemaßnahme ausreichend günstig ist und wenn die notwendigen Voraussetzungen für das Gelingen einer Richtlinientherapie mit ausreichender Motivation und Umstellungsfähigkeit vorhanden sind und ihre Persönlichkeitsstruktur noch beeinflussbar erscheint.

In der PT-RL ist auch festgelegt, in welchen Fällen Psychotherapie im Sinne der Richtlinie nicht durchzuführen und insbesondere die Anwendung von Psychotherapieverfahren, -methoden und -techniken nicht geeignet ist. Ausgeschlossen ist Psychotherapie, wenn es nur um Beratung bei Erziehungs-, Ehe-, Lebens- und

Sexualproblemen sowie um Paar- und Familienberatung geht oder wenn es nur um berufliche oder soziale Anpassung oder berufliche oder schulische Förderung ohne das Vorliegen einer seelischen Erkrankung gehen soll.

§ 27 Indikationen zur Anwendung von Psychotherapie (PT-RL)

(3) Psychotherapie ist als Leistung der Gesetzlichen Krankenversicherung ausgeschlossen, wenn:

1. zwar seelische Krankheit vorliegt, aber ein Behandlungserfolg nicht erwartet werden kann, weil dafür bei der Patientin oder dem Patienten die Voraussetzung hinsichtlich der Motivationslage, der Motivierbarkeit oder der Umstellungsfähigkeit nicht gegeben sind, oder weil die Eigenart der neurotischen Persönlichkeitsstruktur (gegebenenfalls die Lebensumstände der Patientin oder des Patienten) dem Behandlungserfolg entgegensteht,
2. sie nicht der Heilung oder Besserung einer seelischen Krankheit, sondern allein der beruflichen oder sozialen Anpassung oder der beruflichen oder schulischen Förderung dient,
3. sie allein der Erziehungs-, Ehe-, Lebens- und Sexualberatung sowie der Paar- und Familienberatung dient.

Welche Diagnosen als seelische Erkrankungen für die Anwendung von psychotherapeutischen Leistungen nach Abschnitt B (Sprechstunden, Akutbehandlung, Gruppenpsychotherapeutische Grundversorgung, probatorische Sitzungen, Richtlinientherapie mit Rezidivprophylaxe) und die Anwendung von psychosomatischer Grundversorgung nach Abschnitt C der PT-RL anerkannt sind, ist in § 27 Abs. 1 und 2 PT-RL definiert. Stellt sich in den ersten Psychotherapeutischen Sprechstunden heraus, dass kein Verdacht auf eine seelische Erkrankung besteht, kann keine weitere Diagnostik oder Behandlung zulasten der Krankenkassen durchgeführt werden.

Die Indikationen zur Anwendung von Psychotherapie nach der PT-RL sind in § 27 Abs. 1 PT-RL festgelegt.

§ 27 Indikationen zur Anwendung von Psychotherapie (PT-RL)

(1) Indikationen zur Anwendung von Psychotherapie gemäß Abschnitt B und Maßnahmen der psychosomatischen Grundversorgung gemäß Abschnitt C der Richtlinie bei der Behandlung von Krankheiten können nur sein:

1. Affektive Störungen: depressive Episoden, rezidivierende depressive Störungen, Dysthymie;
2. Angststörungen und Zwangsstörungen;

3. Somatoforme Störungen und Dissoziative Störungen (Konversionsstörungen);
4. Reaktionen auf schwere Belastungen und Anpassungsstörungen;
5. Essstörungen;
6. Nichtorganische Schlafstörungen;
7. Sexuelle Funktionsstörungen;
8. Persönlichkeitsstörungen und Verhaltensstörungen;
9. Verhaltens- und emotionale Störungen mit Beginn in der Kindheit und Jugend.

In Abs. 2 werden hingegen Erkrankungen beschrieben, die nur unter bestimmten Voraussetzungen eine Indikation für Psychotherapie nach der PT-RL darstellen. Zum einen müssen psychische Faktoren bei der Entstehung der Erkrankung einen wesentlichen Anteil haben, zum anderen müssen diese einer Psychotherapie zugänglich sein. In den tragenden Gründen zum Beschluss des G-BA vom 20.12.2007 wird ausgeführt, dass Psychotherapie bei diesen Erkrankungen i. d. R. nicht die vorrangige oder alleinige Behandlungsmaßnahme darstellt.

Bei diesen Erkrankungen kann Psychotherapie neben oder nach einer somatisch-ärztlichen Behandlung erfolgen. Das bedeutet, Psychotherapeutinnen und Psychotherapeuten und mitbehandelnde Ärztinnen und Ärzte bei den in § 27 Abs. 2 PT-RL genannten Suchterkrankungen, schizophrenen und affektiven Psychosen, tiefgreifenden Entwicklungsstörungen (z. B. aus dem Autismusspektrum) und psychischen Folgen von frühkindlichen körperlichen Behinderungen und Fehlbildungen sowie bei chronischen körperlichen Erkrankungen vor oder während der psychotherapeutischen Behandlung kooperieren sollen.

Der G-BA hat zuletzt im August 2025 eine Aktualisierung der Vorgaben zur Anwendung von Psychotherapie bei Suchterkrankungen vorgenommen. Zum einen wurde die bisher geltende Unterscheidung in legale und illegale Substanzen aufgehoben. Psychotherapie kann damit bei Erkrankungen durch alle psychotropen Substanzen zur Anwendung kommen; ausgenommen bleiben dabei weiterhin psychische Erkrankungen ausschließlich durch Tabak, Nikotin und Koffein. Zum anderen wurde die Abstinenzvorgabe angepasst. Liegt eine Abhängigkeit vor, kann Psychotherapie nur dann zur Anwendung kommen, wenn bis zum Ende der 24. Behandlungsstunde Abstinenz erreicht werden kann.

§ 27 Indikationen zur Anwendung von Psychotherapie (PT-RL)

(2) Psychotherapie kann neben oder nach einer somatisch ärztlichen Behandlung von Krankheiten oder deren Auswirkungen angewandt werden, wenn psychische Faktoren einen wesentlichen pathogenetischen Anteil daran haben und sich ein Ansatz für die Anwendung von Psychotherapie bietet; Indikationen hierfür können nur sein:

1a. Psychische und Verhaltensstörungen durch psychotrope Substanzen. Psychische und Verhaltensstörungen ausschließlich aufgrund des Substanzgebrauchs von Tabak, Nikotin oder Koffein sind nicht umfasst, im Falle der Abhängigkeit von psychotropen Substanzen beschränkt auf den Zustand der Suchtmittelfreiheit, d. h. bei bestehender Abstinenz. Abweichend davon ist eine Anwendung der Psychotherapie bei Abhängigkeit von psychotropen Substanzen dann in der Kurzzeittherapie zulässig, wenn die Suchtmittelfreiheit beziehungsweise Abstinenz parallel zur ambulanten Psychotherapie bis zum Ende von 12 Behandlungsstunden erreicht werden kann. Kann Abstinenz nicht bis zum Ende von 12 Behandlungsstunden erreicht werden, können weitere Behandlungsstunden nur dann durchgeführt werden, wenn mit der Patientin oder dem Patienten im Rahmen der weiteren Behandlungsplanung das konkrete Vorgehen abgestimmt und das Erreichen von Abstinenz als vorrangiges Therapieziel formuliert wird. Das Erreichen der Suchtmittelfreiheit beziehungsweise der Abstinenz ist nach Ablauf der Kurzzeittherapie in einer nicht von der Psychotherapeutin oder von dem Psychotherapeuten selbst ausgestellten ärztlichen Bescheinigung festzustellen. Diese Feststellung hat anhand geeigneter Nachweise zu erfolgen. Sie ist von der Psychotherapeutin oder von dem Psychotherapeuten als Teil der Behandlungsdokumentation vorzuhalten und ist bei einer Umwandlung in Langzeittherapie dem Bericht an die Gutachterin oder den Gutachter beizufügen. Kann Abstinenz im Rahmen der Kurzzeittherapie nicht erreicht werden, ist der Psychotherapeut oder die Psychotherapeutin verpflichtet, den Patienten oder die Patientin über alternative Behandlungsmöglichkeiten wie Entzugsbehandlung oder Entwöhnungsbehandlung und die nachfolgend möglicherweise sinnvolle Wiederaufnahme der Richtlinientherapie zu beraten.

1b. Psychische und Verhaltensstörungen durch Opioide und gleichzeitige stabile substitutionsgestützte Behandlung gemäß Richtlinie „Methoden vertragsärztliche Versorgung“, Anlage I, 2 (Substitutionsgestützte Behandlung Opiatabhängiger), beschränkt auf den Zustand der Beigebrauchsfreiheit.

2. Seelische Krankheit auf Grund frühkindlicher emotionaler Mangelzustände oder tiefgreifender Entwicklungsstörungen, in Ausnahmefällen auch see-

lische Krankheiten, die im Zusammenhang mit frühkindlichen körperlichen Schädigungen oder Missbildungen stehen.

3. Seelische Krankheit als Folge schwerer chronischer Krankheitsverläufe.
4. Schizophrene und affektive psychotische Störungen.

2.4 Konsiliarverfahren

Das Konsiliarverfahren hat seine gesetzliche Grundlage im SGB V. In § 28 Abs. 3 Satz 3 SGB V wird festgelegt, dass spätestens nach den probatorischen Sitzungen gemäß § 92 Abs. 6a SGB V und vor Beginn der Behandlung der Konsiliarbericht einer Vertragsärztin oder eines Vertragsarztes zur Abklärung einer somatischen Erkrankung einzuholen ist sowie der einer psychiatrisch tätigen Vertragsärztin oder eines psychiatrisch tätigen Vertragsarztes – falls die somatisch abklärende Vertragsärztin oder der entsprechende Vertragsarzt dies für erforderlich hält. Im § 92 Abs. 6a SGB V ist darüber hinaus festgelegt, dass die PT-RL Regelungen zu den inhaltlichen Anforderungen an den Konsiliarbericht sowie zu den fachlichen Anforderungen an die den Konsiliarbericht (§ 28 Abs. 3 SGB V) abgebenden Vertragsärztinnen und Vertragsärzte zu treffen hat.

Für die Psychotherapeutische Sprechstunde und die Psychotherapeutische Akutbehandlung wurde in den TrG zum Beschluss des G-BA vom 16.06.2016 formuliert, wie mit der somatischen Abklärung und dem Konsiliarverfahren umgegangen werden soll:

„Der Konsiliarbericht oder eine unmittelbar vorausgegangene somatische Abklärung sind zur Inanspruchnahme der Sprechstunde zwar nicht obligatorisch, jedoch ist ein Konsiliarbericht vor einer psychotherapeutischen Behandlung verpflichtend einzuholen. Soweit weitere spezifische somatische Anzeichen für eine Erkrankung vorliegen, sind auch weitergehende somatische Abklärungen einzuleiten.“

Zur somatischen Abklärung bei der Psychotherapeutischen Akutbehandlung wird in den TrG ausgeführt, dass mögliche somatische Ursachen einer Erkrankung

„[...] bei Indikationsstellung für eine Akutbehandlung bereits im Rahmen der Sprechstunde veranlasst werden [sollten], damit das Ergebnis (Konsiliarbericht gemäß § 31) rechtzeitig vorliegt und eine notwendige psychotherapeutische Behandlung zeitnah begonnen werden kann, [...].“

Daraus kann abgeleitet werden, dass vor Beginn einer Psychotherapeutischen Akutbehandlung eine somatische Abklärung veranlasst sein sollte (s. a. § 28 Abs. 3 SGB V „vor Beginn der Behandlung“), der somatische Befund oder Konsiliarbericht vor einer Psychotherapeutischen Akutbehandlung aber noch nicht vorliegen muss, sodass der zeitnahe Behandlungsbeginn dadurch nicht verzögert wird.

Zur Inanspruchnahme der Gruppenpsychotherapeutischen Grundversorgung nach § 11a der PT-RL ist der Konsiliarbericht oder eine unmittelbar vorausgegangene somatische Abklärung nicht verpflichtend.

Vor Beginn einer Richtlinientherapie nach § 15 PT-RL muss ein Konsiliarbericht vorliegen. Dazu ist in den TrG zum Beschluss des G-BA vom 16.06.2016 formuliert, dass das Konsiliarverfahren spätestens im Rahmen der probatorischen Sitzungen erfolgen soll.

„Um die Wirksamkeit der psychotherapeutischen Behandlung sicherzustellen und um einen angemessenen psychotherapeutischen Behandlungsplan aufstellen zu können, ist es zwingend erforderlich, dass mögliche somatische Ursachen der Erkrankung vor Beginn einer psychotherapeutischen Behandlung nach dieser Richtlinie gemäß § 15 ausgeschlossen werden."

§ 32 Abs. 1 PT-RL legt fest, dass der Konsiliarbericht spätestens nach Beendigung der probatorischen Sitzungen und vor Beginn der Richtlinientherapie nach § 15 eingeholt werden muss. Insofern ist von dem Behandlungszeitraum zwischen erster Sprechstunde und dem Ende der probatorischen Sitzungen auszugehen, in dem, je nach anschließender therapeutischer Maßnahme, der Konsiliarbericht angefordert werden kann und vorliegen muss.

§ 32 Konsiliarverfahren und Qualifikation der den Konsiliarbericht abgebenden Ärztinnen und Ärzte (PT-RL)

(1) [1]Zur Einholung des Konsiliarberichts überweist die Psychologische Psychotherapeutin oder der Psychologische Psychotherapeut oder die Kinder- und Jugendlichenpsychotherapeutin oder der Kinder- und Jugendlichenpsychotherapeut oder die Fachpsychotherapeutin für Erwachsene oder der Fachpsychotherapeut für Erwachsene oder die Fachpsychotherapeutin für Kinder und Jugendliche oder der Fachpsychotherapeut für Kinder und Jugendliche spätestens nach Beendigung der Probatorischen Sitzungen und vor Beginn der Richtlinientherapie gemäß § 15 die Patientin oder den Patienten an eine Konsiliarärztin oder einen Konsiliararzt. [2]Auf der Überweisung ist der Konsiliarärztin oder dem Konsiliararzt eine kurze Information über die von ihr oder ihm erhobenen Befunde und die Indikation zur Durchführung einer Psychotherapie zu übermitteln.

Die Grundlagen zum Konsiliarverfahren und die Qualifikationen der Ärztinnen und Ärzte für das Konsiliarverfahren sind in der PT-RL umfassend geregelt, sodass in der PT-V keine weitere Präzisierung erforderlich ist.

§ 1 Gegenstand und Allgemeine Bestimmungen (PT-V)

(6) Das Konsiliarverfahren einschließlich der Qualifikation der den Konsiliarbericht abgebenden Ärztinnen und Ärzte richtet sich nach den in § 32 der Psychotherapie-Richtlinie festgelegten Bestimmungen.

Nach § 19 Abs. 1 PT-V stellt eine zur Einholung eines Konsiliarberichts verpflichtete Psychotherapeutin oder ein verpflichteter Psychotherapeut nach Muster 7 gemäß Anlage 2 des BMV-Ä eine Überweisung an einen Konsiliararzt oder eine Konsiliarärztin aus:

§ 25 Formblätter (PT-V)

(1) Es gelten die folgenden Formblätter:

1. Überweisung an eine Vertragsärztin oder einen Vertragsarzt durch eine Psychologische Psychotherapeutin oder einen Psychologischen Psychotherapeuten oder eine Fachpsychotherapeutin für Erwachsene oder einen Fachpsychotherapeuten für Erwachsene oder eine Kinder- und Jugendlichenpsychotherapeutin oder einen Kinder- und Jugendlichenpsychotherapeuten oder eine Fachpsychotherapeutin für Kinder und Jugendliche oder einen Fachpsychotherapeuten für Kinder- und Jugendliche zur Abklärung somatischer Ursachen und Erstellung des Konsiliarberichtes vor Aufnahme einer Psychotherapie (Muster 7) gemäß Anlage 2 des BMV-Ä (Vereinbarung über Vordrucke für die vertragsärztliche Versorgung) und Muster 7/E gemäß Anlage 2a des BMV-Ä (Vereinbarung über den Einsatz des Blankoformularbedruckungs-Verfahrens zur Herstellung und Bedruckung von Vordrucken für die vertragsärztliche Versorgung).

Welche Ärztinnen und Ärzte zur Erstellung eines Konsiliarberichts berechtigt sind, wird in § 32 Abs. 4 PT-RL geregelt.

§ 32 Konsiliarverfahren und Qualifikation der den Konsiliarbericht abgebenden Ärztinnen und Ärzte (PT-RL)

(4) [1]Zur Abgabe des Konsiliarberichtes sind alle Vertragsärztinnen und Vertragsärzte mit Ausnahme der folgenden Arztgruppen berechtigt: Laborärztinnen und Laborärzte, Mikrobiologinnen und Mikrobiologen und Infektionsepidemiologinnen und Infektionsepidemiologen sowie Ärztinnen und Ärzte für Nuklearmedizin, Pathologie, Radiologie, Strahlentherapie, Transfusionsmedizin und Humangenetik. [...]

Diese Regelung gilt für Jugendliche und Erwachsene. Die abweichenden Regelungen für die Qualifikation der Ärzte und Ärztinnen zur Erstellung eines Konsiliarberichts bei Kindern wird in Kapitel 5.11 beschrieben.

Konsiliarärztinnen und Konsiliarärzte müssen die Patientin oder den Patienten persönlich untersucht haben. Sie haben innerhalb von drei Wochen einen Konsiliarbericht zu erstellen. Laut § 32 Abs. 2 und 3 PT-RL soll der Konsiliarbericht folgende Angaben enthalten:

§ 32 Konsiliarverfahren und Qualifikation der den Konsiliarbericht abgebenden Ärztinnen und Ärzte (PT-RL)

(2) [1]Die Konsiliarärztin oder der Konsiliararzt hat den Konsiliarbericht nach Anforderung durch die Psychotherapeutin oder den Psychotherapeuten nach Absatz 1 nach persönlicher Untersuchung der Patientin oder des Patienten zu erstellen. [2]Der Bericht ist der Psychotherapeutin oder dem Psychotherapeuten möglichst zeitnah, spätestens aber drei Wochen nach der Untersuchung zu übermitteln.

(3) [1]Der Konsiliarbericht enthält folgende Angaben:

1. Aktuelle Beschwerden der Patientin oder des Patienten,
2. psychischer und somatischer Befund (bei Kindern und Jugendlichen insbesondere unter Berücksichtigung des Entwicklungsstandes),
3. im Zusammenhang mit den aktuellen Beschwerden relevante anamnestische Daten,
4. zu einer gegebenenfalls notwendigen psychiatrischen oder kinder- und jugendpsychiatrischen Abklärung,
5. relevante stationäre und/oder ambulante Vor- und Parallelbehandlungen inklusive gegebenenfalls laufende Medikation,
6. medizinische Diagnose(n), Differential- und Verdachtsdiagnose(n),
7. gegebenenfalls Befunde, die eine ärztliche/ärztlich veranlasste Begleitbehandlung erforderlich machen,
8. zu gegebenenfalls erforderlichen weiteren ärztlichen Untersuchungen, und
9. zu gegebenenfalls bestehenden Kontraindikationen für die Durchführung einer psychotherapeutischen Behandlung zum Zeitpunkt der Untersuchung.

[2]Die Konsiliarärztin oder der Konsiliararzt teilt der Krankenkasse nur die für ihre Leistungsentscheidung notwendigen Angaben mit. [3]Ist Psychotherapie nach Auffassung der Konsiliarärztin oder des Konsiliararztes kontraindiziert und wird dennoch ein entsprechender Antrag gestellt, so veranlasst die Krankenkasse eine Begutachtung durch den Medizinischen Dienst der Krankenversicherung.

Konsiliarärztinnen und -ärzte haben im Konsiliarbericht nur die relevanten Befunde für die Leistungsentscheidung der Krankenkassen zur Einleitung einer ambulanten Psychotherapie mitzuteilen. Sehen sie eine Kontraindikation für eine ambulante Psychotherapie, so kann die Krankenkasse zur weiteren Klärung der Indikation für die beantragte Psychotherapie eine Begutachtung durch den Medizinischen Dienst veranlassen.

2.5 Abrechnung von Leistungen in Einrichtungen gemäß § 117 Abs. 3 SGB V

Die rechtliche Grundlage für die Erbringung von psychotherapeutischen Leistungen in Ausbildungsstätten war im PsychThG in der Fassung bis 31.08.2020 normiert. Dort wurden die Voraussetzungen für die Anerkennung als Ausbildungsstätte aufgeführt:

§ 6 Ausbildungsstätten
(PsychThG in der bis zum 31.08.2020 geltenden Fassung)

(1) Die Ausbildungen nach § 5 Abs. 1 werden an Hochschulen oder an anderen Einrichtungen vermittelt, die als Ausbildungsstätten für Psychotherapie oder als Ausbildungsstätten für Kinder- und Jugendlichenpsychotherapie staatlich anerkannt sind.

(2) Einrichtungen sind als Ausbildungsstätten nach Absatz 1 anzuerkennen, wenn in ihnen

1. *Patienten, die an psychischen Störungen mit Krankheitswert leiden, nach wissenschaftlich anerkannten psychotherapeutischen Verfahren stationär oder ambulant behandelt werden, wobei es sich bei einer Ausbildung zum Kinder- und Jugendlichenpsychotherapeuten um Personen handeln muss, die das 21. Lebensjahr noch nicht vollendet haben,*
2. *für die Ausbildung geeignete Patienten nach Zahl und Art in ausreichendem Maße zur Verfügung stehen,*
3. *eine angemessene technische Ausstattung für Ausbildungszwecke und eine fachwissenschaftliche Bibliothek vorhanden ist,*
4. *in ausreichender Zahl geeignete Psychologische Psychotherapeuten oder Kinder- und Jugendlichenpsychotherapeuten und qualifizierte Ärzte für die Vermittlung der medizinischen Ausbildungsinhalte für das jeweilige Fach zur Verfügung stehen,*
5. *die Ausbildung nach Ausbildungsplänen durchgeführt wird, die auf Grund der Ausbildungs- und Prüfungsverordnung für Psychologische Psychotherapeuten oder der Ausbildungs- und Prüfungsverordnung für Kinder- und Jugendlichenpsychotherapeuten erstellt worden sind, und*

6. *die Ausbildungsteilnehmer während der praktischen Tätigkeit angeleitet und beaufsichtigt werden sowie die begleitende theoretische und praktische Ausbildung durchgeführt wird.*

(3) Kann die Einrichtung die praktische Tätigkeit oder die begleitende theoretische und praktische Ausbildung nicht vollständig durchführen, hat sie sicherzustellen, dass eine andere geeignete Einrichtung diese Aufgabe in dem erforderlichen Umfang übernimmt. Absatz 2 Nr. 4 gilt entsprechend.

Das Gesetz zur Reform der Psychotherapeutenausbildung vom 01.09.2020 hat im Anschluss an die bislang geltenden Regelungen in § 28 PsychThG für die Ausbildungsinstitute folgende Übergangsvorschrift festgelegt:

§ 28 Weitergelten der staatlichen Anerkennung von Ausbildungsstätten (PsychThG in der ab 01.09.2020 geltenden Fassung)

(1) Ausbildungsstätten, die nach § 6 des Psychotherapeutengesetzes in der bis zum 31. August 2020 geltenden Fassung staatlich anerkannt sind, gelten weiterhin als staatlich anerkannt, solange sie Ausbildungen zum Beruf der Psychologischen Psychotherapeutin und des Psychologischen Psychotherapeuten oder zum Beruf der Kinder- und Jugendlichenpsychotherapeutin und des Kinder- und Jugendlichenpsychotherapeuten durchführen.

(2) Die Anerkennung ist zurückzunehmen, sobald eine der Voraussetzungen für die Anerkennung als Ausbildungsstätte nach § 6 Absatz 2 oder Absatz 3 des Psychotherapeutengesetzes in der bis zum 31. August 2020 geltenden Fassung wegfällt.

Die weiteren Vorgaben für die Ausbildungs- und Weiterbildungsstätten nach dem neuen PsychThG regelt das SGB V in § 117 Abs. 3 ff.:

§ 117 Hochschulambulanzen (SGB V)

(3) Ambulanzen an Ausbildungsstätten nach § 28 des Psychotherapeutengesetzes sind zur ambulanten psychotherapeutischen Behandlung der Versicherten und der in § 75 Absatz 3 genannten Personen in Behandlungsverfahren, die vom Gemeinsamen Bundesausschuss nach § 92 Absatz 6a anerkannt sind, ermächtigt, sofern die Krankenbehandlung unter der Verantwortung von Personen stattfindet, die die fachliche Qualifikation für die psychotherapeutische Behandlung im Rahmen der vertragsärztlichen Versorgung erfüllen.

(3a) [1] Die folgenden Ambulanzen im Sinne des Absatzes 3 bedürfen abweichend von Absatz 3 einer Ermächtigung durch den Zulassungsausschuss:

1. *Ambulanzen, die vor dem 26. September 2019 nach § 6 des Psychotherapeutengesetzes in der bis zum 31. August 2020 geltenden Fassung staatlich anerkannt wurden, aber noch keine Behandlungsleistungen zu Lasten der gesetzlichen Krankenversicherung erbracht haben, weil das von ihnen angewandte psychotherapeutische Behandlungsverfahren noch nicht vom Gemeinsamen Bundesausschuss nach § 92 Absatz 6a anerkannt war, oder*

2. *Ambulanzen, die nach dem 26. September 2019 nach § 6 des Psychotherapeutengesetzes in der bis zum 31. August 2020 geltenden Fassung staatlich anerkannt werden.*

[2]Eine Ermächtigung ist auf Antrag zu erteilen,

1. *soweit sie notwendig ist, um eine ausreichende Versorgung der Versicherten, insbesondere in neuen vom Gemeinsamen Bundesausschuss nach § 92 Absatz 6a anerkannten Psychotherapieverfahren, sicherzustellen, und*
2. *sofern die Krankenbehandlung unter der Verantwortung von Personen stattfindet, die die fachliche Qualifikation für die psychotherapeutische Behandlung im Rahmen der vertragsärztlichen Versorgung erfüllen.*

(3b) [1]Ambulanzen an Einrichtungen, die nach Landesrecht für die Weiterbildung von Psychotherapeuten oder Ärzten in psychotherapeutischen Fachgebieten zugelassen sind, sind vom Zulassungsausschuss auf Antrag zur ambulanten psychotherapeutischen Behandlung der Versicherten und der in § 75 Absatz 3 genannten Personen in Behandlungsverfahren, die vom Gemeinsamen Bundesausschuss nach § 92 Absatz 6a anerkannt sind, zu ermächtigen,

1. *soweit die Ermächtigung notwendig ist, um eine ausreichende psychotherapeutische Versorgung der Versicherten sicherzustellen, und*
2. *sofern die Krankenbehandlung unter der Verantwortung von Personen stattfindet, die die fachliche Qualifikation für die psychotherapeutische Behandlung im Rahmen der vertragsärztlichen Versorgung erfüllen.*

[2]Die Ermächtigung ist ohne Bedarfsprüfung zu erteilen, wenn die jeweilige Ambulanz bereits nach Absatz 3 oder Absatz 3a zur ambulanten psychotherapeutischen Behandlung ermächtigt war.

(3c) [1]Für die Vergütung der in den Ambulanzen nach den Absätzen 3 bis 3b erbrachten Leistungen gilt § 120 Absatz 2 Satz 1 und 2 entsprechend mit der Maßgabe, dass dabei eine Abstimmung mit Entgelten für vergleichbare Leistungen erfolgen soll. [2]§ 120 Absatz 3 Satz 2 und 3 und Absatz 4 Satz 1 gilt entsprechend. [3]Die Ambulanzen sind verpflichtet, von der Vergütung, die sie von den Krankenkassen für die durch einen Aus- oder Weiterbildungsteilnehmenden erbrachte Leistung erhalten, jeweils einen Anteil in Höhe von mindestens 40 Prozent an den jeweiligen Aus- oder Weiterbildungsteilnehmenden auszuzahlen. [4]Sie haben die Auszahlung des Vergütungsanteils den Krankenkassen nachzuweisen. [5]Die Ambulanzen haben der Bundespsychotherapeutenkammer die jeweils aktuelle Höhe der von den Aus- oder Weiterbildungsteilnehmern zu zahlenden Ausbildungskosten sowie des auszuzahlenden Vergütungsanteils, erstmalig bis zum 31. Juli 2021, mitzuteilen. [6]Die Bundespsychotherapeutenkammer hat eine bundesweite Übersicht der nach Satz 5 mitgeteilten Angaben zu veröffentlichen.

§ 117 Abs. 3 SGB V enthält die Regelung, nach der die Ambulanzen der staatlich anerkannten Ausbildungsstätten (im bisherigen postgradualen Ausbildungssystem) gesetzlich zur ambulanten psychotherapeutischen Behandlung ermächtigt sind.

Für Ausbildungsinstitute, die bis zum 31.08.2020 staatlich anerkannt wurden, besteht somit Bestandsschutz (s. § 28 des Psychotherapeutengesetzes).

Für bestimmte Ambulanzen an Ausbildungsstätten besteht auch nach einem gesetzlichen Stichtag (26.09.2020) noch die Möglichkeit, ermächtigt zu werden. Abs. 3a Satz 1 Nr. 1 sieht unter bestimmten Voraussetzungen eine Ermächtigung vor, wenn diese Ambulanzen schon vor dem Stichtag staatlich anerkannt waren, aber noch keine Behandlungsleistungen zulasten der Gesetzlichen Krankenversicherung erbracht haben, weil das psychotherapeutische Behandlungsverfahren, in dem ausgebildet wird, noch nicht vom G-BA anerkannt war. Gleiches gilt nach Abs. 3a Satz 1 Nr. 2 für Ambulanzen, die erst nach dem Stichtag staatlich anerkannt werden.

In beiden Fällen erhalten die Ambulanzen die Ermächtigung nicht mehr kraft Gesetzes, sondern nur noch bedarfsabhängig durch Bescheid des Zulassungsausschusses. Die Ermächtigung wird durch den Zulassungsausschuss auf Antrag erteilt, wenn die Ermächtigung der jeweiligen Ambulanz zur Sicherstellung der psychotherapeutischen Versorgung erforderlich ist. Der Zulassungsausschuss ermittelt den Versorgungsbedarf, der nicht über den Bedarf der Versicherten hinaus zahlenmäßig erhöht werden darf, s. BSG v. 11.12.2024 – B 6 KA 3/23 R.

Die Anforderung an die Qualifikation der für die Krankenbehandlung verantwortlichen Person entspricht dem derzeit geltenden Recht (bislang Approbation nach PsychThG und Fachkundenachweis gemäß § 95c Satz 1 Nr. 2 SGB V).

Der neu eingefügte Abs. 3b umfasst nunmehr alle Regelungen, die sich auf die Ermächtigung von Ambulanzen an Einrichtungen beziehen, die nach Landesrecht für die Weiterbildung von Psychotherapeutinnen und Psychotherapeuten oder Ärztinnen und Ärzten in psychotherapeutischen Fachgebieten zugelassen sind. Diese werden zukünftig bedarfsabhängig ermächtigt. Auch im Rahmen des neuen Weiterbildungssystems dürfte der Versorgungsbedarf für die Behandlung mit neu in die PT-RL aufgenommenen Psychotherapieverfahren durch den Zulassungsausschuss regelmäßig zu bejahen sein.

Im neuen Abs. 3b Satz 2 wird die Ausnahmeregelung, dass Ambulanzen an Weiterbildungseinrichtungen eine Ermächtigung ohne Bedarfsprüfung zu erteilen ist, wenn die jeweilige Ambulanz bereits als Ambulanz einer Ausbildungsstätte ermächtigt war, auch auf Ambulanzen an Ausbildungsstätten ausgedehnt, die nach Abs. 3a ermächtigt werden.

Nach dem neuen Abs. 3c werden die Ausbildungsstätten bzw. Weiterbildungsstätten sowie die Landesverbände der Krankenkassen und die Ersatzkassen verpflichtet, auch einen Vergütungsanteil zu vereinbaren, mit dem die von den Aus- und Weiterbildungsteilnehmerinnen und -teilnehmern erbrachten Behandlungsleistungen angemessen abgegolten werden. Bei der Festlegung dieses Anteils haben die Vertragspartner die Interessen der Aus- und Weiterbildungsteilnehmerinnen und -teilnehmer an leistungsgerechter Teilhabe einerseits und die Interessen der Aus- und Weiterbildungsstätten an einer Kostendeckung bei wirtschaftlicher Betriebsführung andererseits zu berücksichtigen und in einen angemessenen Ausgleich zu bringen.[22] Dabei wird gesetzlich vorgegeben, dass der zu vereinbarende Anteil mindestens 40 Prozent der von den Krankenkassen an die Ausbildungsstätten gezahlten Vergütung beträgt.

Die Ambulanzen sind explizit verpflichtet, den zwischen den Vertragspartnern vereinbarten Anteil jeweils an die Ausbildungsteilnehmerinnen und Ausbildungsteilnehmer auszuzahlen und dies gegenüber den Krankenkassen nachzuweisen.

Zusätzlicher Hinweis: Seit dem 31.08.2020 wird auch für die Ausbildungsphase der praktischen Tätigkeit eine Vergütung von mindestens 1.000 EUR für eine Vollzeittätigkeit in psychiatrischen klinischen Einrichtungen gem. § 27 Abs. 4 PsychThG gezahlt, die von den Krankenkassen gem. § 3 Abs. 3 Satz 4 Bundespflegesatzverordnung zu finanzieren ist .

Die bisherige Regelung in § 117 Abs. 3 Satz 3 SGB V, wonach die Vergütung nach § 120 SGB V direkt mit den Krankenkassen vereinbart werden muss, bleibt bestehen.

§ 120 Vergütung ambulanter Krankenhausleistungen (SGB V)

(2) [1]Die Leistungen der Hochschulambulanzen, der psychiatrischen Institutsambulanzen, der sozialpädiatrischen Zentren und der medizinischen Behandlungszentren werden unmittelbar von der Krankenkasse vergütet. [2]Die Vergütung wird von den Landesverbänden der Krankenkassen und den Ersatzkassen gemeinsam und einheitlich mit den Hochschulen oder Hochschulkliniken, den Krankenhäusern oder den sie vertretenden Vereinigungen im Land vereinbart; [...]

(3) [...] [2]§ 295 Absatz 1b Satz 1 gilt entsprechend. Das Nähere über Form und Inhalt der Abrechnungsunterlagen und der erforderlichen Vordrucke wird für die Hochschulambulanzen, die psychiatrischen Institutsambulanzen, die sozial-pädiatrischen Zentren und die medizinischen Behandlungszentren von den Vertragsparteien nach § 301 Absatz 3, für die sonstigen ermächtigten ärztlich geleiteten Einrichtungen von den Vertragsparteien nach § 83 Satz 1 vereinbart. [...]

(4) [1]Kommt eine Vereinbarung nach Absatz 1a Satz 1 oder nach Absatz 2 Satz 2 [...] ganz oder teilweise nicht zustande, setzt die Schiedsstelle nach § 18a Abs. 1 des Krankenhausfinanzierungsgesetzes auf Antrag einer Vertragspartei die Vergütung fest; im Falle von Vereinbarungen nach Absatz 1a Satz 1 hat die Schiedsstelle

22 Zur Problematik der Vergütungsregelungen s. Stellpflug in: ZMGR 2020, S. 334.

zunächst festzustellen, ob die Vereinbarung erforderlich ist, um die Behandlung von Kindern und Jugendlichen, die auf Überweisung erfolgt, angemessen zu vergüten. [...]

Die gesetzlichen Grundlagen werden in der PT-V aufgegriffen; hier wird vorgegeben, dass die Aus- und Weiterbildungsstätten die in der Vereinbarung genannten Voraussetzungen an die entsprechende fachliche Befähigung erfüllen. Diese Regelungen gelten für alle sozialrechtlich zugelassenen Psychotherapieverfahren gemäß § 15 PT-RL gleichermaßen.

§ 10 Fachliche Befähigung in Aus- und Weiterbildungsstätten (PT-V)

(1) Die Ausführung und Abrechnung von Leistungen, die in Aus- oder Weiterbildungsstätten erbracht werden, die gemäß § 117 Abs. 3 bis Abs. 3b SGB V an der vertragsärztlichen Versorgung teilnehmen, unterliegt der Maßgabe, dass die Leistungen den Vorgaben der Psychotherapie-Richtlinie und dieser Vereinbarung entsprechen und dass diese von Psychotherapeutinnen und Psychotherapeuten durchgeführt werden, die die in dieser Vereinbarung genannten Voraussetzungen an die entsprechende fachliche Befähigung erfüllen.

2.6 Welche Angaben braucht die Krankenkasse und warum?

Gesetzlich Krankenversicherte erhalten psychotherapeutische Leistungen grundsätzlich als Sachleistung beziehungsweise Dienstleistung von ihrer zuständigen Krankenkasse (sog. Sachleistungsprinzip nach § 2 SGB V). Das heißt, die Patientin oder der Patient erhält die notwendige medizinische Leistung direkt, ohne dafür eine Rechnung von der Psychotherapeutin oder dem Psychotherapeuten zu erhalten und ohne dafür selbst in Vorleistung treten zu müssen. Eine Voraussetzung hierfür ist, dass zum einen ein gültiges Versicherungsverhältnis besteht und zum anderen, dass sowohl die benötigte psychotherapeutische Leistung als auch die Psychotherapeutin oder der Psychotherapeut die Vorgaben der PT-RL und der PT-V erfüllen. Die Entscheidung über die Leistungsgewährung liegt bei der Richtlinientherapie gemäß § 15 PT-RL bei der zuständigen Krankenkasse. Das Sachleistungsprinzip stellt eine Verpflichtung für die Gesetzliche Krankenversicherung dar, eine ausreichende, zweckmäßige und wirtschaftliche medizinische Versorgung unter Berücksichtigung des medizinischen Fortschritts zur Verfügung zu stellen.

§ 2 Leistungen (SGB V)

(1) [1]Die Krankenkassen stellen den Versicherten die im Dritten Kapitel genannten Leistungen unter Beachtung des Wirtschaftlichkeitsgebots (§ 12) zur Verfügung, soweit diese Leistungen nicht der Eigenverantwortung der Versicherten zugerechnet

werden. [2]Behandlungsmethoden, Arznei- und Heilmittel der besonderen Therapierichtungen sind nicht ausgeschlossen. [3]Qualität und Wirksamkeit der Leistungen haben dem allgemein anerkannten Stand der medizinischen Erkenntnisse zu entsprechen und den medizinischen Fortschritt zu berücksichtigen.

[...]

(2) [1]Die Versicherten erhalten die Leistungen als Sach- und Dienstleistungen, soweit dieses oder das Neunte Buch nichts Abweichendes vorsehen. [2]Die Leistungen werden auf Antrag durch ein Persönliches Budget erbracht; § 29 des Neunten Buches gilt entsprechend. [3]Über die Erbringung der Sach- und Dienstleistungen schließen die Krankenkassen nach den Vorschriften des Vierten Kapitels Verträge mit den Leistungserbringern.

[...]

(4) Krankenkassen, Leistungserbringer und Versicherte haben darauf zu achten, dass die Leistungen wirksam und wirtschaftlich erbracht und nur im notwendigen Umfang in Anspruch genommen werden.

Damit die Krankenkasse ihre Leistungspflicht prüfen und die zur Krankenbehandlung notwendigen Leistungen zur Verfügung stellen kann, benötigt sie zum einen personenbezogene Angaben von ihrer oder ihrem Versicherten und zu der Patientin oder dem Patienten, falls es sich hierbei nicht um die oder den Versicherten selbst, sondern um eine familienversicherte Person handelt. Zum anderen sind zur Prüfung Informationen von der Psychotherapeutin oder dem Psychotherapeuten zu ihrem oder seinem sozialrechtlichen Status als Erbringerin oder Erbringer der Leistung (Zulassung/Genehmigung und Behandlungsverfahren) sowie zu Art und Umfang der geplanten Leistungen notwendig. Welche Angaben der Krankenkasse zu welchem Zeitpunkt zur Verfügung gestellt werden müssen, damit sie eine Leistungsentscheidung treffen kann, sind in der PT-RL und in der PT-V festgelegt. Die Übermittlung der notwendigen Angaben erfolgt standardisiert mit den in Anlage 1 der PT-V festgelegten Formblättern.

2.6.1 Gesetzliche Verpflichtung zur Prüfung

Um die gesetzlichen Anforderungen zu erfüllen, sind die Krankenkassen und KVen verpflichtet, Prüfungen durchzuführen. Dies sind zum einen Wirtschaftlichkeitsprüfungen gemäß § 106 SGB V und zum anderen Abrechnungsprüfungen gemäß § 106d SGB V. Zentraler Grundsatz hierfür ist das im SGB V für alle sozialrechtlichen Leistungen festgelegte Wirtschaftlichkeitsgebot:

§ 12 Wirtschaftlichkeitsgebot (SGB V)

(1) [1]Die Leistungen müssen ausreichend, zweckmäßig und wirtschaftlich sein; sie dürfen das Maß des Notwendigen nicht überschreiten. [2]Leistungen, die nicht notwen-

dig oder unwirtschaftlich sind, können Versicherte nicht beanspruchen, dürfen die Leistungserbringer nicht bewirken und die Krankenkassen nicht bewilligen.

(2) Ist für eine Leistung ein Festbetrag festgesetzt, erfüllt die Krankenkasse ihre Leistungspflicht mit dem Festbetrag.

(3) Hat die Krankenkasse Leistungen ohne Rechtsgrundlage oder entgegen geltendem Recht erbracht und hat ein Vorstandsmitglied hiervon gewusst oder hätte es hiervon wissen müssen, hat die zuständige Aufsichtsbehörde nach Anhörung des Vorstandsmitglieds den Verwaltungsrat zu veranlassen, das Vorstandsmitglied auf Ersatz des aus der Pflichtverletzung entstandenen Schadens in Anspruch zu nehmen, falls der Verwaltungsrat das Regressverfahren nicht bereits von sich aus eingeleitet hat.

Mit den Vorgaben zum Wirtschaftlichkeitsgebot wird festgelegt, dass medizinische Leistungen und somit auch psychotherapeutische Leistungen, für die die gesetzlichen Krankenkassen die Kosten übernehmen, ausreichend, zweckmäßig und wirtschaftlich sein müssen. Das heißt, dass ausschließlich Leistungen zum Einsatz kommen dürfen, die eine Heilbehandlung sind und die auf die Erkennung, Heilung, Vermeidung der Verschlimmerung oder Linderung der Krankheitsbeschwerden abstellen (vgl. auch § 1 Abs. 5 PT-RL). Bei Zuwiderhandeln drohen den Vorständen der Krankenkassen gemäß § 12 Abs. 3 SGB V Strafen in Form von persönlichen Schadensersatzforderungen.

Die Handhabung des Grundsatzes des Wirtschaftlichkeitsgebots und das Nähere zur Durchführung von Wirtschaftlichkeitsprüfungen werden im SGB V weitergehend normiert:

§ 106 Wirtschaftlichkeitsprüfung (SGB V)

(1) [1]Die Krankenkassen und die Kassenärztlichen Vereinigungen überwachen die Wirtschaftlichkeit der vertragsärztlichen Versorgung durch Beratungen und Prüfungen. [2]Die Landesverbände der Krankenkassen und die Ersatzkassen gemeinsam und einheitlich und die Kassenärztlichen Vereinigungen vereinbaren Inhalt und Durchführung der Beratungen und Prüfungen nach Absatz 2 sowie die Voraussetzungen für Einzelfallprüfungen. [3]Die Vertragspartner können die Prüfungsstelle mit der Prüfung ärztlich verordneter Leistungen in der ambulanten Versorgung außerhalb der vertragsärztlichen Versorgung beauftragen und tragen die Kosten. [4]Die Krankenkassen übermitteln der Prüfungsstelle die Daten der in der ambulanten Versorgung außerhalb der vertragsärztlichen Versorgung verordneten Leistungen; dabei sind zusätzlich die Zahl der Behandlungsfälle und eine Zuordnung der verordneten Leistungen zum Datum der Behandlung zu übermitteln. [5]Die §§ 296 und 297 gelten entsprechend.

(2) [1]Die Wirtschaftlichkeit der Versorgung wird von der Prüfungsstelle nach § 106c geprüft durch

1. *arztbezogene Prüfungen ärztlicher Leistungen nach § 106a,*
2. *arztbezogene Prüfungen ärztlich verordneter Leistungen nach § 106b.*

[2]Die Prüfungen werden auf der Grundlage der Daten durchgeführt, die der Prüfungsstelle nach § 106c gemäß § 296 Absatz 1, 2 und 4 sowie § 297 Absatz 2 übermittelt werden. [3]Hat die Prüfungsstelle Zweifel an der Richtigkeit der übermittelten Daten, ermittelt sie die Datengrundlagen für die Prüfung aus einer Stichprobe der abgerechneten Behandlungsfälle des Arztes und rechnet die so ermittelten Teildaten nach einem statistisch zulässigen Verfahren auf die Grundgesamtheit der Arztpraxis hoch.

(3) [1]Die Prüfungsstelle nach § 106c bereitet die für die Prüfungen nach Absatz 2 erforderlichen Daten und sonstigen Unterlagen auf, trifft Feststellungen zu den für die Beurteilung der Wirtschaftlichkeit wesentlichen Sachverhalten und entscheidet unter Beachtung der Vereinbarungen nach den §§ 106a und 106b, ob der Vertragsarzt, der ermächtigte Arzt oder die ermächtigte Einrichtung gegen das Wirtschaftlichkeitsgebot verstoßen hat und welche Maßnahmen zu treffen sind. [2]Eine Maßnahme kann insbesondere auch die Festsetzung einer Nachforderung oder einer Kürzung sein. [3]Die Festsetzung einer Nachforderung oder einer Kürzung auf Grund einer Wirtschaftlichkeitsprüfung, die von Amts wegen durchzuführen ist, muss für ärztliche Leistungen innerhalb von zwei Jahren ab Erlass des Honorarbescheides und für ärztlich verordnete Leistungen innerhalb von zwei Jahren ab dem Schluss des Kalenderjahres, in dem die Leistungen verordnet worden sind, erfolgen; § 45 Absatz 2 des Ersten Buches gilt entsprechend. [4]Für Wirtschaftlichkeitsprüfungen, die auf Grund eines Antrags erfolgen, ist der Antrag für die Prüfung ärztlicher Leistungen spätestens 18 Monate nach Erlass des Honorarbescheides und für die Prüfung ärztlich verordneter Leistungen spätestens 18 Monate nach Ablauf des Kalenderjahres, in dem die Leistungen verordnet worden sind, bei der Prüfungsstelle nach § 106c einzureichen. [5]Die Festsetzung einer Nachforderung oder einer Kürzung muss innerhalb weiterer zwölf Monate nach Ablauf der in Satz 4 genannten Frist erfolgen; die Regelung des § 45 Absatz 2 des Ersten Buches findet keine entsprechende Anwendung. [6]Gezielte Beratungen sollen weiteren Maßnahmen in der Regel vorangehen. [7]Die Prüfungsstelle berät die Vertragsärzte auf der Grundlage von Übersichten über die von ihnen im Zeitraum eines Jahres oder in einem kürzeren Zeitraum erbrachten, verordneten oder veranlassten Leistungen über Fragen der Wirtschaftlichkeit und Qualität der Versorgung.

(4) [1]Werden Wirtschaftlichkeitsprüfungen nicht in dem vorgesehenen Umfang oder nicht entsprechend den für ihre Durchführung geltenden Vorgaben durchgeführt, haften die zuständigen Vorstandsmitglieder der Krankenkassenverbände und Kassenärztlichen Vereinigungen für eine ordnungsgemäße Umsetzung. [2]Können Wirtschaftlichkeitsprüfungen nicht in dem vorgesehenen Umfang oder nicht entsprechend den für ihre Durchführung geltenden Vorgaben durchgeführt werden, weil die erforderlichen Daten nach den §§ 296 und 297 nicht oder nicht im vorgesehenen Umfang oder nicht fristgerecht übermittelt worden sind, haften die zuständigen

Vorstandsmitglieder der Krankenkassen oder der Kassenärztlichen Vereinigungen. [3]Die zuständige Aufsichtsbehörde hat nach Anhörung der Vorstandsmitglieder und der jeweils entsandten Vertreter im Ausschuss den Verwaltungsrat oder die Vertreterversammlung zu veranlassen, das Vorstandsmitglied auf Ersatz des aus der Pflichtverletzung entstandenen Schadens in Anspruch zu nehmen, falls der Verwaltungsrat oder die Vertreterversammlung das Regressverfahren nicht bereits von sich aus eingeleitet hat.

(5) Die Absätze 1 bis 4 gelten auch für die Prüfung der Wirtschaftlichkeit der im Krankenhaus erbrachten ambulanten ärztlichen und belegärztlichen Leistungen.

Auch in § 106 Abs. 4 SGB V wird noch einmal deutlich gemacht, dass „die zuständigen Vorstandsmitglieder der Krankenkassenverbände und Kassenärztlichen Vereinigungen für eine ordnungsgemäße Umsetzung“ der Wirtschaftlichkeitsprüfung haften.

Die Verpflichtung und das Nähere zur Durchführung von Abrechnungsprüfungen ist im § 106d SGB V geregelt. Dementsprechend sind sowohl die Kassenärztlichen Vereinigungen als auch die Krankenkassen für Abrechnungsprüfungen zuständig und zur Durchführung verpflichtet. Zur Abrechnungsprüfung durch die GKV gehört es, das Bestehen und den Umfang ihrer Leistungspflicht sowie die Plausibilität von Art und Umfang der für eine oder einen Versicherten abgerechneten Leistungen in Bezug auf die angegebene Diagnose und jene der ärztlichen Inanspruchnahme zu prüfen.

Darüber hinaus haben anlassbezogen sowohl die KV als auch die GKV ein gegenseitiges Beantragungsrecht zur Durchführung gezielter Prüfungen.

§ 106d Abrechnungsprüfung in der vertragsärztlichen Versorgung (SGB V)

(1) Die Kassenärztlichen Vereinigungen und die Krankenkassen prüfen die Rechtmäßigkeit und Plausibilität der Abrechnungen in der vertragsärztlichen Versorgung.

(2) [1]Die Kassenärztliche Vereinigung stellt die sachliche und rechnerische Richtigkeit der Abrechnungen der an der vertragsärztlichen Versorgung teilnehmenden Ärzte und Einrichtungen fest; dazu gehört auch die arztbezogene Prüfung der Abrechnungen auf Plausibilität, auf Einhaltung der Vorgaben nach § 295 Absatz 4 Satz 3 sowie die Prüfung der abgerechneten Sachkosten. [2]Gegenstand der arztbezogenen Plausibilitätsprüfung ist insbesondere der Umfang der je Tag abgerechneten Leistungen im Hinblick auf den damit verbundenen Zeitaufwand des Arztes; Vertragsärzte und angestellte Ärzte sind entsprechend des jeweiligen Versorgungsauftrages gleich zu behandeln. [3]Bei der Prüfung nach Satz 2 ist ein Zeitrahmen für das pro Tag höchstens abrechenbare Leistungsvolumen zu Grunde zu legen; zusätzlich können Zeitrahmen für die in längeren Zeitperioden höchstens abrechenbaren Leistungsvolumina zu Grunde gelegt werden. [4]Soweit Angaben zum Zeitaufwand nach § 87 Abs. 2 Satz 1 zweiter Halbsatz bestimmt sind, sind diese bei den

Prüfungen nach Satz 2 zu Grunde zu legen. [5]Satz 2 bis 4 gilt nicht für die vertragszahnärztliche Versorgung. [6]Bei den Prüfungen ist von dem jeweils angeforderten Punktzahlvolumen unabhängig von honorarwirksamen Begrenzungsregelungen auszugehen. [7]Soweit es für den jeweiligen Prüfungsgegenstand erforderlich ist, sind die Abrechnungen vorangegangener Abrechnungszeiträume in die Prüfung einzubeziehen. [8]Die Kassenärztliche Vereinigung unterrichtet die in Absatz 5 genannten Verbände der Krankenkassen sowie die Ersatzkassen unverzüglich über die Durchführung der Prüfungen und deren Ergebnisse. [9]Satz 2 gilt auch für Verfahren, die am 31. Dezember 2014 noch nicht rechtskräftig abgeschlossen waren.

(3) [1]Die Krankenkassen prüfen die Abrechnungen der an der vertragsärztlichen Versorgung teilnehmenden Ärzte und Einrichtungen insbesondere hinsichtlich

1. *des Bestehens und des Umfangs ihrer Leistungspflicht,*
2. *der Plausibilität von Art und Umfang der für die Behandlung eines Versicherten abgerechneten Leistungen in Bezug auf die angegebene Diagnose, bei zahnärztlichen Leistungen in Bezug auf die angegebenen Befunde,*
3. *der Plausibilität der Zahl der vom Versicherten in Anspruch genommenen Ärzte, unter Berücksichtigung ihrer Fachgruppenzugehörigkeit.*

[2]Sie unterrichten die Kassenärztlichen Vereinigungen unverzüglich über die Durchführung der Prüfungen und deren Ergebnisse.

(4) [1]Die Krankenkassen oder ihre Verbände können, sofern dazu Veranlassung besteht, gezielte Prüfungen durch die Kassenärztliche Vereinigung nach Absatz 2 beantragen. [2]Die Kassenärztliche Vereinigung kann, sofern dazu Veranlassung besteht, Prüfungen durch die Krankenkassen nach Absatz 3 beantragen. [3]Bei festgestellter Unplausibilität nach Absatz 3 Satz 1 Nr. 2 oder 3 kann die Krankenkasse oder ihr Verband eine Wirtschaftlichkeitsprüfung ärztlicher Leistungen beantragen; dies gilt für die Kassenärztliche Vereinigung bei festgestellter Unplausibilität nach Absatz 2 entsprechend. [4]Wird ein Antrag nach Satz 1 von der Kassenärztlichen Vereinigung nicht innerhalb von sechs Monaten bearbeitet, kann die Krankenkasse einen Betrag in Höhe der sich unter Zugrundelegung des Antrags ergebenden Honorarberichtigung auf die zu zahlende Gesamtvergütung anrechnen.

(5) [1]Die Kassenärztlichen Vereinigungen und die Landesverbände der Krankenkassen und die Ersatzkassen gemeinsam und einheitlich vereinbaren Inhalt und Durchführung der Prüfungen nach den Absätzen 2 bis 4. [2]In den Vereinbarungen sind auch Maßnahmen für den Fall von Verstößen gegen Abrechnungsbestimmungen, einer Überschreitung der Zeitrahmen nach Absatz 2 Satz 3 sowie des Nichtbestehens einer Leistungspflicht der Krankenkassen, soweit dies dem Leistungserbringer bekannt sein musste, vorzusehen. [3]Die Maßnahmen, die aus den Prüfungen nach den Absätzen 2 bis 4 folgen, müssen innerhalb von zwei Jahren ab Erlass des Honorarbescheides festgesetzt werden; § 45 Absatz 2 des Ersten Buches

gilt entsprechend. [4]Der Inhalt der Richtlinien nach Absatz 6 ist Bestandteil der Vereinbarungen.

(6) [1]Die Kassenärztlichen Bundesvereinigungen und der Spitzenverband Bund der Krankenkassen vereinbaren Richtlinien zum Inhalt und zur Durchführung der Prüfungen nach den Absätzen 2 und 3 einschließlich der Voraussetzungen für die Einhaltung der Ausschlussfrist nach Absatz 5 Satz 3 und des Einsatzes eines elektronisch gestützten Regelwerks; die Richtlinien enthalten insbesondere Vorgaben zu den Kriterien nach Absatz 2 Satz 2 und 3. [2]Die Richtlinien sind dem Bundesministerium für Gesundheit vorzulegen. [3]Es kann sie innerhalb von zwei Monaten beanstanden. [4]Kommen die Richtlinien nicht zu Stande oder werden die Beanstandungen des Bundesministeriums für Gesundheit nicht innerhalb einer von ihm gesetzten Frist behoben, kann das Bundesministerium für Gesundheit die Richtlinien erlassen.

(7) § 106 Abs. 4 gilt entsprechend.

Auch für Abrechnungsprüfungen gilt für die KV und für die GKV der Grundsatz der Vorstandshaftung, wenn entsprechende Prüfungen nicht in dem vorgesehenen Umfang oder nicht entsprechend den für ihre Durchführung geltenden Vorgaben durchgeführt werden (§ 106d Abs. 7 SGB V).

Die oben dargestellten gesetzlichen Grundsätze und Vorgaben zur Prüfung gelten für alle medizinischen Leistungen im Bereich der GKV und somit auch für psychotherapeutische Leistungen. Dementsprechend unterliegen auch psychotherapeutische Leistungen dem Wirtschaftlichkeitsgebot und sind somit auch in Bezug auf ihre Wirtschaftlichkeit zu prüfen. Bei Wirtschaftlichkeitsprüfungen nach § 106 SGB V ist zwischen psychotherapeutischen Leistungen, die direkt erbracht werden können, und solchen, die erst nach Antragstellung und Kostenzusage der GKV durchgeführt werden dürfen, zu unterscheiden. Abrechnungsprüfungen nach § 106d SGB V können sowohl bei nichtantragspflichtigen Leistungen als auch bei antrags- und genehmigungspflichtigen Leistungen durchgeführt werden.

2.6.2 Prüfung nicht antragspflichtiger psychotherapeutischer Leistungen

Zu den Leistungen der PT-RL, die nicht antragspflichtig sind, gehören:

1. Psychotherapeutische Sprechstunde
2. Gruppenpsychotherapeutische Grundversorgung
3. Probatorische Sitzungen
4. Psychotherapeutische Akutbehandlung

Bezüglich der vorgenannten Leistungen sind entsprechend der gesetzlichen Vorgaben regelhaft Abrechnungsprüfungen durchzuführen. Des Weiteren sind auch Wirtschaftlichkeitsprüfungen möglich.

Von den Krankenkassen kann bei Abrechnungsprüfungen von nicht antragspflichtigen psychotherapeutischen Leistungen beispielsweise Folgendes geprüft werden:

1. **Psychotherapeutische Sprechstunde**
   a) Einhaltung der Höchstgrenzen gemäß § 11 Abs. 5 PT-RL:
   - Bei Erwachsenen als Einzelbehandlung in Einheiten von mindestens 25 Minuten höchstens sechsmal je Krankheitsfall (insgesamt bis zu 150 Minuten).
   - Bei Kindern und Jugendlichen als Einzelbehandlung in Einheiten von mindestens 25 Minuten höchstens zehnmal je Krankheitsfall (insgesamt bis zu 250 Minuten).

2. **Gruppenpsychotherapeutische Grundversorgung**
   a) Einhaltung der Höchstgrenzen gemäß § 11a Abs. 3 PT-RL:
   - Bei Erwachsenen, Kindern und Jugendlichen als Gruppenbehandlung in Einheiten von jeweils 100 Minuten bis zu viermal je Krankheitsfall oder in Einheiten von jeweils 50 Minuten Dauer bis zu achtmal je Krankheitsfall (insgesamt bis zu 400 Minuten).
   - Bei Kindern und Jugendlichen oder bei Menschen mit einer geistigen Behinderung und mit Einbeziehung von relevanten Bezugspersonen bis zu 100 Minuten je Krankheitsfall zusätzlich (insgesamt bis zu 500 Minuten).

3. **Probatorische Sitzungen**
   a) Einhaltung der Mindest- und Höchstgrenzen gemäß § 12 Abs. 3 PT-RL:
   - Bei Erwachsenen mindestens zwei und höchstens vier probatorische Sitzungen; im Einzelsetting von 50 Minuten Dauer, im Gruppensetting von 100 Minuten Dauer oder in Einheiten von 50 Minuten Dauer mit entsprechender Vermehrung der Gesamtsitzungszahl.
   - Bei Kindern und Jugendlichen oder bei Menschen mit einer geistigen Behinderung mindestens zwei und höchstens sechs probatorische Sitzungen; im Einzelsetting von 50 Minuten Dauer, im Gruppensetting von 100 Minuten Dauer oder in Einheiten von 50 Minuten Dauer mit entsprechender Vermehrung der Gesamtsitzungszahl.

   b) Einhaltung der Settingvorgaben gemäß § 12 Abs. 4 PT-RL:
   - Bei sich anschließender Einzeltherapie: Durchführung im Einzelsetting.
   - Bei sich anschließender Gruppentherapie oder bei Kombinationsbehandlung aus Einzel- und Gruppentherapie: Durchführung mindestens einer probatorischen Sitzung im Einzelsetting, Durchführung der restlichen probatorischen Sitzungen im Gruppensetting möglich.
     Ausnahme hiervon: wenn bei derselben Psychotherapeutin oder demselben Psychotherapeuten keine Psychotherapeutische Sprechstunde von mindestens 50 Minuten Dauer durchgeführt wurde, müssen mindestens zwei probatorische Sitzungen im Einzelsetting durchgeführt werden

c) Einhaltung des Erfordernisses zur vorherigen Durchführung von mindestens 50 Minuten Sprechstunden gemäß § 11 Abs. 5 PT-RL.
d) Einhaltung des vorgegebenen Zeitraums für die Erbringung von Psychotherapeutischen Sprechstunden gemäß § 14 Abs. 2 PT-V.
e) Erbringung im Quartal der ersten Behandlung und/oder in den drei vorherigen Quartalen insgesamt mindestens 50 Minuten.
f) Vorliegen von Ausnahmetatbeständen gemäß § 11 Abs. 7 PT-RL, wenn keine Psychotherapeutische Sprechstunde erbracht wurde:
   - Therapeutenwechsel nach der Psychotherapeutischen Sprechstunde; Therapeutenwechsel im Rahmen einer laufenden Therapie; stationäre Krankenhausbehandlung nach § 39 SGB V mit Entlassungsdiagnose nach § 27 PT-RL; rehabilitative Behandlung nach § 40 SGB V mit Entlassungsdiagnose nach § 27 PT-RL.

4. Psychotherapeutische Akutbehandlung

a) Einhaltung der Höchstgrenze gemäß § 13 Abs. 2 PT-RL: Einzeltherapie in Einheiten von mindestens 25 Minuten bis zu 24 mal je Krankheitsfall (insgesamt bis zu 600 Minuten); gegebenenfalls unter Einbeziehung von relevanten Bezugspersonen gemäß § 9 PT-RL. Dazu können bei der Psychotherapeutischen Akutbehandlung von Kindern und Jugendlichen oder von Menschen mit geistiger Behinderung nach § 18 Abs. 2 und 8 PT-V Einheiten im Verhältnis 1:4 hinzugezählt werden.
b) Einhaltung der Anzeigepflicht gemäß § 13 Abs. 3 PT-RL und des vorgegeben Zeitraums gemäß § 15 Abs. 1 PT-V: Anzeige der Psychotherapeutischen Akutbehandlung spätestens mit ihrem Beginn.
c) Vollständigkeit der Anzeige: Mitteilung der erforderlichen Inhalte gemäß § 33 PT-RL auf Formular PTV 12 gemäß § 15 Abs. 1 PT-V.
d) Einhaltung des Erfordernisses zur vorherigen Durchführung von mindestens 50 Minuten Sprechstunde gemäß § 11 Abs. 5 PT-RL.
e) Einhaltung des vorgegebenen Zeitraums für die Erbringung von Psychotherapeutischen Sprechstunden gemäß § 14 Abs. 3 PT-V:
   - Erbringung im Quartal der ersten Behandlung und/oder in den drei vorherigen Quartalen insgesamt mindestens 50 Minuten.

f) Vorliegen von Ausnahmetatbeständen gemäß § 11 Abs. 7 PT-RL wenn keine Psychotherapeutische Sprechstunde erbracht wurde:
   - Therapeutenwechsel nach der Psychotherapeutischen Sprechstunde; Therapeutenwechsel im Rahmen einer laufenden Therapie; stationäre Krankenhausbehandlung nach § 39 SGB V mit Entlassungsdiagnose nach § 27 PT-RL; rehabilitative Behandlung nach § 40 SGB V mit Entlassungsdiagnose nach § 27 PT-RL.

2.6.3 Prüfung antragspflichtiger psychotherapeutischer Leistungen

Der überwiegende Anteil der psychotherapeutischen Leistungen der PT-RL ist antrags- und genehmigungspflichtig:

a) Kurzzeittherapie 1 (KZT 1)
b) Kurzzeittherapie 2 (KZT 2)
c) Langzeittherapie (LZT) (Erstantrag oder Umwandlung)
d) Langzeittherapie (LZT) (Fortführungsantrag bzw. -anträge)
e) Rezidivprophylaxe

Gemäß der Regelung in der PT-V stellt das Antrags- und Genehmigungsverfahren eine vorgezogene Wirtschaftlichkeitsprüfung dar. Dementsprechend wird bei bewilligten Psychotherapien keine Wirtschaftlichkeitsprüfung nach § 106 SGB V durchgeführt.

§ 13 Entscheidung zur Leistungspflicht (PT-V)

(7) Bestätigt die Krankenkasse ihre Leistungspflicht für Psychotherapie aufgrund eines Antragsverfahrens, wird eine zusätzliche Wirtschaftlichkeitsprüfung für die bewilligte Psychotherapie nicht durchgeführt.

Die Verpflichtung zur Durchführung von Abrechnungsprüfungen gemäß § 106d SGB V bleibt hiervon unberührt.

Bei antragspflichtigen Leistungen werden die Anträge nach Eingang von der Krankenkasse zunächst dahingehend geprüft, ob ein gültiges Versicherungsverhältnis besteht und ob die Unterlagen sowie die Angaben von Patientin oder Patient und von Psychotherapeutin oder Psychotherapeut vollständig sind. Des Weiteren kann von den Krankenkassen bei Anträgen auf Richtlinientherapie nach § 15 PT-RL beispielsweise Folgendes geprüft werden:

- Hat die Patientin oder der Patient der Weitergabe der Daten durch die Psychotherapeutin oder den Psychotherapeuten zugestimmt?
- Liegt eine Abrechnungsgenehmigung der zuständigen KV vor? Es kommt immer wieder zu Fällen, in denen Leistungserbringerinnen oder Leistungserbringer Formulare der vertragsärztlichen Versorgung nutzen, obwohl sie nicht über eine Zulassung zur vertragsärztlichen Versorgung verfügen. Dieser Aspekt wird daher auch in diesem Kontext geprüft und bei Zuwiderhandeln teilweise von den Krankenkassen strafrechtlich verfolgt.
- Hat eine Psychotherapeutin oder ein Psychotherapeut eine Abrechnungsgenehmigung der zuständigen KV für Gruppentherapien?
- Hat eine Psychotherapeutin oder ein Psychotherapeut eine Abrechnungsgenehmigung der zuständigen KV für die Behandlung von Kindern und Jugendlichen?

- Überschreitet die Patientin oder der Patient im Rahmen einer Psychotherapie bei Jugendlichen die Altersgrenze (Vollendung des 21. Lebensjahres)?
- Ist bei Erwachsenentherapien bei Patientin oder Patient das 18. Lebensjahr vollendet?
- Liegt eine Diagnose gemäß § 27 PT-RL vor?
- Wurde eine Psychotherapeutische Sprechstunde (mindestens 50 Minuten Dauer) erbracht oder bestehen Ausnahmetatbestände?
- Wurde vor dem jetzigen Antrag in den letzten zwei Jahren bereits eine ambulante psychotherapeutische Behandlung durchgeführt? Gemäß § 11 Abs. 5 Satz 7 PT-V fallen unter die Zwei-Jahres-Regelung ausschließlich antragspflichtige Therapien.
- Wurde bereits eine probatorische Sitzung erbracht und ist eine zweite probatorische Sitzung terminiert?
- Wurden die Settingvorgaben für probatorische Sitzungen gemäß § 12 Abs. 4 PT-RL eingehalten?
- Entsprechen die genehmigten Therapieeinheiten den Vorgaben der PT-RL und PT-V (auch hinsichtlich der Bezugspersonen)?
- Wurden bereits Stunden der Psychotherapeutischen Akutbehandlung oder KZT 1 und KZT 2 bei derselben Psychotherapeutin oder demselben Psychotherapeuten erbracht, die angerechnet werden müssen?

Bei Langzeittherapien, die als Einzelbehandlung oder als Kombinationsbehandlung mit überwiegender Einzeltherapie durchgeführt werden, wird von den Krankenkassen neben der dargestellten Prüfung für die Bescheidung die Empfehlung der Gutachterin oder des Gutachters hinzugezogen.

Nach Abschluss der Behandlung überprüfen die Krankenkassen, ob die abgerechneten Leistungen mit den beantragten Leistungen übereinstimmen und ob die formalen Voraussetzungen zur Leistungserbringung erfüllt sind. Die folgenden Punkte werden beispielsweise in der Abrechnungsprüfung geprüft:

- Wurden Stunden vor der Genehmigung abgerechnet?
- Wurden die beantragten Stundenzahlen überschritten?
- Hat eine andere Psychotherapeutin oder ein anderer Psychotherapeut Stunden abgerechnet?
- Entsprach die durchgeführte Therapieform dem Antrag?
- Wurde die Beendigung der Richtlinientherapie angezeigt?

Bei der Rezidivprophylaxe kann beispielsweise Folgendes geprüft werden:

- Liegt eine Beendigungsanzeige der vorausgegangenen Richtlinientherapie vor?
- Entspricht die Anzahl der erbrachten Stunden der Rezidivprophylaxe den Regelungen in der PT-RL zur Rezidivprophylaxe?
- Wurde der Zeitraum von zwei Jahren ab Beendigung der Richtlinientherapie bei der Rezidivprophylaxe eingehalten?

- Hat neben der Rezidivprophylaxe parallel eine psychotherapeutische Behandlung stattgefunden?

2.7 Datenaustausch

Schweigepflicht und Datenschutz sind von hoher Bedeutung im Gesundheitsbereich. Ein Verstoß dagegen kann strafrechtliche, berufsrechtliche und datenschutzrechtliche Konsequenzen mit sich bringen. Während die berufsrechtlichen und strafrechtlichen Vorgaben seit Jahren etabliert sind, hat sich das Datenschutzrecht seit Inkrafttreten der europäischen Datenschutz-Grundverordnung (DSGVO) am 24. Mai 2018 erheblich weiterentwickelt. Die DSGVO und die ergänzenden nationalen Regelungen im Bundesdatenschutzgesetz (BDSG) regeln die Rechtsgrundlagen der Datenverarbeitung, die Rechte der Betroffenen und die Pflichten der Verantwortlichen. Die Rechte der Patientinnen und Patienten sind durch Informations- und Transparenzpflichten der Leistungserbringerinnen und Leistungserbringer gestärkt worden.

Personenbezogene Daten dürfen nur in dem Umfang verarbeitet werden, wie dies zur Erfüllung gesetzlicher Verpflichtungen und zur Erreichung des Vertragszwecks erforderlich ist. In der PT-V wird dieser Vorgabe mit § 26 Rechnung getragen. Dieser Paragraph stellt die Rechtsgrundlage für personenbezogene Angaben bei Anzeige oder Antrag einer psychotherapeutischen Leistung dar, zu deren Übermittlung die Versicherten nach den §§ 60 bis 66 SGB I (Mitwirkungspflichten) verpflichtet sind. Um den Grundsätzen von Transparenz und Datensparsamkeit gerecht zu werden, ist konkret geregelt worden, in welchem Verfahren welche Angaben erforderlich sind. Damit ist im Verhältnis Krankenkassen, Patientin oder Patient, Gutachterin oder Gutachter und Psychotherapeutin oder Psychotherapeut der Datenaustausch datenschutzkonform geregelt worden (§ 26 PT-V).

3 Die psychotherapeutischen Versorgungsangebote

Die Regelungen der PT-RL und der PT-V gelten für gesetzlich Krankenversicherte aller Altersgruppen. In diesem Praxishandbuch werden sie thematisch geordnet in einzelnen Kapiteln dargestellt. Es werden Leistungen und Änderungen bestehender Leistungen der PT-RL ebenso wie die Verpflichtungen der Psychotherapeutinnen und Psychotherapeuten beschrieben. Dieses Kapitel gibt einen Überblick über die psychotherapeutischen Versorgungsangebote, die zulasten der Gesetzlichen Krankenversicherung erbracht werden können, und verweist auf relevante Aspekte der PT-RL und PT-V. Die Besonderheiten bei der Behandlung von Kindern und Jugendlichen werden im fünften Kapitel ausführlich dargestellt.

In § 1 PT-RL ist festgelegt, welche psychotherapeutischen Leistungen auf Kosten der gesetzlichen Krankenkassen erbracht werden können und welche Maßnahmen nicht Bestandteil der Psychotherapie nach dieser Richtlinie sind[23].

§ 1 Psychotherapie als Leistung der GKV (PT-RL)

(1) [...] [2]Psychotherapeutische Leistungen können von Psychotherapeutinnen und Psychotherapeuten nach Absatz 2 im Rahmen dieser Richtlinie erbracht werden, soweit und solange eine seelische Krankheit (siehe § 2) vorliegt. [3]Als Richtlinientherapie im engeren Sinne gelten die Psychotherapieverfahren nach § 15. [4]Psychotherapeutische Sprechstunden nach § 11, Gruppenpsychotherapeutische Grundversorgung nach § 11a, Probatorische Sitzungen nach § 12, Psychotherapeutische Akutbehandlung nach § 13 und die Psychosomatische Grundversorgung nach Abschnitt C werden nicht der Richtlinientherapie zugerechnet.

(5) [1]Psychotherapie ist keine Leistung der GKV und gehört nicht zur vertragsärztlichen Versorgung, wenn sie nicht dazu dient, eine Krankheit zu erkennen, zu heilen, ihre Verschlimmerung zu verhüten oder Krankheitsbeschwerden zu lindern. [2]Dies gilt ebenso für Maßnahmen, die ausschließlich zur beruflichen Anpassung oder zur Berufsförderung bestimmt sind, für Erziehungsberatung, Paar- und Familienberatung, Sexualberatung, körperbezogene Therapieverfahren, darstellende Gestaltungstherapie sowie heilpädagogische oder ähnliche Maßnahmen.

(6) Die ärztliche Beratung über vorbeugende und diätetische Maßnahmen wie auch die Erläuterungen und Empfehlungen von übenden, therapiefördernden Begleitmaßnahmen sind ebenfalls nicht Psychotherapie und sind auch nicht Bestandteil der psychosomatischen Grundversorgung.

23 Textstellen der PT-RL sind durch ein dunkleres Blau, Textstellen der PT-V durch ein helleres Blau hervorgehoben. Textstellen der TrG der Beschlüsse des G-BA sind durch Kursivierung verdeutlicht.

(7) Psychotherapieverfahren, -methoden und -techniken, die den in den §§ 1 bis 10 und Abschnitt C genannten Erfordernissen nicht entsprechen, oder therapeutisch nicht hinreichend erprobt und wissenschaftlich begründet wurden, sind nicht Bestandteil der vertragsärztlichen Versorgung

Die folgende Abbildung stellt das Versorgungsangebot und die jeweils notwendigen formalen Schritte im Überblick dar:

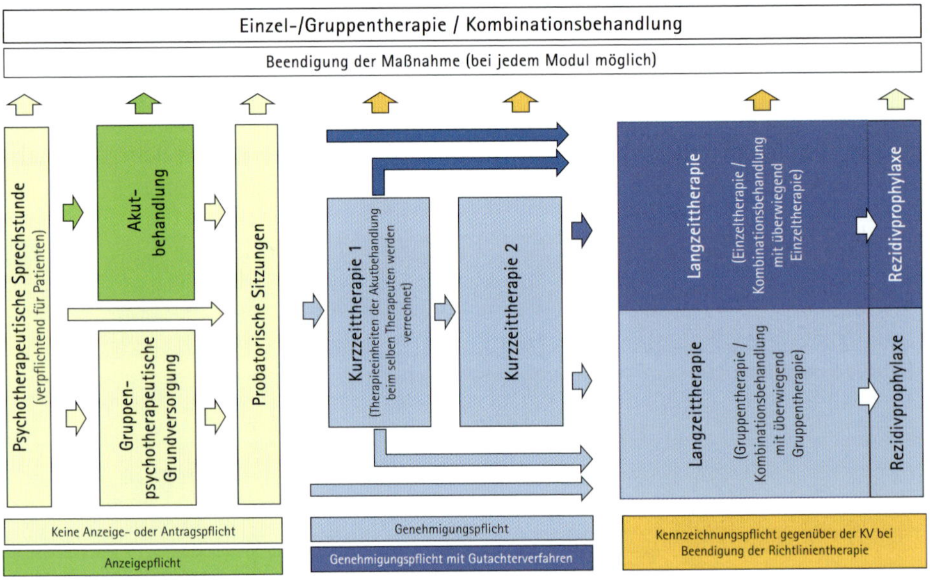

Abb. 1: Ablaufschema der psychotherapeutischen Behandlung

Quelle: Eigene Darstellung auf Basis der Psychotherapie-Richtlinie.

Der „Einstieg“ beginnt in der Regel mit der obligatorischen Psychotherapeutischen Sprechstunde. Sofern sich aus dieser Psychotherapeutischen Sprechstunde ein weiterer Behandlungsbedarf ergibt, steht – je nach Bedarf – entweder die Psychotherapeutische Akutbehandlung oder zur Vorbereitung einer Richtlinientherapie im Gruppensetting die Gruppenpsychotherapeutische Grundversorgung zur Verfügung. Daran kann sich eine Richtlinientherapie anschließen. Diese Leistungen setzen eine Mindestanzahl von zwei probatorischen Sitzungen voraus. Ist eine Richtlinientherapie erforderlich, kann – je nach Bedarf – die Entscheidung für eine Kurzzeit- oder eine Langzeittherapie als Einzel-, Gruppen- oder Kombinationsbehandlung getroffen werden. An eine Langzeittherapie kann sich bei Bedarf eine Rezidivprophylaxe anschließen.

Für die Leistungen gemäß PT-RL gelten die Grundsätze der vertragsärztlichen Versorgung in der GKV zur „Notwendigkeit, Zweckmäßigkeit und Wirtschaftlichkeit“ der Behandlung (§ 1 Abs. 4 PT-V).

Es ist auch festgelegt, dass die in der PT-RL definierten Leistungen grundsätzlich in den Praxisräumen einer Psychotherapeutin oder eines Psychotherapeuten erbracht werden sollen (§ 1 Abs. 5 PT-V), die den zuständigen KVen gemeldet sind. Außerhalb der Praxisräume ist Psychotherapie nur bei der Anwendung von besonderen Methoden der Psychotherapieverfahren nach § 15 PT-RL, nur im persönlichen Kontakt zwischen Patientin bzw. Patient und Psychotherapeutin bzw. Psychotherapeut (§ 1 Abs. 5 PT-V) und bei Videositzungen (§ 21 PT-V) möglich.

§ 1 Gegenstand und Allgemeine Bestimmungen (PT-V)

(4) Für die Leistungen gemäß Psychotherapie-Richtlinie einschließlich der psychologischen Testverfahren und für die psychosomatische Grundversorgung gelten die Grundsätze der Notwendigkeit, Zweckmäßigkeit und Wirtschaftlichkeit der Behandlung, auch hinsichtlich ihres Umfanges, gemäß § 12 SGB V (Wirtschaftlichkeitsgebot).

(5) Leistungen nach der Psychotherapie-Richtlinie in der vertragsärztlichen Versorgung finden grundsätzlich im unmittelbaren persönlichen Kontakt statt und werden grundsätzlich in den Praxisräumen der Psychotherapeutin oder des Psychotherapeuten erbracht.

§ 17 Ablauf der Behandlung (PT-V)

(3) Die Anwendung von besonderen Methoden der Psychotherapieverfahren nach § 15 der Psychotherapie-Richtlinie außerhalb der Praxisräume der Psychotherapeutin oder des Psychotherapeuten ist in der vertragsärztlichen Versorgung nur im unmittelbaren persönlichen Kontakt der Versicherten oder des Versicherten mit der Psychotherapeutin oder dem Psychotherapeuten zulässig.

3.1 Psychotherapeutische Sprechstunde

Das Wichtigste in Kürze

Die Psychotherapeutische Sprechstunde

- soll für Patientinnen und Patienten einen zeitnahen Zugang zur psychotherapeutischen Versorgung ermöglichen,
- ist von Psychotherapeutinnen und Psychotherapeuten verpflichtend regelmäßig anzubieten:
  - bei vollem Versorgungsauftrag mindestens 100 Minuten. pro Woche,
  - bei hälftigem Versorgungsauftrag mindestens 50 Minuten pro Woche,

- umfasst bei Erwachsenen maximal 6 x 25 Minuten je Krankheitsfall, bei Kindern und Jugendlichen sowie Menschen mit geistiger Behinderung maximal 10 x 25 Minuten je Krankheitsfall. Davon können bei Kindern und Jugendlichen sowie Menschen mit einer geistigen Behinderung bis zu 100 Minuten mit relevanten Bezugspersonen ohne Anwesenheit der Patientin oder des Patienten durchgeführt werden,
- ist vor der Inanspruchnahme weiterer Leistungen der PT-RL im Umfang von insgesamt mindestens 50 Minuten (entweder 1 x 50 Minuten oder 2 x 25 Minuten) wahrzunehmen,
- kann auch per Videositzung durchgeführt werden; mindestens 50 Minuten der Sprechstunden finden grundsätzlich im persönlichen Kontakt statt,
- erfordert keinen Konsiliarbericht.

Der Gesetzgeber hat bei der Einführung der Psychotherapeutischen Sprechstunden die damit verbundene Erwartung folgendermaßen formuliert:

„*Diese sollen für Patientinnen und Patienten mit psychischen Störungen einen zeitnahen Zugang zum Psychotherapeuten schaffen. Ziel dieser Sprechstunden ist es insbesondere, zeitnah ein Erstgespräch, eine kurzfristige Abklärung eines psychotherapeutischen Behandlungsbedarfs und eine individuelle Beratung über verschiedene Versorgungsangebote zu ermöglichen. Dies dient der Verringerung von Wartezeiten auf eine notwendige psychotherapeutische Behandlung.*“[24]

§ 11 Psychotherapeutische Sprechstunde (PT-RL)

(1) [1]Patientinnen und Patienten haben einen Anspruch auf eine psychotherapeutische Sprechstunde (Sprechstunde) als zeitnahen niedrigschwelligen Zugang zur ambulanten psychotherapeutischen Versorgung. [2]Die Sprechstunde dient der Abklärung, ob ein Verdacht auf eine krankheitswertige Störung vorliegt und weitere fachspezifische Hilfen im System der Gesetzlichen Krankenversicherung notwendig sind. [3]Vor einer Behandlung gemäß den §§ 12, 13 und 15 haben Patientinnen und Patienten eine psychotherapeutische Sprechstunde in Anspruch zu nehmen; dies gilt nicht in den in Absatz 7 bestimmten Fällen. [4]Übergangsweise werden die Regelungen in Satz 3 sowie in Absatz 7 bis zum 31. März 2018 ausgesetzt.

(15) Sprechstunden sind keine Richtlinientherapie und werden nicht auf die Therapiekontingente angerechnet.

Um Patientinnen und Patienten einen zeitnahen Zugang zur psychotherapeutischen Versorgung zu ermöglichen, sind Psychotherapeutinnen und Psychothera-

24 BT-Drs. 18/5123, S. 127.

peuten verpflichtet, wöchentlich ein Mindestangebot an Psychotherapeutischen Sprechstunden bereitzustellen. Bei einem vollen Versorgungsauftrag sind dies i. d. R. mindestens 100 Minuten, bei einem hälftigen Versorgungsauftrag mindestens 50 Minuten. Zur Information der Patientinnen und Patienten müssen Psychotherapeutinnen und Psychotherapeuten ihr Sprechstundenangebot sowie ihre Erreichbarkeit der Kassenärztlichen Bundesvereinigung mitteilen.

§ 11 Psychotherapeutische Sprechstunde (PT-RL)

(2) [1]Die Psychotherapeutin oder der Psychotherapeut teilen ihr Sprechstundenangebot sowie ihre Erreichbarkeit der zuständigen Kassenärztlichen Vereinigung zur Information der Patientinnen oder Patienten mit. [...]

(13) Psychotherapeutinnen oder Psychotherapeuten haben pro Woche bei einem vollen Versorgungsauftrag in der Regel mindestens 100 Minuten und bei einem hälftigen Versorgungsauftrag in der Regel mindestens 50 Minuten für die Sprechstunde zur Verfügung zu stellen; Abweichungen von dieser Mindestvorgabe können die Kassenärztlichen Vereinigungen in Abhängigkeit von der Versorgungssituation regeln.

3.1.1 Ziele, Umfang und Art des psychotherapeutischen Sprechstundenangebotes

Die Psychotherapeutische Sprechstunde wurde im Zuge der Strukturreform der ambulanten Psychotherapie im Jahr 2017 eingeführt, um Patientinnen und Patienten einen zeitnahen Zugang zu einer psychotherapeutischen Versorgung zu ermöglichen. Im Rahmen der Sprechstunden soll zeitnah abgeklärt werden, ob eine krankheitswertige psychische Störung vorliegt und ob eine weiterführende psychotherapeutische Behandlung im Rahmen der Gesetzlichen Krankenversicherung erforderlich ist.

§ 11 Psychotherapeutische Sprechstunde (PT-RL)

(9) Die Psychotherapeutin oder der Psychotherapeut nach Absatz 13 klärt im Rahmen der Sprechstunden auch, ob eine behandlungsbedürftige Erkrankung gemäß § 27 vorliegt.

Bei Verdacht auf eine psychische Erkrankung erfolgt in der Psychotherapeutischen Sprechstunde eine orientierende diagnostische Abklärung und, sofern erforderlich, eine differenzialdiagnostische Abklärung gemäß § 10 PT-RL. Zusätzlich kann bereits eine kurze psychotherapeutische Intervention erfolgen (vgl. Kap. 1.6).

§ 11 Psychotherapeutische Sprechstunde (PT-RL)

(3) [1]Bei Verdacht auf eine seelische Krankheit findet im Rahmen der Sprechstunde eine ODA und, sofern erforderlich, eine DDA nach § 10 Absatz 2 statt. [2]Dabei sollen auch eine Beratung, Information, Klärung des individuellen Behandlungsbedarfs, eine erste Diagnosestellung und dementsprechende Behandlungsempfehlungen sowie, sofern erforderlich, eine kurze psychotherapeutische Intervention erfolgen. [3]Darüber hinaus sollen der Patientin oder dem Patienten, sofern erforderlich, Hinweise auf andere Hilfemöglichkeiten gegeben werden.

Die organisatorische Ausgestaltung des Sprechstundenangebots, d. h., ob es sich um das Angebot einer „offenen" oder einer „Bestell"-Sprechstunde handelt, ist der jeweiligen psychotherapeutischen Praxis überlassen.

§ 11 Psychotherapeutische Sprechstunde (PT-RL)

(4) Sprechstunden können entweder als offene Sprechstunde oder als Sprechstunde mit Terminvergabe durchgeführt werden; die Organisation der Sprechstunde bleibt der Psychotherapeutin oder dem Psychotherapeuten überlassen.

Psychotherapeutische Sprechstunden finden grundsätzlich im persönlichen Gespräch in den Praxisräumen statt; sie können darüber hinaus per Videositzung durchgeführt werden, sofern der unmittelbare persönliche Kontakt nicht erforderlich ist (vgl. § 21 PT-V, vgl. Kapitel 6).

§ 11 Psychotherapeutische Sprechstunde (PT-RL)

(6) [1]Sprechstunden finden im persönlichen Kontakt der Patientin oder des Patienten mit den Psychotherapeutinnen und Psychotherapeuten statt. [2]Bei Kindern und Jugendlichen kann die Sprechstunde bis zu 100 Minuten auch mit relevanten Bezugspersonen ohne Anwesenheit des Kindes oder Jugendlichen stattfinden. [3]Satz 2 gilt entsprechend für die Behandlung von Menschen mit einer geistigen Behinderung.

Die Psychotherapeutische Sprechstunde umfasst neben der diagnostischen Abklärung auch die Information über geeignete Behandlungsmöglichkeiten gemäß der PT-RL sowie über mögliche alternative Unterstützungsmöglichkeiten, beispielsweise durch Beratungsstellen, Selbsthilfegruppen oder gemeindepsychiatrische Dienste.

§ 11 Psychotherapeutische Sprechstunde (PT-RL)

(10) [1]Sofern eine Behandlung nach § 15 indiziert ist, informiert die Psychotherapeutin oder der Psychotherapeut über die unterschiedlichen Verfahren und Anwendungsformen gemäß § 15 und den Ablauf einer Psychotherapie, um bei der Entscheidungsfindung zu unterstützen. [2]Falls keine Psychotherapie indiziert ist, wird bei Bedarf über Alternativen informiert.

Psychotherapeutische Sprechstunden sind ausschließlich im Einzelsetting durchführbar. Hierfür stehen bei Erwachsenen im Krankheitsfall bis zu sechs Einheiten à 25 Minuten, bei Kindern und Jugendlichen sowie Menschen mit geistiger Behinderung bis zu zehn Einheiten à 25 Minuten zur Verfügung.

Für eine weiterführende Behandlung in Form einer Gruppenpsychotherapeutischen Grundversorgung, von probatorischen Sitzungen, einer Psychotherapeutischen Akutbehandlung oder einer Richtlinientherapie müssen Sprechstunden im Umfang von insgesamt mindestens 50 Minuten Dauer durchgeführt werden. Hierfür ist es nicht erforderlich, dass die Sprechstunden von derselben Psychotherapeutin oder demselben Psychotherapeuten erbracht werden, die oder der die Anschlussbehandlung durchführt.

§ 11 Psychotherapeutische Sprechstunde (PT-RL)

(5) [1]Die Sprechstunde kann als Einzelbehandlung bei Erwachsenen in Einheiten von mindestens 25 Minuten höchstens sechsmal je Krankheitsfall (insgesamt bis zu 150 Minuten) durchgeführt werden; bei Kindern und Jugendlichen als Einzelbehandlung in Einheiten von mindestens 25 Minuten höchstens zehnmal je Krankheitsfall (insgesamt bis zu 250 Minuten). [2]Der 2. Halbsatz gilt entsprechend für die Behandlung von Menschen mit einer geistigen Behinderung. [3]Voraussetzung für eine weitergehende Behandlung nach den §§ 11a, 12, 13 und 15 ist eine Sprechstunde von mindestens 50 Minuten Dauer.

(12) Im Falle einer sich anschließenden Behandlung nach den §§ 11a, 12, 13 und 15 ist es nicht erforderlich, dass die Sprechstunde oder die Sprechstunden von der Psychotherapeutin oder dem Psychotherapeuten erbracht wurden, der die Therapie durchführt.

Die Psychotherapeutin oder der Psychotherapeut kann – unabhängig von den Vorschriften zur Wahrnehmung einer Sprechstunde vor einer psychotherapeutischen Behandlung für die Patientinnen und Patienten – bei jeder neuen Patientin oder jedem neuen Patienten die Sprechstunde durchführen, wenn sie oder er es fachlich für geboten hält. Die in § 11 Abs. 5 PT-RL genannten 25-Minuten-Einheiten können je nach Bedarf zusammengefügt oder verteilt werden, auch quartalsübergreifend im Krankheitsfall.

Die Durchführung von Sprechstunden nach probatorischen Sitzungen ist in der Regel fachlich nicht begründet, da davon ausgegangen werden kann, dass in den probatorischen Sitzungen und der üblicherweise vorausgegangenen Sprechstunde eine Abklärung bereits erfolgt ist. Denkbar ist jedoch der Ausnahmefall, dass eine Patientin oder ein Patient, bei der oder bei dem nach den probatorischen Sitzungen zunächst kein weiterer Behandlungsbedarf festgestellt wurde, sich nach einiger Zeit wieder bei derselben Psychotherapeutin oder demselben Psychotherapeuten meldet. Zur erneuten Abklärung, ob ein Behandlungsbedarf besteht oder Alternativen empfohlen werden sollen, kann eine weitere Sprechstunde sinnvoll sein, wobei auf die Einhaltung der krankheitsfallbezogenen Kontingente geachtet werden muss. Einige KVen verlangen in diesen Fällen eine kurze Begründung in der Abrechnung. Diese Vorgehensweise entspricht auch einem Rundschreiben der KBV an die KVen vom 26.9.2017 (Information der KBV 197/2017). Danach wird die Durchführung von Psychotherapeutischen Sprechstunden im Anschluss an probatorische Sitzungen aus Sicht der KBV als grundsätzlich nicht im Sinne der PT-RL bezeichnet. Da diese Konstellation aber weder im EBM noch in der PT-RL explizit ausgeschlossen wurde, sei diese Abrechnungsreihenfolge in begründeten Ausnahmefällen möglich. Eine Begründung in der Abrechnung könnte zum Beispiel lauten: „Abklärung des weiteren Behandlungsbedarfs“ o. ä., der an dieser Stelle aber näher ausgeführt werden müsste. Hierbei sollte auch berücksichtigt werden, dass die Psychotherapeutische Sprechstunden und die Probatorik der Wirtschaftlichkeitsprüfung durch die gesetzlichen Krankenkassen unterliegen, da für diese Leistungen kein Antrag gestellt werden muss.

Ein ärztlicher Konsiliarbericht als Voraussetzung zur Durchführung der Psychotherapeutischen Sprechstunde ist nicht erforderlich. Zeichnet sich während der Psychotherapeutischen Sprechstunde die Indikation für eine psychotherapeutische Behandlung ab, so sollte rechtzeitig eine dazu berechtigte Vertragsärztin oder ein dazu berechtigter Vertragsarzt um den Konsiliarbericht gebeten werden, um einen zeitnahen Behandlungsbeginn zu ermöglichen (zur Frage, wann ein Konsiliarbericht spätestens vorliegen muss, s. Kapitel 2.4 zum Konsiliarverfahren).

§ 11 Psychotherapeutische Sprechstunde (PT-RL)

(8) Konsiliarbericht oder unmittelbar vorausgegangene somatische Abklärung sind nicht obligatorisch zur Inanspruchnahme der Sprechstunde.

(11) Vor Beginn einer Richtlinientherapie wird von der Psychotherapeutin oder dem Psychotherapeuten eine Abklärung einer somatischen Erkrankung eingeholt.

3.1.2 Ausnahmen von der Verpflichtung der Patientinnen und Patienten zur Wahrnehmung der Sprechstunde

Die Psychotherapeutische Sprechstunde kann bei jeder zugelassenen Psychotherapeutin oder jedem zugelassenen Psychotherapeuten erfolgen. Eine sich ggf. anschließende weiterführende psychotherapeutische Behandlung im Sinne der PT-RL kann auch bei einer anderen Psychotherapeutin oder einem anderen Psychotherapeuten erfolgen. Die in § 11 Abs. 7 PT-RL aufgeführten Ausnahmen wurden in den TrG des Beschlusses des G-BA vom 16.06.2016 folgendermaßen erläutert:

„Im Rahmen der erfolgten ambulanten bzw. stationären oder rehabilitativen Vorbehandlung ist der psychotherapeutische Behandlungsbedarf hinreichend festgestellt und die Patientin bzw. der Patient über die Behandlungserfordernisse und -möglichkeiten informiert worden. Ansonsten ist die Durchführung einer Sprechstunde vor einer psychotherapeutischen Behandlung verpflichtend.“

Die PT-RL gibt keinen zeitlichen Abstand zwischen einer ambulanten, stationären oder rehabilitativen Vorbehandlung und einer erneuten psychotherapeutischen Behandlung an. Es erscheint sachgerecht, dass eine erneute Abklärung im Rahmen der Psychotherapeutischen Sprechstunde nicht erforderlich ist, wenn nach der Vorbehandlung der Zeitraum liegt, der für den Krankheitsfall definiert ist (Zeitraum des Quartals, in dem die Vorbehandlung beendet wurde und drei darauffolgende Quartale).

§ 11 Psychotherapeutische Sprechstunde (PT-RL)

(7) Sofern ein Therapeutenwechsel nach der Sprechstunde oder im Rahmen einer laufenden Therapie stattgefunden hat oder eine Patientin oder ein Patient aus stationärer Krankenhausbehandlung nach § 39 SGB V oder rehabilitativer Behandlung nach § 40 Absatz 1 oder 2 SGB V aufgrund einer Diagnose nach § 27 entlassen wurde, können die Gruppenpsychotherapeutische Grundversorgung nach § 11a, probatorische Sitzungen nach § 12 und die Akutbehandlung nach § 13 ohne Sprechstunde beginnen.

Wenn eine Patientin oder ein Patient im Laufe der Psychotherapeutischen Sprechstunde oder einer psychotherapeutischen Behandlung die Psychotherapeutin oder den Psychotherapeuten wechselt, ist eine erneute Psychotherapeutische Sprechstunde nicht erforderlich, gleichwohl aber möglich. Dasselbe gilt auch für die Wiederaufnahme einer psychotherapeutischen Behandlung (Gruppenpsychotherapeutische Grundversorgung, Psychotherapeutische Akutbehandlung oder Richtlinientherapie) bei derselben Psychotherapeutin oder demselben Psychotherapeuten. Auch hier kann zur Abklärung der Erforderlichkeit der Wiederaufnahme der Behandlung die Psychotherapeutische Sprechstunde erneut durchgeführt werden. Voraussetzung ist jedoch, dass das zur

Verfügung stehende Kontingent an Sprechstundenterminen je Krankheitsfall eingehalten wird.

Beispiel 1
Ein 30-jähriger Patient hat eine Psychotherapeutische Akutbehandlung mit insgesamt 24 Sitzungen zu je 25 Minuten abgeschlossen. Die Behandlung verlief erfolgreich. Nach neun Monaten meldet er sich erneut bei seiner Psychotherapeutin, da er aufgrund eines belastenden Ereignisses in eine Krise geraten ist.
Eine Wiederaufnahme der Psychotherapeutischen Akutbehandlung kommt nicht in Betracht, da das Stundenkontingent in demselben Krankheitsfall bereits vollständig ausgeschöpft wurde. Zur Klärung, ob andere Maßnahmen erforderlich sind, kann seine Psychotherapeutin erneut Psychotherapeutische Sprechstunden durchführen – vorausgesetzt, es wurden in demselben Krankheitsfall noch nicht alle möglichen Sprechstunden genutzt.
Besteht jedoch kein weiterer Abklärungsbedarf und ist die Notwendigkeit einer Richtlinientherapie bereits festgestellt, kann auf eine Psychotherapeutische Sprechstunde verzichtet werden. Dies ist möglich, da der ursprüngliche Krankheitsfall noch nicht beendet ist und somit keine neue Psychotherapeutische Sprechstunde erforderlich wird.

Beispiel 2
Eine 45-jährige Patientin hat eine Kurzzeittherapie 1 (KZT 1) mit 12 Sitzungen beendet. Nach 15 Monaten meldet sie sich erneut bei ihrer Psychotherapeutin, da sich neue psychosoziale Belastungsfaktoren ergeben haben, die zu einer erneuten Symptomatik geführt haben.
Zur Klärung des aktuellen Behandlungsbedarfs müssen erneut Psychotherapeutische Sprechstunden durchgeführt werden, da ein neuer Krankheitsfall vorliegt.
Ist eine erneute Richtlinientherapie erforderlich, ist vor deren Beginn die Durchführung von mindestens zwei probatorischen Sitzungen erforderlich. Eine erneute Richtlinientherapie ist aufgrund des noch nicht verstrichenen Zwei-Jahres-Zeitraums nach Abschluss der letzten Therapie grundsätzlich gutachterpflichtig. Ausgenommen hiervon sind reine Gruppentherapien oder Kombinationsbehandlungen mit überwiegendem Gruppensetting. Die Krankenkasse kann jedoch im Einzelfall immer ein Gutachterverfahren einleiten.

Beispiel 3
Eine 25-jährige Patientin stellte sich im Rahmen der Psychotherapeutischen Sprechstunde bei einem Psychotherapeuten vor. In zwei Sitzungen zu jeweils 25 Minuten wurde eine erste diagnostische Einschätzung vorgenommen und ein Behandlungsbedarf festgestellt. Eine weiterführende Behandlung erfolgt aufgrund der fehlenden Passung zwischen der Patientin und dem Psychotherapeuten nicht.
Die Patientin wendet sich nach drei Monaten an eine andere psychotherapeutische Praxis. Die Durchführung von erneuten Psychotherapeutischen Sprechstunden durch die neue Psychotherapeutin ist nach den Regelungen der PT-RL nicht notwendig, aber möglich, um beispielsweise eine eigene Indikationsstellung oder vertiefte diagnostische Einschätzung vorzunehmen.

3.1.3 Individuelle Patienteninformation zur ambulanten Psychotherapeutischen Sprechstunde

Die „Individuelle Patienteninformation“ (Formblatt PTV 11), die der Patientin oder dem Patienten am Ende der Sprechstunde mitgegeben wird, soll dem Inhalt nach ein Befundbericht sein, der auch für Personen ohne psychotherapeutische oder medizinische Kenntnisse verständlich sein sollte. Sie enthält das Ergebnis der Psychotherapeutischen Sprechstunde, einen vorläufigen Befund und Empfehlungen zum weiteren Vorgehen.

Das weitere Vorgehen kann beispielsweise eine Empfehlung zur fachärztlichen Abklärung oder eine ambulante Psychotherapie beinhalten oder auch in einem „watchful waiting“ bestehen. Wenn eine Maßnahme empfohlen wird, die auf dem Vordruck nicht aufgeführt ist, steht dafür auch ein Freitextfeld zur Verfügung. Die individuelle Patienteninformation ist auch dann auszuhändigen, wenn im Rahmen der Psychotherapeutischen Sprechstunde keine behandlungsbedürftige psychische Erkrankung festgestellt wurde.

Sollte eine psychotherapeutische Behandlung für erforderlich angesehen werden, ist auf dem PTV 11 anzukreuzen, ob diese in der gleichen Praxis durchgeführt werden kann oder nicht.

Die „Individuelle Patienteninformation“ kann zusätzlich auch an andere mitbehandelnde Ärztinnen und Ärzte oder die Hausärztin oder den Hausarzt weitergegeben werden, wenn die Patientin oder der Patient das Einverständnis auf dem PTV 11 erklärt hat.

§ 11 Psychotherapeutische Sprechstunde (PT-RL)

(14) [1]Die Patientin oder der Patient und, soweit erforderlich, die Sorgeberechtigten [...] eine schriftliche Rückmeldung in Form eines patientengerechten Befundberichts zum Ergebnis der Sprechstunde mit Empfehlungen zum weiteren Vorgehen („Individuelle Patienteninformation“). [2]Das Nähere hierzu regelt die Psychotherapie-Vereinbarung.

Eine Kopie der „Individuellen Patienteninformation“ ist gemäß § 38 PT-RL auch Bestandteil der Patientendokumentation.

§ 38 Schriftliche Dokumentation (PT-RL)

[1]Leistungen nach dieser Richtlinie erfordern für jede Patientin und jeden Patienten eine schriftliche Dokumentation des Datums der Leistungserbringung, der diagnostischen Erhebungen, der wesentlichen Inhalte der psychotherapeutischen Interventionen sowie der Ergebnisse in der Patientenakte. [2]Die „Individuelle Patienteninformation“ gemäß § 11 Absatz 14 ist ebenfalls Bestandteil der Patientenakte.

3.1.4 Patienteninformation zur ambulanten Psychotherapie in der Gesetzlichen Krankenversicherung („Allgemeine Patienteninformation")

Zusätzlich zur „Individuellen Patienteninformation“ händigt die Psychotherapeutin oder der Psychotherapeut der Patientin oder dem Patienten eine „Allgemeine Patienteninformation“ über die ambulante Psychotherapie in der Gesetzlichen

Krankenversicherung aus. Auf diesem Informationsblatt (Formblatt PTV 10) werden in allgemeinverständlicher Weise die Rahmenbedingungen und in Kurzfassung die Charakteristika der Richtlinienverfahren beschrieben.

§ 11 Psychotherapeutische Sprechstunde (PT-RL)

(14) [1]Die Patientin oder der Patient und, soweit erforderlich, die Sorgeberechtigten erhalten ein allgemeines Informationsblatt zur Richtlinientherapie („Ambulante Psychotherapie für gesetzlich Krankenversicherte") [...]. [2]Das Nähere hierzu regelt die Psychotherapie-Vereinbarung.

Mit der (obligatorischen) Aushändigung sowohl der „Individuellen" als auch der „Allgemeinen Patienteninformation" wird gleichzeitig ein Teil der Aufklärungspflicht der Psychotherapeutin oder des Psychotherapeuten nach § 630c Abs. 2 Satz 1 BGB erfüllt, wonach „in verständlicher Weise" die wesentlichen Umstände einer Behandlung zu erläutern sind.

3.1.5 Terminservicestellen

Die Einrichtung von Terminservicestellen (TSS) durch die KVen ist als ergänzende Maßnahme des Sicherstellungsauftrages nach § 75 SGB V zur Gewährleistung einer „zeitnahen und angemessenen fachärztlichen Versorgung" (Gesetzesbegründung zum GKV-VSG) gesetzlich vorgesehen. In der Anlage 28 des BMV-Ä („Vereinbarung über die Einrichtung von Terminservicestellen und die Vermittlung von Arztterminen") ist das Nähere geregelt.

Die TSS sind gem. § 2a der Anlage 28 des BMV-Ä verpflichtet, auf Anfrage des Versicherten

- einen Termin für ein Erstgespräch im Rahmen der Psychotherapeutischen Sprechstunde,
- einen Termin für die sich aus der Abklärung ergebende Psychotherapeutische Akutbehandlung innerhalb von zwei Wochen,
- einen Termin für sich aus der Abklärung ergebende probatorische Sitzungen, soweit eine Richtlinienpsychotherapie zeitnah erforderlich ist,

zu vermitteln. Voraussetzung für die Vermittlung eines Behandlungstermins ist, dass eine Psychotherapeutin oder ein Psychotherapeut auf der „Individuellen Patienteninformation" eine Psychotherapeutische Akutbehandlung oder eine ambulante Psychotherapie empfohlen hat. Eine Überweisung ist für die Vermittlung eines Termins nicht erforderlich.

Die TSS müssen innerhalb von einer Woche, ausgehend vom Tag der Kontaktaufnahme mit der Terminservicestelle, Patientinnen und Patienten einen Termin mitteilen. Die Wartezeit auf einen Termin für die Psychotherapeutische Sprechstunde oder die probatorischen Sitzungen darf nach Ablauf der Wochenfrist maximal vier Wochen, die Wartezeit auf eine Psychotherapeutische Akutbehandlung maximal zwei Wochen betragen.

Die Pflicht zur Vermittlung eines Behandlungstermins innerhalb von vier Wochen gilt nicht bei verschiebbaren Routineuntersuchungen und bei der Behandlung von Bagatellerkrankungen sowie bei weiteren vergleichbaren Fällen. Eine Bagatellerkrankung liegt gemäß § 4 Abs. 4 Anlage 28 BMV-Ä vor, wenn ein Zuwarten von mehr als vier Wochen hingenommen werden kann, da dann keine Gefahr besteht, dass sich der Gesundheitszustand ohne Behandlung verschlechtert. Die Beurteilung dieses Sachverhalts liegt bei der überweisenden Ärztin oder dem überweisenden Arzt bzw. der Psychotherapeutin oder dem Psychotherapeuten. In diesen Fällen ist ein Behandlungstermin in einer angemessenen Frist zu vermitteln.

In der Anlage 28 wird zudem eine zumutbare Entfernung zwischen dem Wohnort des Versicherten und der fachärztlichen oder psychotherapeutischen Praxis festgelegt (§ 6 Abs. 1 Anlage 28 BMV-Ä). Zumutbar ist bei der allgemeinen fachärztlichen Versorgung (zu der auch die psychotherapeutische Versorgung gehört) die Zeit für das Aufsuchen der nächsten erreichbaren, geeigneten Praxis plus maximal 30 Minuten. Die Kassenärztlichen Vereinigungen können die Zeitvorgaben durch Kilometerangaben ersetzen.

Vertragsärztinnen und -ärzte sowie Vertragspsychotherapeutinnen und -psychotherapeuten sind verpflichtet, der Terminservicestelle freie Termine zu melden.

Kann ein Termin für eine Psychotherapeutische Sprechstunde, eine Psychotherapeutische Akutbehandlung oder eine probatorische Sitzung innerhalb der Wochenfrist nicht vermittelt werden, hat die TSS der oder dem Versicherten innerhalb einer weiteren Woche einen entsprechenden Termin in einem nach § 108 SGB V zugelassenen Krankenhaus anzubieten. Zur ambulanten Behandlung im Krankenhaus sind ausschließlich psychotherapeutisch tätige Ärztinnen und Ärzte sowie Psychotherapeutinnen und Psychotherapeuten berechtigt, die die entsprechenden fachlichen Voraussetzungen nach den §§ 3, 4 oder 5 PT-V erfüllen (Facharztstatus).

Die Aufnahme von Patientinnen und Patienten, die über die TSS vermittelt werden, wird mit Honorarzuschlägen gefördert. Wie dies im Einzelnen bei der Quartalsabrechnung umzusetzen ist, wird in Kapitel 8 näher erläutert.

3.2 Gruppenpsychotherapeutische Grundversorgung

Das Wichtigste in Kürze

Die Gruppenpsychotherapeutische Grundversorgung

- ist ein niedrigschwelliges Versorgungsangebot zur Vorbereitung auf eine Psychotherapie im Gruppensetting,
- erfordert eine vorherige Feststellung der Indikation für eine Psychotherapie in Psychotherapeutischen Sprechstunden,
- ist anzeige-, antrags- und genehmigungsfrei,
- kann im Krankheitsfall im Umfang von insgesamt bis zu 400 Minuten in Einheiten von jeweils 50 oder 100 Minuten erbracht werden; im Falle der Einbeziehung von relevanten Bezugspersonen bei Kindern und Jugendlichen sowie Menschen mit einer geistigen Behinderung können zusätzlich bis zu 100 Minuten je Krankheitsfall erbracht werden
- wird in einer Gruppengröße von mindestens drei und höchstens neun Patientinnen und Patienten durchgeführt,
- setzt keinen Konsiliarbericht oder eine unmittelbar vorausgegangene somatische Abklärung voraus,
- kann auch als Videobehandlung durchgeführt werden.

Zur Erfüllung des Auftrags des Gesetzgebers in § 92 Abs. 6a. SGB V, weitere Maßnahmen zur Förderung der Gruppentherapie zu beschließen, wurde die Gruppenpsychotherapeutische Grundversorgung im Jahr 2020 als weiteres Versorgungsangebot in die PT-RL aufgenommen. Die Inanspruchnahme der Gruppenpsychotherapeutischen Grundversorgung kann jenen Patientinnen und Patienten angeboten werden, die in der Psychotherapeutischen Sprechstunde die Empfehlung für eine Therapie in einer Gruppe bekommen haben.

Die Gruppenpsychotherapeutische Grundversorgung soll behandlungsbedürftigen Patientinnen und Patienten einen ersten, schnellen und unbürokratischen Zugang zu psychotherapeutischen Maßnahmen in der Gruppe ermöglichen. Auf eine Anzeige-, Antrags- und Genehmigungsplicht wurde daher verzichtet. Des Weiteren gibt die PT-RL vor, dass für die Inanspruchnahme dieses Versorgungsangebots kein Konsiliarbericht erforderlich ist. Ein solcher ist jedoch vor einer sich anschließenden psychotherapeutischen Behandlung verpflichtend einzuholen. Wenn Anzeichen für eine somatische Erkrankung vorliegen, muss eine somatische Abklärung eingeleitet werden.

§ 11a Gruppenpsychotherapeutische Grundversorgung (PT-RL)

(1) [1]Die Gruppenpsychotherapeutische Grundversorgung ist ein psychotherapeutisches Angebot in der Gruppe für Patientinnen oder Patienten, bei denen in der psychotherapeutischen Sprechstunde eine Indikation zur Anwendung von Psychotherapie nach § 27 festgestellt wurde. [2]Die Gruppenpsychotherapeutische Grundversorgung dient der strukturierten Vermittlung und weiteren Vertiefung von grundlegenden Inhalten der ambulanten Psychotherapie auch mit dem Ziel, individuelle Hemmschwellen und Vorbehalte, insbesondere gegenüber Psychotherapie in Gruppen, abzubauen und die Motivation zur Teilnahme an einer Gruppentherapie aufzubauen und zu stärken.

(2) [1]In der Gruppenpsychotherapeutischen Grundversorgung werden Informationen über die für die Gruppenmitglieder relevanten psychischen Störungen und deren Entstehungsbedingungen und Einflussfaktoren vermittelt, ein individuelles Krankheitsverständnis und der individuelle Umgang mit entsprechenden Symptomen, Funktionsbeeinträchtigungen und psychischen Belastungen erarbeitet und mögliche Fragen der Patientinnen und Patienten zu psychischen Erkrankungen und ihrer Behandlung bearbeitet; hierbei soll insbesondere auf Therapieelemente einer Gruppentherapie eingegangen werden. [2]Dies setzt ein strukturierendes therapeutisches Vorgehen bei der Informationsvermittlung sowie in Bezug auf die Gestaltung des interaktionellen Austausches in der Gruppe voraus, der im Hinblick auf die individuellen Erfordernisse der Patientinnen und Patienten genutzt werden soll. [3]Die Gruppenpsychotherapeutische Grundversorgung dient der Vorbereitung einer ambulanten Psychotherapie nach § 15 im Gruppensetting; die Entscheidung der Patientin oder des Patienten für ein Setting wird nicht vorweggenommen.

(4) [1]Die Gruppenpsychotherapeutische Grundversorgung ist keine Richtlinientherapie und wird nicht auf die Therapiekontingente gemäß §§ 29 und 30 angerechnet. [2]Sie ist anzeige-, antrags- und genehmigungsfrei.

(6) Der Konsiliarbericht oder eine unmittelbar vorausgegangene somatische Abklärung sind nicht obligatorisch zur Inanspruchnahme der Gruppenpsychotherapeutischen Grundversorgung.

Die Gruppenpsychotherapeutische Grundversorgung ist als niedrigschwelliges Behandlungsangebot konzipiert und kann bis zu viermal je Krankheitsfall mit jeweils 100 Minuten erbracht werden oder mit einer Dauer von jeweils 50 Minuten mit entsprechender Vermehrung der Gesamtsitzungszahl. Bei der Behandlung von Kindern und Jugendlichen oder von Menschen mit geistiger Behinderung besteht die Möglichkeit, relevante Bezugspersonen einzubeziehen. Hierfür stehen zusätzlich bis zu 100 Minuten zur Verfügung.

§ 11a Gruppenpsychotherapeutische Grundversorgung (PT-RL)

(3) [1]Die Gruppenpsychotherapeutische Grundversorgung kann viermal je Krankheitsfall mit jeweils 100 Minuten Dauer (insgesamt bis zu 400 Minuten), auch in Einheiten von 50 Minuten mit entsprechender Vermehrung der Gesamtsitzungszahl, erbracht werden. [2]Für den Fall der Einbeziehung von relevanten Bezugspersonen gemäß § 9 bei Kindern und Jugendlichen kann die Gruppenpsychotherapeutische Grundversorgung zusätzlich bis zu 100 Minuten je Krankheitsfall (insgesamt bis zu 500 Minuten) erbracht werden; die Einbeziehung der Bezugspersonen kann auch ohne Anwesenheit des Kindes oder Jugendlichen stattfinden. [3]Satz 2 gilt entsprechend für die Behandlung von Menschen mit einer geistigen Behinderung.

Die Durchführung erfolgt in Gruppen von mindestens drei und höchstens neun Patientinnen und Patienten durch eine Psychotherapeutin oder einen Psychotherapeuten. Gruppen mit zwei Psychotherapeutinnen oder Psychotherapeuten sind für die Gruppenpsychotherapeutische Grundversorgung nicht vorgesehen.

§ 11a Gruppenpsychotherapeutische Grundversorgung (PT-RL)

(7) Die Gruppengröße umfasst mindestens drei bis höchstens neun Patientinnen und Patienten; die Regelungen in § 21 Absatz 1 Nummer 2 Satz 2 bis 5 gelten für die Gruppenpsychotherapeutische Grundversorgung nicht.

Die Gruppenpsychotherapeutische Grundversorgung kann auch außerhalb der eigenen Praxisräume der Psychotherapeutin oder des Psychotherapeuten in anderen geeigneten Räumlichkeiten durchgeführt werden (§ 19 Abs. 5 PT-V). Näheres hierzu unter Gruppenpsychotherapie (Kapitel 3.7).

Die Erbringung der Gruppenpsychotherapeutischen Grundversorgung setzt dieselbe fachliche Befähigung der Psychotherapeutinnen und Psychotherapeuten voraus, wie sie für die Erbringung von Gruppenpsychotherapie erforderlich ist. In den Tragenden Gründen vom 20.11.2020 wird diesbezüglich ausgeführt:

„Die Umsetzung der Inhalte und die Erreichung der festgelegten Ziele der Gruppenpsychotherapeutischen Grundversorgung setzt bei den Therapeutinnen und Therapeuten dieselben Kenntnisse und Fähigkeiten voraus, die für die Durchführung von Gruppentherapien erforderlich sind. Auf eine gesonderte Regelung in der Psychotherapie-Richtlinie zu den fachlichen Voraussetzungen für die Erbringung der Gruppenpsychotherapeutischen Grundversorgung wird jedoch verzichtet, da dies gemäß § 37 der Psychotherapie-Richtlinie den – entsprechend anzupassenden – Regelungsbereich der Psychotherapie-Vereinbarung umfasst.“

Die dem entsprechende Regelung des Sachverhalts erfolgt in Absatz 6 des § 2 der PT-V:

§ 2 Genehmigung zur Ausführung und Abrechnung von psychotherapeutischen Leistungen (PT-V)

(6)[1]Mit der Genehmigung zur Ausführung und Abrechnung in einem Psychotherapieverfahren als Einzeltherapie geht auch die Berechtigung zur Ausführung und Abrechnung der Psychotherapeutischen Sprechstunde, der probatorischen Sitzungen im Einzelsetting und der Psychotherapeutischen Akutbehandlung einher. [2]Mit der Genehmigung zur Ausführung und Abrechnung in einem Psychotherapieverfahren als Gruppentherapie geht auch die Berechtigung zur Ausführung und Abrechnung der Gruppenpsychotherapeutischen Grundversorgung und probatorischen Sitzungen im Gruppensetting einher.

3.3 Psychotherapeutische Akutbehandlung

Das Wichtigste in Kürze

Die Psychotherapeutische Akutbehandlung

- dient der zeitnahen Besserung von akuten psychischen Krisen und Ausnahmezuständen,
- erfordert die Feststellung eines akuten Behandlungsbedarfs in der Psychotherapeutische Sprechstunde,
- muss bis spätestens 14 Tage nach Indikationsstellung begonnen werden,
- ist anzeigepflichtig,
- ist als Einzelbehandlung mit bis zu 24 Einheiten im Krankheitsfall á 25 Minuten vorgesehen,
- kann auch per Videositzungen erbracht werden,
- wird im Falle einer sich anschließenden Richtlinientherapie bei derselben Psychotherapeutin bzw. demselben Psychotherapeuten auf das Therapiekontingent angerechnet.

Die Einführung einer Akutversorgung in der ambulanten Psychotherapie wurde vom Gesetzgeber in § 92 Abs. 6a SGB V gefordert, um gesetzlich krankenversicherten Patientinnen und Patienten, die aufgrund der Art und der Akuität ihrer psychischen Symptome eine zeitnahe Behandlung benötigen, adäquat versorgen zu können (vgl. § 13 Abs. 1 PT-RL am Ende des Unterkapitels).

In den TrG des Beschlusses des G-BA vom 16.06.2016 wurde das Ziel einer Psychotherapeutischen Akutbehandlung näher spezifiziert:

„Ziel der psychotherapeutischen Akutbehandlung ist die Besserung akuter psychischer Krisen- bzw. Ausnahmezustände mittels geeigneter psychotherapeutischer Interventionen aus den Verfahren nach § 15 dieser Richtlinie."

Die Psychotherapeutische Akutbehandlung dient vorrangig der zeitnahen Intervention bei akuten psychischen Krisen und der zeitnahen Behandlung der vorliegenden Symptomatik. Sie erfolgt ohne umfassende Bearbeitung zugrundeliegender ätiopathogenetischer Einflussfaktoren der psychischen Erkrankung. Damit unterscheidet sie sich deutlich von der Richtlinientherapie gem. § 15 PT-RL, die als zeitlich längerfristige und tiefgreifendere psychotherapeutische Behandlung konzipiert ist.

Wesentlich ist dabei, dass mit den „psychotherapeutischen Interventionen" im Rahmen einer Psychotherapeutischen Akutbehandlung nicht Techniken und Methoden aus bisher nicht wissenschaftlich begründeten und nicht sozialrechtlich anerkannten Verfahren gemeint sind, sondern „geeignete Interventionen" aus den in der Richtlinientherapie nach § 15 der PT-RL zugelassenen Verfahren.

Neben der zeitnahen Behandlung akuter Symptome wird der Einschätzung einer möglichen Selbst- oder Fremdgefährdung einer Patientin oder eines Patienten sowie der Grenzen einer ambulanten Behandlung eine besondere Bedeutung beigemessen. Falls erforderlich, soll eine Einleitung teilstationärer oder stationärer Behandlungsmaßnahmen oder von Behandlungsmaßnahmen außerhalb des GKV-Systems mit Sozial- oder Jugendhilfe erfolgen. Um dem entsprechen zu können, ist eine Zusammenarbeit der Psychotherapeutin oder des Psychotherapeuten mit zuweisenden und kooperierenden Fachgruppen sowie teilstationären und stationären Einrichtungen unbedingt notwendig.

Was im Kontext der Psychotherapeutischen Akutbehandlung mit „zeitnah" gemeint ist, wird in den TrG des Beschlusses des G-BA vom 16.6.2016 genauer ausgeführt:

„Eine psychotherapeutische Akutbehandlung, die nicht bis spätestens 14 Tage nach Indikationsstellung begonnen wurde, erfüllt nicht den Zweck dieser neuen Versorgungsmöglichkeit und kann nicht mehr als psychotherapeutische Akutbehandlung bewertet werden."

§ 13 Psychotherapeutische Akutbehandlung (PT-RL)

(1) [1]Die Akutbehandlung ist eine zeitnahe psychotherapeutische Intervention im Anschluss an die Sprechstunde zur Vermeidung von Fixierungen und Chronifizierung psychischer Symptomatik. [2]Sie hat zum Ziel, Patientinnen oder Patienten von akuter Symptomatik mit ambulanten psychotherapeutischen Mitteln zu entlasten. [3]Die psychotherapeutische Akutbehandlung ist auf eine

kurzfristige Verbesserung der Symptomatik der Patientin oder des Patienten ausgerichtet. [4]Sie strebt dabei keine umfassende Bearbeitung der zugrundeliegenden ätiopathogenetischen Einflussfaktoren der psychischen Erkrankung an, sondern dient der Besserung akuter psychischer Krisen- und Ausnahmezustände. [5]Die Patientinnen oder Patienten, für die die Akutbehandlung nicht ausreicht, sollen so stabilisiert werden, dass sie auf eine Behandlung nach § 15 vorbereitet sind oder dass ihnen andere ambulante (z. B. psychiatrische, psychosomatische, kinder- und jugendpsychiatrische Behandlung, Sozialpsychiatrischer Dienst, Jugendhilfe), teilstationäre oder stationäre Maßnahmen empfohlen werden können.

3.3.1 Durchführung einer Psychotherapeutischen Akutbehandlung

Voraussetzung für den Beginn einer Psychotherapeutischen Akutbehandlung ist, dass zuvor Psychotherapeutische Sprechstunden im Umfang von mindestens 50 Minuten durchgeführt wurden und ein akuter Behandlungsbedarf festgestellt wurde.

Die Psychotherapeutische Akutbehandlung kann wegen ihrer speziellen und begrenzten Zielsetzung nur als Einzelbehandlung mit einer Dauer von mindestens 25 Minuten pro Behandlungseinheit erfolgen, höchstens 24-mal je Krankheitsfall, bei Kindern und Jugendlichen und bei geistig behinderten Menschen auch unter Einbeziehung von Bezugspersonen mit einem zusätzlichen Kontingent von bis zu einem Viertel der erbrachten Sitzungen (vgl. Kapitel 5).

§ 18 Einbeziehung des sozialen Umfelds (PT-V)

(1) Bei der Akutbehandlung und der Richtlinientherapie kann es zur Erreichung des Therapieziels notwendig sein, relevante Bezugspersonen aus dem sozialen Umfeld nach § 9 Psychotherapie-Richtlinie einzubeziehen.

(2)[1]Die für diese Einbeziehung im Rahmen der Akutbehandlung vorgesehene Anzahl der Einheiten soll ein Verhältnis von 1:4 zur Anzahl der Einheiten der Versicherten oder des Versicherten möglichst nicht überschreiten. [2]Die bis zu diesem Verhältnis für die Einbeziehung der Bezugspersonen vorgesehene Anzahl der Einheiten ist in der Behandlung von Kindern und Jugendlichen der Anzahl der Einheiten für die Akutbehandlung der Versicherten oder des Versicherten hinzuzurechnen.

Wird die Psychotherapeutische Akutbehandlung mit Interventionen aus dem Verfahren der Systemischen Therapie durchgeführt, kann auch eine Behandlung im Mehrpersonensetting indiziert sein.

Häufigkeit und Frequenz der Psychotherapeutischen Akutbehandlung sind auf die Behandlungserfordernisse der jeweils vorliegenden psychischen Symptomatik auszurichten. Die Psychotherapeutische Akutbehandlung kann jederzeit bei erfolgreicher Entaktualisierung der psychischen Symptomatik einer Patientin oder eines Patienten oder bei Einleitung einer anderen Behandlungsmaßnahme beendet werden.

Sollte es nach erfolgreicher Beendigung einer Richtlinientherapie zu akuten Krisen oder Ausnahmezuständen kommen, kann eine Psychotherapeutische Akutbehandlung als Krisenintervention durchgeführt werden, sofern das Kontingent für Psychotherapeutische Akutbehandlung im Krankheitsfall noch nicht ausgeschöpft wurde. Die Psychotherapeutische Akutbehandlung dient nicht der Überbrückung und Überleitung in eine neue Richtlinientherapie.

§ 13 Psychotherapeutische Akutbehandlung (PT-RL)

(2) [1]Die Akutbehandlung ist als Einzeltherapie in Einheiten von mindestens 25 Minuten bis zu 24mal je Krankheitsfall (insgesamt bis zu 600 Minuten) durchzuführen; gegebenenfalls unter Einbeziehung von relevanten Bezugspersonen gemäß § 9. [2]Bei Anwendung des Mehrpersonensettings gemäß § 4 Absatz 4 Nummer 3 beträgt die Mindestdauer 50 Minuten mit entsprechender Verminderung der Gesamtsitzungszahl.

§ 15 Psychotherapeutische Akutbehandlung (PT-V)

(2) Nach § 13 Abs. 2 der Psychotherapie-Richtlinie kann die Akutbehandlung als Einzeltherapie in Einheiten von mindestens 25 Minuten bis zu 24-mal je Krankheitsfall gemäß § 21 Abs. 1 BMV-Ä durchgeführt werden.

Um Patientinnen und Patienten, die einer zeitnahen psychotherapeutischen Behandlung bedürfen, einen schnellen Zugang zur Psychotherapeutischen Akutbehandlung zu ermöglichen, wurde auf eine Antrags- und Genehmigungspflicht verzichtet und die neue Leistung als lediglich anzeigepflichtig konzipiert. Die Anzeigepflicht ist in § 33 PT-RL festgelegt.

Art und Form der Anzeige ist in der PT-V geregelt. Hierzu gibt es ein eigenes Formblatt PTV 12, in dem von der Psychotherapeutin oder dem Psychotherapeuten die Versichertennummer der Patientin oder des Patienten, das Datum des Behandlungsbeginns und die Diagnose angegeben werden müssen.

§ 15 Psychotherapeutische Akutbehandlung (PT-V)

(1) [1]Die Psychotherapeutin oder der Psychotherapeut zeigt der Krankenkasse eine Akutbehandlung spätestens mit ihrem Beginn auf dem Formular PTV 12 an. [2]In dem Formular PTV 12 werden Versichertennummer, Datum des Behandlungsbeginns und Diagnose (endständig) angegeben. [3]Zudem wird angegeben, dass vor Beginn der Akutbehandlung mindestens 50 Minuten Psychotherapeutische Sprechstunde innerhalb der letzten vier Quartale durchgeführt wurden oder Ausnahmetatbestände nach § 11 Abs. 7 der Psychotherapie-Richtlinie vorliegen.

Das Behandlungsende einer Psychotherapeutischen Akutbehandlung muss der zuständigen Krankenkasse nicht angezeigt werden.

Soll im Anschluss an eine Psychotherapeutische Akutbehandlung eine Richtlinientherapie nach § 15 PT-RL mit KZT 1, KZT 2 oder LZT durchgeführt werden, müssen immer – auch nach einer Psychotherapeutischen Akutbehandlung – mindestens zwei probatorische Sitzungen vor Beginn der Behandlung mit Richtlinienpsychotherapie durchgeführt werden.

§ 13 Psychotherapeutische Akutbehandlung (PT-RL)

(5) Sofern nach der Akutbehandlung das Erfordernis für eine Richtlinientherapie besteht, sind zuvor mindestens zwei probatorische Sitzungen gemäß § 12 zu erbringen.

Ein Antrag für eine KZT 1, KZT 2 oder eine LZT als Richtlinientherapie kann erst nach Beendigung einer Psychotherapeutischen Akutbehandlung im Rahmen der folgenden probatorischen Sitzungen gestellt werden; der Antrag ist zu stellen, wenn die zweite probatorische Sitzung terminiert ist (s. Kapitel 5.8 und Kapitel 4.3).

3.3.2 Anrechnung auf das Kontingent einer Richtlinientherapie

Die im Verlauf einer Psychotherapeutischen Akutbehandlung erbrachten Therapiestunden sind gem. § 13 Abs. 4 PT-RL Bestandteil der in § 29 PT-RL festgesetzten Sitzungskontingente der jeweiligen Psychotherapieverfahren und werden gem. § 15 Abs. 3 PT-V auf das Therapiekontingent einer Richtlinientherapie angerechnet

§ 13 Psychotherapeutische Akutbehandlung (PT-RL)

(4) Die erbrachten Stunden der Akutbehandlung sind Bestandteil des Therapiekontingents nach § 29.

§ 15 Psychotherapeutische Akutbehandlung (PT-V)

(3) [1]Sofern sich an die Akutbehandlung eine Richtlinientherapie gemäß § 15 Psychotherapie-Richtlinie anschließen soll, kann ein entsprechender Antrag erst nach Beendigung der Akutbehandlung im Rahmen der probatorischen Sitzungen gestellt werden. [2]Die erbrachten Stunden der Akutbehandlung, die durch dieselbe Psychotherapeutin oder denselben Psychotherapeuten erbracht wurden, werden auf das Therapiekontingent einer Richtlinientherapie gemäß § 15 Psychotherapie-Richtlinie angerechnet.

Die in der Psychotherapeutischen Akutbehandlung durchgeführten Therapieeinheiten müssen auf das Therapiekontingent einer KZT 1 oder einer LZT angerechnet werden, wenn die Richtlinientherapie bei derselben Psychotherapeutin oder demselben Psychotherapeuten erfolgt. Eine Therapieeinheit entspricht dabei nach § 11 Abs. 3 PT-V 50 Minuten in einer Einzelbehandlung.

Therapieeinheiten einer Psychotherapeutischen Akutbehandlung, welche von einer anderen Psychotherapeutin oder einem anderen Psychotherapeuten erbracht worden sind, müssen nicht mit einer nachfolgenden KZT 1 beziehungsweise einer LZT verrechnet werden.

Weder die PT-RL noch die PT-V treffen Festlegungen dazu, welcher Zeitraum höchstens zwischen einer abgeschlossenen Psychotherapeutischen Akutbehandlung und dem Antrag auf eine Richtlinientherapie liegen darf, bis zu welchem eine Anrechnung erfolgen muss. Es erscheint sachgerecht, sich an der Definition des Krankheitsfalles zu orientieren und einen Zeitraum von 9 bis 12 Monaten anzunehmen. Wird der Antrag auf eine Richtlinientherapie nach 12 Monaten gestellt, kann i. d. R. davon ausgegangen werden, dass es sich um einen neuen Behandlungsfall handelt.

Bei der Anrechnung der durchgeführten Sitzungen einer Psychotherapeutischen Akutbehandlung auf eine Richtlinientherapie entsprechen demnach zwei Sitzungen Psychotherapeutische Akutbehandlung zu je 25 Minuten einer „Therapieeinheit" von 50 Minuten nach § 11 Abs. 3 Satz 2 PT-V. Wird eine Richtlinientherapie nach vorausgegangener Psychotherapeutischer Akutbehandlung beantragt, sind auf dem Formblatt PTV 2 die bis zum Beginn der Richtlinientherapie sowohl die bisher durchgeführten als auch die noch geplanten Therapieeinheiten anzugeben. Das geplante Kontingent der Richtlinientherapie (in Therapieeinheiten) wird entsprechend um Therapieeinheiten der Psychotherapeutischen Akutbehandlung reduziert, sodass beide Angaben – sowohl zu den geplanten Therapieeinheiten der Psychotherapeutischen Akutbehandlung als auch zu den geplanten Therapieeinheiten der Richtlinientherapie – das Gesamtkontingent ergeben. Zur Überbrückung der Wartezeit zwischen Antragstellung und Genehmigung können ggf. noch zur Verfügung stehende probatorische Sitzungen verwendet werden.

Beispiel 1: Antrag auf eine Langzeittherapie
Bei einem Patienten wird eine Psychotherapeutische Akutbehandlung mit 16 Einheiten á 25 Minuten durchgeführt. Dies entspricht acht Therapieeinheiten á 50 Minuten. Es soll nun ein Antrag auf eine LZT im Rahmen einer Verhaltenstherapie mit einem Kontingent von insgesamt 60 Therapieeinheiten (á 50 Minuten) gestellt werden. Unter Berücksichtigung der durchgeführten acht Therapieeinheiten einer Psychotherapeutischen Akutbehandlung, können 52 Therapieeinheiten für die Langzeittherapie beantragt werden, sodass sich insgesamt ein Kontingent von 60 Therapieeinheiten ergibt.
Voraussetzung für die Antragsstellung – auch nach einer Psychotherapeutischen Akutbehandlung – ist die Durchführung mindestens einer probatorischen Sitzung und Terminierung einer zweiten probatorischen Sitzung.

Beispiel 2: Antrag auf eine Kurzzeittherapie 2
Bei einer Patientin soll nach dem Abschluss einer Psychotherapeutischen Akutbehandlung mit 24 Einheiten à 25 Minuten (entsprechen 12 Therapieeinheiten) ein Antrag auf eine KZT 2 mit 12 Therapieeinheiten gestellt werden. Die durchgeführten Therapieeinheiten werden auf das Kontingent einer KZT 1 (insgesamt 12 Therapieeinheiten) angerechnet. Es können somit 12 Therapieeinheiten der KZT 2 beantragt werden.
Voraussetzung für die Antragsstellung – auch nach einer Psychotherapeutischen Akutbehandlung – ist die Durchführung mindestens einer probatorischen Sitzung und die Terminierung einer zweiten probatorischen Sitzung.

Beispiel 3: Antrag auf eine Kurzzeittherapie
Bei einem Patienten soll nach einer Psychotherapeutischen Akutbehandlung mit 12 Einheiten à 25 Minuten (entsprechen 6 Therapieeinheiten) ein Antrag auf eine weiterführende Richtlinientherapie gestellt werden. Die durchgeführten Therapieeinheiten werden auf das Kontingent einer KZT 1 (insgesamt 12 Therapieeinheiten) angerechnet. Es können somit zunächst 6 Therapieeinheiten der KZT 1 beantragt werden, bevor ein Antrag auf eine KZT 2 mit 12 Therapieeinheiten möglich wäre.
Voraussetzung für die Antragsstellung – auch nach einer Psychotherapeutischen Akutbehandlung – ist die Durchführung mindestens einer probatorischen Sitzung und Terminierung einer zweiten probatorischen Sitzung.

Beispiel 3
Bei einer Patientin wird eine Akutbehandlung mit 19 Einheiten á 25 Minuten durchgeführt. Dies entspricht 9,5 Therapieeinheiten à 50 Minuten. Es soll ein Antrag auf eine LZT im Rahmen einer tiefenpsychologisch fundierten Psychotherapie mit einem Kontingent von insgesamt 60 Therapieeinheiten (á 50 Minuten) gestellt werden. Bei der Beantragung können lediglich 50 Therapieeinheiten einer Langzeittherapie beantragt werden. In der Addition aus durchgeführten Einheiten der Akutbehandlung und beantragtem Kontingent der LZT ergeben sich 59,5 Therapieeinheiten. Würden 51 Therapieeinheiten beantragt, wäre das mögliche Gesamtkontingent von 60 Therapieeinheiten um 0,5 Therapieeinheiten überschritten.
Voraussetzung für die Antragsstellung – auch nach einer Psychotherapeutischen Akutbehandlung – ist die Durchführung mindestens einer probatorischen Sitzung und die Terminierung einer zweiten probatorischen Sitzung.

3.4 Probatorische Sitzungen

Das Wichtigste in Kürze

Probatorische Sitzungen

- sind vor Beginn einer Richtlinientherapie verpflichtend durchzuführen: mindestens zwei und höchstens vier,

- dienen der Einleitung und Vorbereitung einer Richtlinientherapie, der weiteren diagnostischen und differenzialdiagnostischen Abklärung sowie der Feststellung der Eignung der Patientin oder des Patienten für ein bestimmtes therapeutisches Verfahren und der Passung zwischen Patientin oder Patient und Psychotherapeutin oder Psychotherapeut,
- können auch im Gruppensetting durchgeführt werden, wenn sich eine Gruppentherapie oder eine Kombinationsbehandlung anschließen soll. Dabei muss mindestens eine probatorische Sitzung im Einzelsetting stattfinden. Mindestens zwei probatorische Sitzungen müssen im Einzelsetting durchgeführt werden, wenn bei derselben Psychotherapeutin bzw. bei demselben Psychotherapeuten keine Psychotherapeutische Sprechstunde mit insgesamt 50 Minuten durchgeführt wurde,
- können auch als Videositzungen durchgeführt werden,
- werden nicht auf das Therapiekontingent angerechnet.

Probatorische Sitzungen sind in § 12 PT-RL sowie § 16 PT-V geregelt. Sie dienen der Klärung des Krankheitsbildes sowie der Vorbereitung und Einleitung einer ambulanten Richtlinientherapie gem. § 15 PT-RL.

§ 12 Probatorische Sitzungen (PT-RL)

(1) [1]Probatorische Sitzungen sind Gespräche, die zur weiteren diagnostischen Klärung des Krankheitsbildes, zur weiteren Indikationsstellung und zur Feststellung der Eignung der Patientin oder des Patienten für ein bestimmtes Psychotherapieverfahren sowie für die Anwendungsformen unter Berücksichtigung der Ausschlüsse gemäß § 27 Absatz 3 dienen. [2]Dabei sind auch weitere differenzialdiagnostische Abgrenzungen des Krankheitsbildes und eine Einschätzung der Prognose vorzunehmen. [3]In den probatorischen Sitzungen erfolgt auch eine Klärung der Motivation, der Kooperations- und Beziehungsfähigkeit der Patientin oder des Patienten. [4]Darüber hinaus dienen sie einer Abschätzung der persönlichen Passung, d. h. einer tragfähigen Arbeitsbeziehung von Patientin oder Patient und Psychotherapeutin oder Psychotherapeut. [5]Entscheidungen zu weiteren Behandlungen sollten nach entsprechender Information der Patientin oder des Patienten mit diesem gemeinsam getroffen werden.

(2) [1]Probatorische Sitzungen dienen der Einleitung einer ambulanten Psychotherapie nach § 15. [2]Sie sind keine Richtlinientherapie und werden nicht auf die Therapiekontingente angerechnet.

Gemäß den inhaltlichen Vorgaben der PT-RL sollen in den probatorischen Sitzungen weitere differenzialdiagnostische Abgrenzungen des Krankheitsbildes und eine Einschätzung der Prognose vorgenommen werden. Es soll zudem geklärt werden, ob bei der Patientin oder dem Patienten die Voraussetzungen hinsichtlich der Motivationslage, der Motivierbarkeit, der Umstellungsfähigkeit und der Kooperations- und Beziehungsfähigkeit sowie der Verlässlichkeit für die geplante Behandlung ausreichend sind. Weiter ist zu prüfen, ob die „Eigenart der neurotischen Persönlichkeitsstruktur“ (gegebenenfalls die Lebensumstände der Patientin oder des Patienten) dem Behandlungserfolg der Psychotherapie (vgl. § 27 Abs. 3 Nr. 1 PT-RL) entgegenstehen können

§ 27 Indikationen zur Anwendung von Psychotherapie (PT-RL)

(3) Psychotherapie ist als Leistung der Gesetzlichen Krankenversicherung ausgeschlossen, wenn:

1. zwar seelische Krankheit vorliegt, aber ein Behandlungserfolg nicht erwartet werden kann, weil dafür bei der Patientin oder dem Patienten die Voraussetzung hinsichtlich der Motivationslage, der Motivierbarkeit oder der Umstellungsfähigkeit nicht gegeben sind, oder weil die Eigenart der neurotischen Persönlichkeitsstruktur (gegebenenfalls die Lebensumstände der Patientin oder des Patienten) dem Behandlungserfolg entgegensteht,
2. [...]

Probatorische Sitzungen dienen der Einleitung einer ambulanten Psychotherapie nach § 15 PT-RL (Richtlinientherapie). Stellt sich in den probatorischen Sitzungen heraus, dass eine Richtlinientherapie nicht indiziert ist, sondern eine Psychotherapeutische Akutbehandlung, kann sich an die probatorischen Sitzungen auch eine Psychotherapeutische Akutbehandlung anschließen.

Voraussetzung für die Erbringung von probatorischen Sitzungen ist, dass zuvor Psychotherapeutische Sprechstunden im Umfang von mindestens 50 Minuten (gegebenenfalls auch in zwei Sitzungen à 25 Minuten) mit der Patientin oder dem Patienten durchgeführt wurden und die Notwendigkeit einer Richtlinientherapie festgestellt wurde.

Probatorische Sitzungen können auch im Gruppensetting durchgeführt werden, wenn sich eine Gruppentherapie oder eine Kombinationsbehandlung, bestehend aus Einzel- und Gruppentherapie, anschließen soll (§ 12 Abs. 3 und 4 PT-RL).

§ 12 Probatorische Sitzungen (PT-RL)

(3) [1]Vor einer Richtlinientherapie finden mindestens zwei und bis zu vier probatorische Sitzungen statt. [2]Die probatorische Sitzung umfasst im Einzelsetting 50 Minuten und im Gruppensetting 100 Minuten. [3]Probatorische Sitzungen im Gruppensetting können auch in Einheiten von 50 Minuten mit entsprechender Vermehrung der Gesamtsitzungszahl Anwendung finden. [4]Bei Kindern und Jugendlichen können darüber hinaus zwei weitere probatorische

Sitzungen durchgeführt werden. [5]Satz 4 gilt entsprechend für die Behandlung von Menschen mit einer geistigen Behinderung.

(4) [1]Probatorische Sitzungen finden im Einzelsetting statt, wenn sich eine Einzeltherapie anschließen soll. [2]Sofern sich eine Gruppentherapie oder eine Kombinationsbehandlung aus Einzel- und Gruppentherapie gemäß § 22 anschließen soll, können probatorische Sitzungen auch im Gruppensetting stattfinden. [3]Mindestens eine probatorische Sitzung muss im Einzelsetting stattfinden. [4]Abweichend von Satz 3 müssen mindestens zwei probatorische Sitzungen im Einzelsetting durchgeführt werden, wenn bei derselben Psychotherapeutin oder bei demselben Psychotherapeuten keine psychotherapeutische Sprechstunde mit insgesamt mindestens 50 Minuten nach § 11 Absatz 7 durchgeführt wurde. [5]Bei Kindern und Jugendlichen ist auch eine Einbeziehung der relevanten Bezugspersonen nach § 9 möglich. [6]Satz 5 gilt entsprechend für die Behandlung von Menschen mit einer geistigen Behinderung.

Für eine Richtlinientherapie nach § 15 PT-RL ist die Durchführung von mindestens zwei probatorischen Sitzungen notwendige Voraussetzung. Dies gilt auch dann, wenn eine Psychotherapeutische Akutbehandlung oder eine Gruppenpsychotherapeutische Grundversorgung bei derselben Psychotherapeutin oder demselben Psychotherapeuten vorausgegangen ist. Darüber hinaus besteht bei Erwachsenen die Möglichkeit, zwei, bei Kindern und Jugendlichen sowie bei Menschen mit einer geistigen Behinderung vier weitere probatorische Sitzungen durchzuführen. Insgesamt können also bei Erwachsenen bis zu vier, bei Kindern und Jugendlichen sowie Menschen mit geistiger Behinderung insgesamt sechs Sitzungen durchgeführt werden.

Diese Regelung gilt auch bei Kombinationsbehandlungen, die von zwei Psychotherapeutinnen oder Psychotherapeuten durchgeführt werden.

Bei nicht ausreichender psychischer Belastbarkeit bzw. Konzentrationsfähigkeit einer Patientin oder eines Patienten ist eine Leistungserbringung in Einheiten von 25 Minuten möglich. Die Besonderheiten der Erbringung von probatorischen Sitzungen im Rahmen der psychotherapeutischen Behandlung von Kindern und Jugendlichen werden im Kapitel 5.8 dargestellt.

Zur Vorbereitung einer Systemischen Therapie können probatorische Sitzungen gem. § 12 Abs. 5 PT-RL auch im Mehrpersonensetting stattfinden. In der Systemischen Therapie werden häufig weitere Personen in die Behandlung einbezogen (vgl. § 4 Absatz 4 und § 18 PT-RL), die entsprechend bereits in den probatorischen Sitzungen beteiligt sein können.

§ 12 Probatorische Sitzungen (PT-RL)

(5) In der Systemischen Therapie können auch probatorische Sitzungen im Mehrpersonensetting stattfinden.

Da zwei probatorische Sitzungen vor Beginn einer Richtlinientherapie obligatorisch sind, kann ein Antrag auf eine KZT 1, KZT 2 (gegebenenfalls nach einer Akutbehandlung) oder LZT vom Versicherten frühestens gestellt werden, wenn die erste probatorische Sitzung durchgeführt und die zweite probatorische Sitzung terminiert ist. Wird der Antrag von der Krankenkasse bereits genehmigt, bevor die zweite probatorische Sitzung durchgeführt wurde, kann nicht auf die Durchführung der zweiten probatorischen Sitzung verzichtet werden. Das Nähere zum Zeitpunkt der Antragstellung für eine Richtlinientherapie ist in der PT-V geregelt.

§ 11 Antragstellung (PT-V)

(1)[1]Beabsichtigt eine Therapeutin oder ein Therapeut eine Richtlinientherapie gemäß § 15 Psychotherapie-Richtlinie bei entsprechender Indikationsstellung durchzuführen, so empfiehlt er der Versicherten oder dem Versicherten frühestens zu Beginn der probatorischen Sitzungen, einen Antrag auf Feststellung der Leistungspflicht für Psychotherapie bei deren oder dessen Krankenkasse zu stellen (Formblatt PTV 1). [2]Der Antrag kann frühestens gestellt werden, wenn die zweite probatorische Sitzung terminiert ist. [3]Im Quartal der ersten Behandlung und/oder den drei vorausgegangenen Quartalen müssen mindestens zwei probatorische Sitzungen gemäß § 12 Abs. 3 der Psychotherapie-Richtlinie durchgeführt worden sein. [4]Im Antrag der Versicherten oder des Versicherten (PTV 1) sind das Datum oder die Daten der in Anspruch genommenen Psychotherapeutischen Sprechstunde anzugeben.

Probatorische Sitzungen können - sofern die maximale Anzahl noch nicht erreicht wurde - auch nach der Antragstellung durchgeführt werden und so zur Überbrückung der Zeit der Antragstellung genutzt werden.

§ 16 Probatorische Sitzungen (PT-V)

[1]Probatorische Sitzungen können bis zur Höchstgrenze gemäß § 12 Abs. 3 der Psychotherapie-Richtlinie auch nach Antragstellung bis zum Beginn der Richtlinientherapie durchgeführt werden. [...]

3.5 Richtlinientherapie

Das Wichtigste in Kürze

Richtlinientherapie

- darf nur von Psychotherapeutinnen und Psychotherapeuten erbracht werden, die ihre fachliche Befähigung für das jeweilige Therapieverfahren nachgewiesen haben und über eine entsprechende Genehmigung der zuständigen KV verfügen,
- ist dann zulässig, wenn eine seelische Erkrankung gemäß § 27 PT-RL vorliegt, die Prognose für einen Behandlungserfolg ausreichend günstig ist und die notwendigen Voraussetzungen bei der Patientin oder dem Patienten für ein Gelingen gegeben sind,
- darf nur in Form der in der PT-RL zugelassenen Behandlungsverfahren Analytische Psychotherapie, Systemische Therapie, Tiefenpsychologisch fundierte Psychotherapie und Verhaltenstherapie erfolgen,
- kann als Einzeltherapie, als Gruppentherapie oder als Kombination aus beidem erfolgen, bei Systemischer Therapie auch im Mehrpersonensetting,
- ist als Kurzzeittherapie (KZT 1, KZT 2) antrags- und genehmigungspflichtig,
- ist bei Langzeittherapie als Einzeltherapie sowie Kombinationsbehandlung mit überwiegender Einzeltherapie antrags-, genehmigungs- und gutachterpflichtig,
- ist als Gruppentherapie und Kombinationsbehandlung mit überwiegender Gruppentherapie antrags- und genehmigungspflichtig,
- kann auch als Videobehandlung erbracht werden,
- kann erst dann beantragt werden, wenn die erste probatorische Sitzung durchgeführt und die zweite probatorische Sitzung terminiert ist,

Richtlinientherapie kann als Kurzzeittherapie (KZT 1, KZT 2) oder als Langzeittherapie (LZT) erbracht werden. Bei der Kurzzeittherapie wird in einem ersten Schritt mit einer bis zu 12 Sitzungen umfassenden Kurzzeittherapie 1 (KZT 1) begonnen. Reicht das Kontingent zur Behandlung nicht aus, kann frühestens nach der 7. Sitzung eine Kurzzeittherapie 2 (KZT 2) beantragt werden. Reicht auch dieses Kontingent nicht aus, kann die Kurzzeittherapie in eine Langzeittherapie umgewandelt werden. Fällt die Entscheidung für eine Langzeittherapie jedoch schon im Laufe der probatorischen Sitzungen, kann direkt eine Langzeittherapie beantragt werden. Die direkte Beantragung einer LZT ist jederzeit während einer KZT 1 oder einer KZT 2 möglich.

Voraussetzung für die Beantragung einer Kurz- oder Langzeittherapie ist in allen Richtlinienverfahren die Durchführung von Psychotherapeutischen Sprechstunden im Umfang von mindestens 50 Minuten Dauer und die Durchführung mindestens einer probatorischen Sitzung á 50 Minuten sowie die Terminierung der zweiten probatorischen Sitzung.

Vor Beginn der Richtlinientherapie sollte im Rahmen der Psychotherapeutischen Sprechstunde eine orientierende diagnostische Abklärung (ODA) und eventuell eine differenzialdiagnostische Abklärung (DDA) (s. Kapitel 3.1) und in den probatorischen Sitzungen (s. Kapitel 3.4) eine verfahrensspezifische Diagnostik und Prüfung der Passung mit der Psychotherapeutin oder dem Psychotherapeuten erfolgt sein.

Das vorgesehene Verfahren und die Höhe des beantragten Kontingents sollen in einem angemessenen Verhältnis zu Art und Komplexität der diagnostizierten Erkrankung stehen. Dabei muss die Komplexität des gesamten Krankheitsbildes einer Patientin oder eines Patienten erfasst werden, auch wenn sich das Behandlungsziel einer Psychotherapie nur auf Teilaspekte des Krankheitsbildes beziehen sollte. Insbesondere soll auch reflektiert werden, ob die Indikation für eine Gruppentherapie gegeben ist. Die Patientin oder der Patient haben dazu die Möglichkeit, vorher eine Gruppenpsychotherapeutische Grundversorgung in Anspruch zu nehmen.

§ 10 Verbindung von Diagnostik und Therapie (PT-RL)

(1) [1]Psychotherapie setzt eine ätiologisch orientierte Diagnostik voraus, welche die jeweiligen Krankheitserscheinungen erklärt und zuordnet. [2]Dies gilt auch für die vorwiegend übenden und suggestiven Interventionen. [3]Die angewandte Psychotherapie muss in einer angemessenen Relation zu Art und Umfang der diagnostizierten Erkrankung stehen. [4]Dabei ist die Möglichkeit der Behandlung in Gruppentherapie in angemessener Weise zu berücksichtigen. [5]Psychotherapieverfahren, -methoden und -techniken ohne Erfüllung der genannten Erfordernisse sind als Psychotherapie im Sinne der Richtlinie nicht geeignet. [6]Voraussetzung ist ferner, dass der Krankheitszustand in seiner Komplexität erfasst wird, auch dann, wenn nur die Therapie eines Teilzieles angestrebt werden kann.

3.5.1 Psychotherapieverfahren, -methoden und -techniken

Wenn die beschriebenen Grundvoraussetzungen bei einer Patientin oder einem Patienten vorliegen, können die derzeit durch den G-BA zur Krankenbehandlung im GKV-System zugelassenen Psychotherapieverfahren, -methoden und -techniken angewandt werden.

Psychotherapieverfahren, Psychotherapiemethoden und psychotherapeutische Techniken sind in der PT-RL wie folgt definiert:

§ 5 Definition Psychotherapieverfahren (PT-RL)

(1) Ein zur Krankenbehandlung geeignetes Psychotherapieverfahren ist gekennzeichnet durch

1. eine umfassende Theorie der Entstehung und Aufrechterhaltung von Krankheiten und ihrer Behandlung oder verschiedene Theorien der Entstehung und Aufrechterhaltung von Krankheiten und ihrer Behandlung auf der Basis gemeinsamer theoriegebundener Grundannahmen,
2. eine darauf bezogene psychotherapeutische Behandlungsstrategie für ein breites Spektrum von Anwendungsbereichen oder mehrere darauf bezogene psychotherapeutische Behandlungsmethoden für ein breites Spektrum von Anwendungsbereichen und
3. darauf bezogene Konzepte zur Indikationsstellung, zur individuellen Behandlungsplanung und zur Gestaltung der therapeutischen Beziehung.

(2) Ein Psychotherapieverfahren im Sinne dieser Richtlinie muss die Voraussetzungen nach § 20 Absatz 1 erfüllen.

§ 6 Definition Psychotherapiemethode (PT-RL)

(1) Eine zur Behandlung einer oder mehrerer Störungen mit Krankheitswert geeignete Psychotherapiemethode ist gekennzeichnet durch

1. eine Theorie der Entstehung und der Aufrechterhaltung dieser Störung oder Störungen und eine Theorie ihrer Behandlung,
2. Indikationskriterien einschließlich deren diagnostischer Erfassung,
3. die Beschreibung der Vorgehensweise und
4. die Beschreibung der angestrebten Behandlungseffekte.

(2) Eine Psychotherapiemethode im Sinne dieser Richtlinie muss die Voraussetzungen nach § 20 Absatz 2 erfüllen.

§ 7 Definition psychotherapeutische Technik (PT-RL)

Eine psychotherapeutische Technik ist eine konkrete Vorgehensweise mit deren Hilfe die angestrebten Ziele im Rahmen der Anwendung von Verfahren und Methoden erreicht werden sollen.

In § 20 Abs. 1 bis 3 PT-RL (Anerkennung neuer Psychotherapieverfahren und -methoden) finden sich die Regeln bezüglich der Anerkennung von Behandlungsformen für die Zulassung von Psychotherapieverfahren, -methoden und -techniken. Folgende Behandlungsformen sind für die Durchführung einer Psychotherapie als Krankenbehandlung nach diesen Regeln der PT-RL zugelassen:

§ 15 Behandlungsformen (PT-RL)

[1]Folgende Behandlungsformen sind anerkannte Psychotherapieverfahren im Sinne dieser Richtlinie. [2]Ihnen liegt ein umfassendes Theoriesystem der Krankheitsentstehung zugrunde, und ihre spezifischen Behandlungsmethoden sind in ihrer therapeutischen Wirksamkeit belegt:

1. Psychoanalytisch begründete Verfahren
2. Verhaltenstherapie,
3. Systemische Therapie.

Eine Kombination der psychoanalytisch begründeten Verfahren, der Verhaltenstherapie und der Systemischen Therapie ist laut § 19 PT-RL nicht möglich.

§ 19 Kombination von Psychotherapieverfahren (PT-RL)

Psychoanalytisch begründete Verfahren, Verhaltenstherapie und Systemische Therapie sind nicht kombinierbar, weil die Kombination der Verfahren zu einer Verfremdung der methodenbezogenen Eigengesetzlichkeit des therapeutischen Prozesses führen kann.

Die beiden Therapieverfahren Tiefenpsychologisch fundierte Psychotherapie (TP) und Analytische Psychotherapie (AP) werden in der PT-RL in der Gruppe der psychoanalytisch begründeten Verfahren zusammengefasst, da ihnen ein einheitliches, umfassendes „ätiologisch orientiertes" Theoriesystem der Krankheitsentstehung zugrunde liegt. Bei beiden Verfahren sind übende und suggestive Interventionen in Kombination mit der Richtlinienpsychotherapie ausgeschlossen.

Beide Verfahren sind eigenständig. Sie haben die unbewusste Psychodynamik neurotischer Störungen mit psychischer und somatischer Symptomatik als Behandlungsgegenstand und unterscheiden sich durch in der PT-RL definierte unterschiedliche Vorgehensweisen bei der Arbeit mit Übertragung, Gegenübertragung und Widerstand, bezüglich der Behandlungsziele, der Konfliktfokussierung und des Umgangs mit Regressionen.[25]

25 Weiterführende Literatur: Jaeggi/Riegels: Techniken und Theorie der tiefenpsychologisch fundierten Psychotherapie. 2009; Körner: Psychodynamische Interventionsmethoden. 2018; Mentzos: Lehrbuch der Psychodynamik: Die Funktion der Dysfunktionalität psychischer Störungen. 2017; Rudolf: Strukturbezogene Psychotherapie. Leitfaden zur psychodynamischen Therapie struktureller Störungen. 2025; Rudolf: Psychodynamische Psychotherapie: Die Arbeit an Konflikt, Struktur und Trauma. 2021; Wöller/Kruse: Tiefenpsychologisch fundierte Psychotherapie. Basisbuch und Praxisleitfaden. 2014.

§ 16 Psychoanalytisch begründete Verfahren (PT-RL)

(1) [1]Diese Verfahren stellen Formen einer ätiologisch orientierten Psychotherapie dar, welche die unbewusste Psychodynamik neurotischer Störungen mit psychischer oder somatischer Symptomatik zum Gegenstand der Behandlung machen. [2]Zur Sicherung ihrer psychodynamischen Wirksamkeit sind bei diesen Verfahren übende und suggestive Interventionen auch als Kombinationsbehandlung grundsätzlich ausgeschlossen.

(2) Als psychoanalytisch begründete Psychotherapieverfahren gelten im Rahmen dieser Richtlinie die tiefenpsychologisch fundierte Psychotherapie und die analytische Psychotherapie.

(3) Tiefenpsychologisch fundierte Psychotherapie und analytische Psychotherapie können als Krankenbehandlung nach dieser Richtlinie bei Erwachsenen, Kindern und Jugendlichen zur Anwendung kommen.

In der Tiefenpsychologisch fundierten Psychotherapie arbeitet die Psychotherapeutin oder der Psychotherapeut unter „Beachtung" von Übertragung, Gegenübertragung und Widerstand an aktuell wirksamen neurotischen Konflikten und strukturellen Störungen. Behandlungsziele können begrenzt oder auf Teilziele unter Berücksichtigung des gesamten Krankheitsbildes einer Patientin oder eines Patienten konzentriert werden. Dabei sollte vorwiegend konfliktzentriert vorgegangen und eine Begrenzung regressiver Prozesse angestrebt werden. Die genannten Sonderformen sind in der PT-RL nicht genauer definiert.

In der Allgemeinen Patienteninformation „Ambulante Psychotherapie in der gesetzlichen Krankenversicherung" (Formblatt PTV 10), welche den Patientinnen oder Patienten nach der Sprechstunde als Erklärung mitgegeben werden soll, wird die Tiefenpsychologisch fundierte Psychotherapie folgendermaßen beschrieben:

„Die Tiefenpsychologisch fundierte Psychotherapie sieht Krankheitssymptome als Folge von aktuellen Konflikten in Beziehungen oder von nicht bewältigten Beziehungserfahrungen und Konflikten aus frühen Lebensphasen. Diese Konflikte und Erfahrungen können das spätere Leben bestimmen und psychische Erkrankungen zur Folge haben. Ziel der Behandlung ist es, die zugrundeliegenden unbewussten Motive und Konflikte der aktuellen Symptome zu erkennen und sich mit diesen auseinanderzusetzen. Patientin oder Patient werden in der Psychotherapie dabei unterstützt, durch Einsichten in die Zusammenhänge und Ursachen der aktuellen Symptome Veränderungen im Erleben oder Verhalten zu erreichen."

§ 16a Tiefenpsychologisch fundierte Psychotherapie (PT-RL)

(1) Die tiefenpsychologisch fundierte Psychotherapie umfasst ätiologisch orientierte Therapieformen, mit welchen die unbewusste Psychodynamik aktuell wirksamer neurotischer Konflikte und struktureller Störungen unter Beachtung von Übertragung, Gegenübertragung und Widerstand behandelt werden.

(2) [1]Eine Konzentration des therapeutischen Prozesses wird durch Begrenzung des Behandlungszieles, durch ein vorwiegend konfliktzentriertes Vorgehen und durch Einschränkung regressiver Prozesse angestrebt. [2]Die tiefenpsychologisch fundierte Psychotherapie gelangt auch in jenen Fällen zur Anwendung, in denen eine längerfristige therapeutische Beziehung erforderlich ist.

(3) Als Sonderformen der tiefenpsychologisch fundierten Psychotherapie können folgende Psychotherapiemethoden zur Anwendung kommen:

1. Kurztherapie,
2. Fokaltherapie,
3. Dynamische Psychotherapie,
4. Niederfrequente Therapie in einer längerfristigen, Halt gewährenden therapeutischen Beziehung.

In der Analytischen Psychotherapie arbeiten Psychotherapeutinnen oder Psychotherapeuten laut Definition in der PT-RL „mit Hilfe“ der Übertragungs-, Gegenübertragungs- und Widerstandsanalyse und „unter Nutzung“ regressiver Prozesse um das therapeutische Geschehen in Gang zu setzen und zu fördern und neurotische Konflikte oder strukturelle Störungen einer Patientin oder eines Patienten zu behandeln.

§ 16b Analytische Psychotherapie (PT-RL)

Die analytische Psychotherapie umfasst jene Therapieformen, die zusammen mit der neurotischen Symptomatik den neurotischen Konfliktstoff und die zugrundeliegende neurotische Struktur der Patientin oder des Patienten behandeln und dabei das therapeutische Geschehen mit Hilfe der Übertragungs-, Gegenübertragungs- und Widerstandsanalyse unter Nutzung regressiver Prozesse in Gang setzen und fördern.

In der Allgemeine Patienteninformation (Formblatt PTV 10) wird das Verfahren folgendermaßen beschrieben:

„Die Analytische Psychotherapie nimmt an, dass Krankheitssymptome durch konflikthafte unbewusste Verarbeitung von frühen oder später im Leben erworbenen Lebens- und Beziehungserfahrungen verursacht und aufrechterhalten werden. In

der therapeutischen Beziehung zwischen Patientin oder Patient und Therapeutin oder Therapeut spielt das Erkennen und Bewusstmachen von verdrängten Gefühlen, Erinnerungen und Beziehungsmustern, die gegenwärtig Krankheitssymptome verursachen, eine zentrale Rolle. Dadurch können in der Gegenwart unverständlich erscheinendes Fühlen und Handeln in der therapeutischen Beziehungsarbeit verstanden und verändert werden."

In der Allgemeine Patienteninformation (Formblatt PTV 10) wird die Verhaltenstherapie (VT) in verständlicher Weise kurz charakterisiert:

„Die Verhaltenstherapie geht davon aus, dass psychische Beschwerden das Ergebnis von bewussten und nichtbewussten Lernprozessen sind. Zu Beginn der Behandlung wird gemeinsam mit der Patientin oder dem Patienten erarbeitet, welche Bedingungen ihrer oder seiner Lebensgeschichte und der aktuellen Lebenssituation zur Entstehung und Aufrechterhaltung der psychischen Symptomatik beigetragen haben und weiter wirksam sind. Auf dieser Grundlage werden gemeinsam die Therapieziele und der Behandlungsplan festgelegt. In der Verhaltenstherapie wird die Patientin oder der Patient zur aktiven Veränderung ihres oder seines Handelns, Denkens und Fühlens motiviert und angeleitet. Dabei werden die bereits vorhandenen Stärken und Fähigkeiten herausgearbeitet und für den Veränderungsprozess nutzbar gemacht."

§ 17 Verhaltenstherapie (PT-RL)

(1) [1]Die Verhaltenstherapie als Krankenbehandlung umfasst Therapieverfahren, die vorwiegend auf der Basis der Lern- und Sozialpsychologie entwickelt worden sind. [2]Unter den Begriff „Verhalten" fallen dabei beobachtbare Verhaltensweisen sowie kognitive, emotionale, motivationale und physiologische Vorgänge. [3]Verhaltenstherapie im Sinne dieser Richtlinie erfordert die Analyse der ursächlichen und aufrechterhaltenden Bedingungen des Krankheitsgeschehens (Verhaltensanalyse). [4]Sie entwickelt ein entsprechendes Störungsmodell und eine übergeordnete Behandlungsstrategie, aus der heraus die Anwendung spezifischer Interventionen zur Erreichung definierter Therapieziele erfolgt.

(2) Aus dem jeweiligen Störungsmodell können sich folgende Schwerpunkte der therapeutischen Interventionen ergeben:

1. Stimulusbezogene Methoden (z. B. systematische Desensibilisierung),
2. Responsebezogene Methoden (z. B. operante Konditionierung, Verhaltensübung),
3. Methoden des Modelllernens,
4. Methoden der kognitiven Umstrukturierung (z. B. Problemlösungsverfahren, Immunisierung gegen Stressbelastung),
5. Selbststeuerungsmethoden (z. B. psychologische und psychophysiologische Selbstkontrolltechniken).

(3) Die Komplexität der Lebensgeschichte und der individuellen Situation der Patientin oder des Patienten erfordert eine Integration mehrerer dieser Interventionen in die übergeordnete Behandlungsstrategie.

(4) Verhaltenstherapie kann als Krankenbehandlung nach dieser Richtlinie bei Erwachsenen, Kindern und Jugendlichen zur Anwendung kommen.

Seit 2020 steht die Systemische Therapie für die ambulante psychotherapeutische Behandlung von erwachsenen Patientinnen und Patienten und seit 2024 auch für Kinder und Jugendliche zur Verfügung.

Systemische Therapie als psychotherapeutische Krankenbehandlung und Verfahren der Richtlinientherapie wird in dem neu eingefügten § 18 PT-RL wie folgt definiert:

§ 18 Systemische Therapie (PT-RL)

(1) [1]Die Systemische Therapie fokussiert den sozialen Kontext psychischer Störungen und misst dem interpersonellen Kontext eine besondere ätiologische Relevanz bei. [2]Symptome werden als kontraproduktiver Lösungsversuch psychosozialer und psychischer Probleme verstanden, die wechselseitig durch intrapsychische (kognitiv-emotive), biologisch-somatische sowie interpersonelle Prozesse beeinflusst sind. [3]Theoretische Grundlage sind insbesondere die Kommunikations- und Systemtheorien, konstruktivistische und narrative Ansätze und das biopsychosoziale Systemmodell. [4]Grundlage für Diagnostik und Therapie von psychischen Störungen im Sinne dieser Richtlinie ist die Analyse der Elemente der jeweiligen relevanten Systeme und ihrer wechselseitigen Beziehungen, sowohl unter struktureller als auch generationaler Perspektive und eine daraus abgeleitete Behandlungsstrategie. [5]Der Behandlungsfokus liegt in der Veränderung von symptomfördernden, insbesondere familiären und sozialen Interaktionen, narrativen und intrapsychischen Mustern hin zu einer funktionaleren Selbst-Organisation der Patientin oder des Patienten und des für die Behandlung relevanten sozialen Systems, wobei die Eigenkompetenz der Betroffenen genutzt wird.

(2) Schwerpunkte der systemischen Behandlungsmethoden sind insbesondere

- Methoden der systemischen Gesprächsführung und systemische Fragetechniken
- Narrative Methoden
- Lösungs- und ressourcenorientierte Methoden
- Strukturell-strategische Methoden
- Aktionsmethoden

- Methoden für die Arbeit am inneren System
- Methoden zur Affekt- und Aufmerksamkeitsregulation
- Symbolisch- metaphorische und expressive Methoden.

(3) Systemische Therapie kann nach dieser Richtlinie als Krankenbehandlung bei Erwachsenen, Kindern und Jugendlichen zur Anwendung kommen.

Patientinnen und Patienten werden über dieses Therapieverfahren im Formblatt PTV 10 wie folgt informiert:

„Die Systemische Therapie versteht psychische Störungen unter besonderer Berücksichtigung von Beziehungen. Neben der Sicht auf Belastendes stehen die Nutzung eigener Kompetenzen und Fähigkeiten der Patientin oder des Patienten bzw. ihres oder seines Umfeldes im Mittelpunkt. Die Therapie orientiert sich an den Aufträgen und Anliegen der Patientinnen und Patienten. Ziel ist es, symptomfördernde Verhaltensweisen, Interaktionsmuster und Bewertungen umwandeln zu helfen und neue, gesundheitsfördernde Lösungsansätze zu entwickeln.
In die Therapie können Lebenspartnerinnen und Lebenspartner oder andere wichtige Bezugspersonen einbezogen werden. Die Systemische Therapie im Mehrpersonensetting, die dann beispielsweise gemeinsam mit der Kernfamilie oder der erweiterten Familie stattfindet, nutzt die Angehörigen als Ressource für die Behandlung und die Veränderung von bedeutsamen Beziehungen und Interaktionen.“

3.5.2 Psychotherapiemethoden

In der Anlage der PT-RL sind unter I. Methoden genannt, die im Rahmen einzelner Verfahren angewendet werden dürfen. Katathymes Bilderleben kann in Tiefenpsychologisch fundierten Psychotherapien und Rational Emotive Therapie (RET) in Verhaltenstherapien mit allen Altersgruppen durchgeführt werden. Eye-Movement-Desensitization and Reprocessing (EMDR) kann nur bei Erwachsenen mit posttraumatischen Belastungsstörungen bei Analytischer Psychotherapie, Tiefenpsychologisch fundierter Psychotherapie, Systemischer Therapie und Verhaltenstherapie Einsatz finden.

Anlage (PT-RL)

Der Gemeinsame Bundesausschuss stellt gemäß § 20 Absatz 3 der Richtlinie fest:

I. Die nachstehenden Verfahren, Methoden und Techniken können wie folgt Anwendung finden:

1. Katathymes Bilderleben ist keine eigenständige Psychotherapie im Sinne der Richtlinie, sondern kann gegebenenfalls im Rahmen eines übergeordneten tiefenpsychologisch fundierten Therapiekonzeptes (§ 16a) Anwendung finden.

2. Rational Emotive Therapie (RET) kann als eine Methode der kognitiven Umstrukturierung (§ 17 Absatz 2 Nummer 4) im Rahmen eines umfassenden verhaltenstherapeutischen Behandlungskonzepts Anwendung finden.
3. Eye-Movement-Desensitization and Reprocessing (EMDR) kann bei Erwachsenen mit posttraumatischen Belastungsstörungen als Behandlungsmethode im Rahmen eines umfassenden Behandlungskonzeptes der Verhaltenstherapie, der tiefenpsychologisch fundierten Psychotherapie, analytischen Psychotherapie oder Systemischen Therapie Anwendung finden. Die Anwendung setzt eine hinreichende fachliche Befähigung voraus, das heißt eine Qualifikation in der psychotherapeutischen Behandlung der posttraumatischen Belastungsstörung einschließlich der Methode EMDR. Das Nähere ist entsprechend § 37 in der Psychotherapie-Vereinbarung zu bestimmen.

Die zur Durchführung von EMDR notwendigen fachlichen Befähigungen der Psychotherapeutinnen und -therapeuten sind in Kapitel 2.1 entsprechend § 6 Abs. 1-3 der PT-V dargestellt.

3.5.3 Nicht zugelassene Verfahren, Methoden und Techniken

In der Anlage der PT-RL sind unter II. andererseits auch solche Psychotherapieverfahren, Psychotherapiemethoden und psychotherapeutische Techniken genannt, die keine Anwendung in der Krankenbehandlung finden können, da die Erfordernisse der PT-RL nicht erfüllt werden.

Anlage (PT-RL)

II. Die folgenden Psychotherapieverfahren, Psychotherapiemethoden und psychotherapeutischen Techniken können keine Anwendung finden, da die Erfordernisse der Psychotherapie-Richtlinie nicht erfüllt werden:

1. Gesprächspsychotherapie
2. Gestalttherapie
3. Logotherapie
4. Psychodrama
5. Respiratorisches Biofeedback
6. Transaktionsanalyse

Die Liste ist nicht abschließend. In der vertragsärztlichen Versorgung gilt ein Erlaubnisvorbehalt, das heißt, nur neue Untersuchungs- und Behandlungsmethoden, die vom G-BA anerkannt sind, können im Rahmen der vertragsärztlichen Versorgung zulasten der GKV erbracht werden (vgl. § 135 Abs. 1 SGB V).

3.5.4 Behandlungsfrequenz und Behandlungsumfang

Für alle vier Psychotherapieverfahren wird in der PT-RL lediglich eine obere Behandlungsfrequenz mit maximal drei Behandlungsstunden pro Woche festgelegt. Allerdings kann eine Psychotherapie nicht durchgehend hochfrequent mit drei Wochenstunden durchgeführt werden, sondern eine höhere Wochenfrequenz (zwei bis drei Wochenstunden) kann nur abschnittsweise zur Sicherung des Therapieerfolgs durchgeführt werden. In solchen Fällen muss diese phasenweise höhere Wochenfrequenz in der „Antragstellung differenziert" begründet werden. Allerdings bietet nur der Bericht an die Gutachterin oder den Gutachter im Rahmen des Gutachterverfahrens die Möglichkeit einer differenzierten Begründung. Bei einer gutachterfreien Kurzzeittherapie oder Gruppentherapie sowie Kombinationsbehandlung mit überwiegender Gruppentherapie oder einer Fortführung, die von der Krankenkasse nicht dem Gutachterverfahren zugeführt wird, besteht keine Möglichkeit einer differenzierten Begründung. Höherfrequente Therapieabschnitte sollen nicht das gesamte bewilligte Kontingent umfassen. Damit soll sichergestellt sein, dass in den jeweiligen Verfahren eine ausreichend lange Therapiedauer gewährleistet ist.

§ 23 Behandlungsfrequenz (PT-RL)

(1) Psychotherapie nach § 15 ist auf maximal drei Behandlungsstunden in der Woche zu begrenzen, um eine ausreichende Therapiedauer im Rahmen der Kontingentierung zu gewährleisten.

(2) [1]Eine durchgehend hochfrequente Psychotherapie kann im Rahmen dieser Richtlinie keine Anwendung finden. [2]Bei der Therapieplanung oder im Verlauf der Behandlung kann es sich jedoch als notwendig erweisen, gegebenenfalls einen Abschnitt der Psychotherapie in einer höheren Wochenfrequenz durchzuführen, um eine größere Effektivität der Therapie zu gewährleisten. [3]Der entsprechende Abschnitt darf nicht das gesamte Kontingent eines Bewilligungsschrittes umfassen. [4]Die Notwendigkeit einer abschnittsweisen höheren Wochenfrequenz ist in der Antragstellung differenziert zu begründen.

Übliche Behandlungsfrequenzen bei Tiefenpsychologisch fundierter Psychotherapie und Analytischer Psychotherapie leiten sich aus den beschriebenen unterschiedlichen Behandlungszielen und -techniken ab. Bei Tiefenpsychologisch fundierter Psychotherapie wird in der Regel mit einer Wochenstunde und abschnittsweise mit zwei Wochenstunden gearbeitet. Bei der unter § 16a Abs. 3 Nr. 4 PT-RL genannten Sonderform, der sogenannten niederfrequenten haltgebenden Tiefenpsychologisch fundierten Psychotherapie, ist wegen einer gewünschten langfristigen Begleitung der Patientinnen und Patienten eine geringere Frequenz mit Therapiestunden alle 14 Tage möglich. Analytische Psychotherapien werden in der Regel mit zwei Wochenstunden, abschnittsweise mit drei Wochenstunden durchgeführt, bei modifizierter Arbeit aber auch mit einer Wochenstunde. Bei Verhaltenstherapien wird in der Regel mindestens in der Anfangsphase einer Psychotherapie mit einer Stunde pro Woche gearbeitet. Wird im Rahmen einer Verhaltenstherapie auch eine Expositionsbehandlung durchgeführt, können während der Expositionsbehandlung zur Sicherung des Therapieerfolgs abschnittsweise auch höhere Frequenzen als drei Einheiten pro Woche, z. B. in Form von massierten Blocksitzungen, notwendig sein. Gemäß EBM sind bis zu vier Therapieeinheiten je Tag berechenbar.

§ 28 Behandlungsumfang und -begrenzung (PT-RL)

(1) Für die Durchführung der Psychotherapie ist es sowohl unter therapeutischen als auch unter wirtschaftlichen Aspekten erforderlich, nach Klärung der Diagnose und der Indikationsstellung vor Beginn der Behandlung den Behandlungsumfang und die Behandlungsfrequenz festzulegen, damit sich die Patientin oder der Patient und die Psychotherapeutin oder der Psychotherapeut darauf einrichten können.

Zum Behandlungsumfang sind in der PT-RL Therapiekontingente mit Höchstgrenzen in § 29 und § 30 PT-RL festgelegt, welche die therapeutischen Erfahrungen in den unterschiedlichen Psychotherapieverfahren mit unterschiedlichen Behandlungszielen widerspiegeln und in der Regel einen Behandlungserfolg erwarten lassen.

3.5.5 Therapieplanung

Alle vier Psychotherapieverfahren können in verschiedenen Behandlungssettings – als Einzeltherapie, als Gruppentherapie oder als Kombination aus Einzel- und Gruppentherapie sowie bei Systemischer Therapie auch im Mehrpersonensetting – geplant und durchgeführt werden. Die Kombinationsbehandlung kann auch bei der Sonderform der niederfrequenten, langfristigen und Halt gewährenden Tiefenpsychologisch fundierten Psychotherapie durchgeführt werden.

§ 22 Kombination von Anwendungsformen (PT-RL)

(1) Psychotherapie nach § 15 kann als Einzeltherapie, als Gruppentherapie oder als Kombination aus Einzel- und Gruppentherapie durchgeführt werden, bei der Systemischen Therapie auch im Mehrpersonensetting.

(2) [1]Aufbauend auf der Diagnostik ist bei Kombinationen von Einzel- und Gruppentherapie vor Beginn der Behandlung ein Gesamtbehandlungsplan zu

erstellen. [2]Bei gleichzeitiger Behandlung durch verschiedene Psychotherapeutinnen oder Psychotherapeuten ist der jeweilige Gesamtbehandlungsplan in Abstimmung zu erstellen und eine gegenseitige Information über den Verlauf der Behandlung sicherzustellen, sofern die Patientin oder der Patient einwilligt.

(3) [1]Bei Veränderung des bewilligten Behandlungssettings während einer laufenden Psychotherapie ist der Krankenkasse diese Änderung anzuzeigen, sofern das bewilligte Stundenkontingent im Rahmen der Änderung nicht überschritten wird. [2]Abweichend von Satz 1 ist bei Änderung des Settings im Rahmen der Langzeittherapie in eine Einzeltherapie oder in eine Kombination von Einzel- und Gruppentherapie mit überwiegend durchgeführter Einzeltherapie ein gutachterpflichtiger Änderungsantrag zu stellen.

Die Angabe des Behandlungssettings ist Voraussetzung für die Therapieplanung. Wenn während einer laufenden Therapie ein Wechsel des Settings, z. B. von einer Einzel- in eine Gruppentherapie erfolgen soll, so genügt bei der KZT eine formlose Anzeige an die Krankenkasse. Bei LZT ist ein Umwandlungsantrag mit Begründung des Wechsels in das andere Setting im Bericht an eine Gutachterin oder an einen Gutachter notwendig, sofern es sich um einen Antrag auf Einzeltherapie oder um einen Antrag auf Kombinationsbehandlung mit überwiegend Einzeltherapie handelt.

Die Befreiung von der regelhaften Begutachtung von LZT-Anträgen auf Gruppentherapie oder von Anträgen auf Kombinationsbehandlungen mit überwiegend Gruppentherapie wird in den TrG des Beschlusses des G-BA vom 20.11.2020 folgendermaßen begründet:

„Der gesetzliche Auftrag zur Vereinfachung des Gutachterverfahrens wird wie folgt umgesetzt: Anträge auf Gruppentherapie oder Anträge auf eine Kombination aus überwiegend durchgeführter Gruppentherapie mit Einzeltherapie, d. h. mit mehr als der Hälfte der beantragten Therapieeinheiten im Gruppensetting, unterliegen nun auch im Rahmen einer Langzeittherapie nicht mehr der regelhaften Begutachtung. Die verpflichtende Begutachtung für Anträge auf Einzeltherapie oder für Anträge auf Kombination aus überwiegend durchgeführter Einzeltherapie mit Gruppentherapie, jeweils im Rahmen einer Langzeittherapie, bleibt erhalten. Im Sinne der Förderung der Gruppentherapie wird hierdurch eine Häufung von zeitgleichen Begutachtungsprozessen, beispielweise bei Neueinrichtung einer Gruppe, vermieden, die seitens der Therapeutinnen und Therapeuten als eine Hürde bei der Planung und Etablierung von Psychotherapie-Gruppen erachtet werden. Folglich werden solche Psychotherapien im Rahmen eines vereinfachten Beantragungsproceders gefördert, die ausschließlich oder überwiegend in der Gruppentherapie durchgeführt werden. Berufsrechtliche Verpflichtungen und Bestimmungen zur schriftlichen Dokumentation bleiben hiervon unberührt.“

Weiterhin bleibt es nach § 35 PT-RL aber dabei, dass die Krankenkasse jeden Antrag auf Richtlinientherapie gutachterlich prüfen kann.

Vor Beginn einer Richtlinientherapie soll – neben der Entscheidung für ein Richtlinienverfahren und ein geeignetes Behandlungssetting – auch die auf die Behandlungsziele abgestimmte Behandlungsfrequenz und der voraussichtliche Behandlungsumfang festgelegt werden.

3.5.6 Kurzzeittherapie und Kontingente

In allen vier zugelassenen Psychotherapieverfahren sind Kurzzeittherapien möglich. Eine KZT kann für die fokussierte Arbeit an einem umschriebenen Konflikt oder einem umschriebenen Verhalten mit vermutlich ausreichendem Kontingent beantragt werden, zur Überprüfung der Indikation für eine LZT oder im Sinne einer Probetherapie genutzt werden.

Für eine Krisenintervention steht die Psychotherapeutische Akutbehandlung zur Verfügung, welche statt einer KZT 1 durchgeführt werden kann. Die Psychotherapeutische Akutbehandlung kann nach Entaktualisierung einer Krise beendet werden. Es besteht aber auch die Möglichkeit, nach zwei obligatorischen probatorischen Sitzungen eine KZT 1 oder KZT 2 anzuschließen. Die ausschließlich im Einzelsetting mögliche Psychotherapeutische Akutbehandlung kann auch in eine Gruppentherapie einer Kurzzeittherapie überführt werden. Die bei derselben Psychotherapeutin oder demselben Psychotherapeuten durchgeführten Stunden der Psychotherapeutischen Akutbehandlung müssen mit dem Kontingent einer KZT 1 verrechnet werden. (vgl. Kapitel 3.3.2)

Zu beachten ist, dass eine KZT 2 erst nach der 7. Sitzung einer KZT 1 beantragt werden kann.

§ 29 Therapieansätze in den Verfahren nach § 15 (PT-RL)

In den Verfahren nach § 15 sind folgende Therapieansätze möglich:

1. Im Rahmen der Kurzzeittherapie 1 (KZT 1) können bis zu 12 Stunden als Einzeltherapie oder bis zu 12 Doppelstunden als Gruppentherapie durchgeführt werden. Die KZT 1 ist gemäß § 34 antragspflichtig. Erbrachte Stunden im Rahmen der psychotherapeutischen Akutbehandlung nach § 13 werden mit dem Stundenkontingent der KZT 1 verrechnet.
2. Im Rahmen der Kurzzeittherapie 2 (KZT 2) können bis zu 12 Stunden als Einzeltherapie oder bis zu 12 Doppelstunden als Gruppentherapie durchgeführt werden. Die KZT 2 ist gemäß § 34 antragspflichtig.
3. [...]

In der Tiefenpsychologisch fundierten Psychotherapie, der Systemischen Therapie und der Verhaltenstherapie kann die KZT als Einzeltherapie auch in zwei Einheiten von 25 Minuten unterteilt werden. Bei Tiefenpsychologisch fundierten Psychotherapien, Verhaltenstherapien und Systemischen Therapien können auch Doppelsitzungen mit entsprechender Verminderung der Gesamtstundenzahl durchgeführt werden. Erfolgt eine Systemische Therapie im Mehrpersonensetting, müssen die Einheiten mindestens 50 Minuten betragen. Systemische Therapie im Mehrpersonensetting kann auch in doppelstündigen Sitzungen mit entsprechender Verminderung der Gesamtsitzungszahl durchgeführt werden.

§ 28 Behandlungsumfang und -begrenzung (PT-RL)

(5) Tiefenpsychologisch fundierte Psychotherapie als Kurzzeittherapie sowie die in § 16a Absatz 3 Nummer 4 genannte Methode können als Einzeltherapie auch in Einheiten von 25 Minuten mit entsprechender Vermehrung der Gesamtsitzungszahl erbracht werden.

(6) Verhaltenstherapie und Systemische Therapie können als Einzeltherapie auch in Einheiten von 25 Minuten mit entsprechender Vermehrung und in doppelstündigen Sitzungen mit entsprechender Verminderung der Gesamtsitzungszahl Anwendung finden.

[...]

(8) [1]Systemische Therapie kann im Mehrpersonensetting erbracht werden. [2]In diesem Fall ist dies in Einheiten von mindestens 50 Minuten und in doppelstündigen Sitzungen mit entsprechender Verminderung der Gesamtsitzungszahl durchzuführen.

(9) Bewilligt Kurzeittherapiekontingente werden auf das Kontingent der Langzeittherapie angerechnet.

Die Regelung zum Mehrpersonensetting in Absatz 7 wurde in den Tragenden Gründen vom 22.11.2019 wie folgt erläutert:

„Der neu eingefügte Absatz 7 regelt den Behandlungsumfang bei Systemischer Therapie im Mehrpersonensetting im Rahmen der Einzeltherapie bzw. Sitzungen mit einem Patienten. Hierfür ist festgelegt, dass die Einheit einer therapeutischen Sitzung im Mehrpersonensetting mindestens 50 Minuten umfasst (1 Therapieeinheit in der ‚Einzeltherapie' entspricht 50 Minuten). Es können auch doppelstündige Sitzungen stattfinden, wobei sich die Gesamtsitzungszahl entsprechend vermindert. Kürzere Einheiten werden bei Systemischer Therapie im Mehrpersonensetting als nicht sinnvoll erachtet und sind daher nicht vorgesehen. Ein Mehrpersonensetting kann nicht nur in der Einzeltherapie, d. h. bei der Behandlung einer Patientin oder eines Patienten, sondern auch im Rahmen einer Gruppentherapie, d. h. Behandlungen von mindestens drei Patientinnen und/oder Patienten oder im Rahmen

einer Kombinationsbehandlung aus Einzel- und Gruppentherapie Anwendung finden. Wird das Mehrpersonensetting in einer Gruppensitzung durchgeführt, wird die Sitzungsdauer der Gruppentherapie (1 Therapieeinheit in der ‚Gruppentherapie' entspricht 100 Minuten) in der Anrechnung der maximal möglichen Anzahl der Therapieeinheiten verwendet."

§ 11 Antragstellung (PT-V)

(5) [1]Für die Kurzzeittherapie 1 (KZT 1) können höchstens zwölf Therapieeinheiten beantragt werden, für die Kurzzeittherapie 2 (KZT 2) höchstens zwölf weitere Therapieeinheiten. [2]Die Einzelsitzung kann auch in Einheiten von 2 x 25 Minuten unter entsprechender Vermehrung der Gesamtsitzungszahl durchgeführt werden. [3]Die Beantragung der KZT 1 erfolgt frühestens zu Beginn der probatorischen Sitzungen, die Beantragung der KZT 2 ist frühestens nach sieben durchgeführten Therapieeinheiten der KZT 1 möglich. [4]Stellt sich während der Kurzzeittherapie heraus, dass eine Langzeittherapie durchgeführt werden muss, ist die Überführung der Kurzzeittherapie in eine Langzeittherapie spätestens mit der achten Therapieeinheit der KZT 2 zu beantragen. [5]Wird Kurzzeittherapie in Langzeittherapie überführt, ist die bewilligte Kurzzeittherapie auf das Kontingent der Langzeittherapie anzurechnen. [6]Die Krankenkasse hat den Umwandlungsantrag auf Langzeittherapie als Einzeltherapie oder als eine Kombination von Einzel- und Gruppentherapie mit überwiegend durchgeführter Einzeltherapie einer Gutachterin oder einem Gutachter vorzulegen (Gutachterverfahren nach § 35 Psychotherapie-Richtlinie). [7]Das gleiche gilt, wenn nach Beendigung einer Richtlinientherapie eine Kurzzeittherapie beantragt werden soll, es sei denn, dass zwischen der Beendigung der Richtlinientherapie und dem Zeitpunkt der Antragstellung ein Zeitraum von mehr als zwei Jahren liegt.

Sofern innerhalb des Zweijahreszeitraums eine gutachterpflichtige KZT 1 bewilligt wurde, kann davon ausgegangen werden, dass der kurze Zeitraum zwischen Beendigung der vorherigen Psychotherapie und der Wiederaufnahme der Behandlung (KZT 1) in dem Antrag für die KZT 1 ausreichend gegenüber dem Gutachter begründet werden konnte. Dann obliegt es der Krankenkasse, einen Antrag für eine KZT 2 gutachterlich prüfen zu lassen oder darauf zu verzichten. Dies gilt jedoch nicht, wenn die KZT 1 in eine Langzeittherapie umgewandelt wird.

3.5.7 Langzeittherapie und Kontingente

Eine Langzeittherapie kann jederzeit nach Terminierung der zweiten probatorischen Sitzung beantragt werden, auch wenn eine Psychotherapeutische Akutbehandlung vorausgegangen ist. Genehmigt die Krankenkasse die Langzeittherapie vor der Durchführung der zweiten probatorischen Sitzung, muss vor Beginn der

Langzeittherapie die zweite probatorische Sitzung durchgeführt werden (s. a. die Ausführung in Kapitel 3.4). Der Antrag einer Langzeittherapie ist bis zur zwanzigsten Sitzung einer Kurzzeittherapie möglich. Therapieeinheiten einer Psychotherapeutischen Akutbehandlung bei derselben Psychotherapeutin oder demselben Psychotherapeuten müssen auf die Kontingente einer KZT oder LZT angerechnet werden (zur Anrechnung der Psychotherapeutischen Akutbehandlung s. Kapitel 3.3.2).

Bei der Umwandlung einer Kurzzeittherapie in eine Langzeittherapie bezieht sich die Anrechnung der Kurzzeittherapie auf das bisher *genehmigte* Kontingent der Kurzzeittherapie (und nicht wie bei der Akutbehandlung auf das *durchgeführte* Kontingent).

Beispiel 1
Nach der siebten Therapieeinheit einer KZT 1 wird eine KZT 2 beantragt. KZT 1 und KZT 2 ergeben zusammen 24 Therapieeinheiten. Auf dem Formblatt PTV 2 werden die beantragten 12 Therapieeinheiten der KZT 2 und bei dem entsprechenden Feld für den bisherigen Behandlungsumfang die sieben bisher durchgeführten Therapieeinheiten der KZT 1 eingetragen. Damit insgesamt das Kontingent von 24 Therapieeinheiten der Kurzzeittherapie erreicht wird, wird die KZT 1 bis zur genehmigten Anzahl von 12 Sitzungen fortgeführt und entsprechend mit der EBM-Ziffer für die KZT 1 abgerechnet. Erst danach wird mit Beginn der KZT 2 die entsprechende EBM-Ziffer verwendet.

Beispiel 2
Bis zur 20. Therapieeinheit einer Kurzzeittherapie (bzw. mit der achten Sitzung der KZT 2) soll die Kurzzeittherapie in eine Langzeittherapie mit einem Kontingent von insgesamt 60 Therapieeinheiten, einschließlich der Kurzzeittherapie, ausgegangen. Auf dem Formblatt PTV 2 wird als bisheriges Kontingent der Kurzzeittherapie die Zahl 20 eingetragen und als beantragtes Kontingent der Langzeittherapie die Zahl 36. Damit insgesamt das Kontingent von 60 Therapieeinheiten der Langzeittherapie erreicht wird, wird die KZT 2 bis zur genehmigten Anzahl von 12 Sitzungen fortgeführt und entsprechend mit der EBM-Ziffer für die KZT 2 abgerechnet. Erst danach wird mit Beginn der Langzeittherapie die entsprechende EBM-Ziffer verwendet.

§ 29 Therapieansätze in den Verfahren nach § 15 (PT-RL)

In den Verfahren nach § 15 sind folgende Therapieansätze möglich:

[...]

4. Die Umwandlung einer Kurzzeittherapie in die Langzeittherapie muss bis zur zwanzigsten Sitzung der Kurzzeittherapie beantragt werden; zugleich muss bei Umwandlungsanträgen auf Einzeltherapie oder auf eine Kombination von Einzel- und Gruppentherapie mit überwiegend durchgeführter Einzeltherapie das Gutachterverfahren eingeleitet werden. Grundsätzlich ist der Antrag so rechtzeitig zu stellen, dass eine unmittelbare Weiterbehandlung möglich ist.

Die Bewilligungsschritte und Höchstgrenzen in den zugelassenen Richtlinienverfahren sind in § 30 PT-RL festgelegt.

Einzeltherapie (Erwachsene)			
Analytische Psychotherapie	**Tiefenpsychologisch fundierte Psychotherapie**	**Verhaltenstherapie**	**Systemische Therapie**
160	60	60	36
300	100	80	48

Die in der PT-RL festgelegten Höchstgrenzen sind grundsätzlich einzuhalten. In begründeten Einzelfällen kann jedoch eine Überschreitung der Höchstgrenzen erfolgen, sofern eine entsprechende therapeutische Notwendigkeit nachvollziehbar dargelegt wird.

§ 30 Bewilligungsschritte für die Verfahren gemäß § 15 (PT-RL)

[1]Die folgenden Bewilligungsschritte sind möglich. [2]Eine Überschreitung des mit den jeweiligen Bewilligungsschritten festgelegten Therapieumfangs ist für die folgenden Verfahren nur zulässig, wenn mit der Beendigung des Bewilligungsschrittes das Behandlungsziel nicht erreicht werden kann, aber begründete Aussicht auf Erreichung des Behandlungsziels bei Fortführung der Therapie besteht. [3]Es sind grundsätzlich die zugehörigen Höchstgrenzen einzuhalten:

1. Analytische Psychotherapie bei Erwachsenen
   - Bewilligungsschritte: bei Einzeltherapie bis 160 Stunden, bei Gruppentherapie bis 80 Doppelstunden
   - Höchstgrenze: bei Einzeltherapie 300 Stunden, bei Gruppentherapie 150 Doppelstunden
2. Tiefenpsychologisch fundierte Psychotherapie bei Erwachsenen
   - Bewilligungsschritte: bei Einzeltherapie bis 60 Stunden, bei Gruppentherapie bis 60 Doppelstunden
   - Höchstgrenze: bei Einzeltherapie 100 Stunden, bei Gruppentherapie 80 Doppelstunden
3. Verhaltenstherapie bei Erwachsenen
   - Bewilligungsschritte: bis 60 Stunden einschließlich Gruppentherapie in Doppelstunden
   - Höchstgrenze: 80 Stunden einschließlich Gruppentherapie in Doppelstunden
4. Systemische Therapie bei Erwachsenen
   - Bewilligungsschritte: bis 36 Stunden einschließlich Gruppentherapie in Doppelstunden
   - Höchstgrenze: 48 Stunden einschließlich Gruppentherapie in Doppelstunden

Die Bewilligungsschritte für Kinder und Jugendliche sind in Kapitel 5.10.2 aufgeführt.

Informationen zu Gruppentherapien und Kombinationstherapien finden sich in Kapitel 3.7.

Hilfen zum Ausfüllen des Formblatts PTV 1 (Antrag auf Psychotherapie) für die Patientinnen und Patienten und des Formblatts PTV 2 (Angaben Therapeut*in) zur Beantragung einer Richtlinientherapie (KZT 1, KZT 2 oder LZT) finden sich in Kapitel 4.3 Antrags- und Genehmigungsverfahren.

3.5.8 Beendigung einer Richtlinientherapie

Eine Richtlinientherapie (KZT 1, KZT 2 oder LZT) kann jederzeit beendet werden. Gemäß dem allgemeinen Wirtschaftlichkeitsgebot des § 12 Abs. 1 SGB V (s. a. Kapitel 2.6.1) muss eine Richtlinientherapie beendet werden, wenn die sozialrechtlichen Voraussetzungen nicht mehr gegeben sind, das heißt zum Beispiel dann, wenn keine seelische Krankheit mehr vorliegt (s. § 1 Abs. 1 Satz 2 PT-RL) oder wenn die Weiterbehandlung keine Aussicht auf eine hinreichend günstige Prognose im Sinne der Therapieziele zulässt.

Das Ende einer Richtlinientherapie (KZT 1, KZT 2 und LZT) muss von der Psychotherapeutin oder dem Psychotherapeuten in der Abrechnung gekennzeichnet werden. Dafür stehen zwei Zusatzziffern zur Verfügung: die GOP 88130 für die Beendigung einer Psychotherapie ohne anschließende Rezidivprophylaxe und die GOP 88131 für die Beendigung mit anschließender Rezidivprophylaxe.

§ 17 Ablauf der Behandlung (PT-V)

(7) [1]Die Psychotherapeutin oder der Psychotherapeut zeigt der zuständigen Krankenkasse unverzüglich die Beendigung der Richtlinientherapie gemäß § 15 der Psychotherapie-Richtlinie an. [2]Sofern sich eine Rezidivprophylaxe anschließt, ist dies ebenfalls anzuzeigen. [3]Für die Anzeige nach Satz 1 oder Satz 2 sind die entsprechenden Kennzeichnungen des Katalogs der codierten Zusatzziffern der Kassenärztlichen Bundesvereinigung zu verwenden.

Die Mitteilung des Therapieendes ist essenziell für den Fall, dass eine Patientin oder ein Patient eine erneute ambulante Richtlinientherapie benötigen würde. Für die Krankenkasse beginnt mit der Mitteilung über das Ende der Behandlung der Zeitraum, aus dem sich für eine folgende Behandlung ggf. eine Gutachterpflicht ergibt, nämlich wenn dieser unter zwei Jahren liegt.

Die Regelungen in § 17 Abs. 7 PT-V geben vor, dass das Therapieende der zuständigen Krankenkasse „unverzüglich" mitzuteilen ist. „Unverzüglich" bezieht sich nicht auf die letzte Therapiesitzung, sondern auf den Zeitpunkt nach der

Entscheidung, die Therapie zu beenden. Dieser Zeitpunkt kann auch nach der letzten Therapiesitzung liegen, wenn sich z. B. Psychotherapeutin oder Psychotherapeut und Patientin oder Patient auf einen Zeitraum verständigen, in dem das Therapieende noch „offen" gehalten werden soll. Es kommt dann vor, dass das Therapieende in einem Abrechnungsquartal mitgeteilt wird, in dem der Patient nicht persönlich gesehen wurde. Die Mitteilung des Therapieendes ist insofern nur möglich, indem ein Abrechnungsschein manuell angelegt wird. Sofern die Diagnose nicht mehr oder nicht mehr sicher mit derjenigen übereinstimmt, die für die Behandlung galt, kann man sich mit einem der Zusatzkennzeichen zur Angabe der Diagnosesicherheit behelfen (s. a. § 3 Abs. 1 der Kodiervorgaben der KBV nach § 295 Abs. 4 SGB V):

- V für Verdachtsdiagnose
- G für gesicherte Diagnose
- A für ausgeschlossene Diagnose
- Z für (symptomlosen) Zustand nach der betreffenden Diagnose

Ein weiteres Problem ergibt sich, wenn eine Patientin oder ein Patient (z. B. bei einer anderen Psychotherapeutin oder einem anderen Psychotherapeuten) einen neuen Antrag auf eine Richtlinientherapie stellt, bevor die Krankenkasse Kenntnis über das Therapieende erlangt. Da eine parallele Behandlung durch zwei Psychotherapeutinnen oder Psychotherapeuten – abgesehen von der Durchführung einer Gruppentherapie mit mehr als sechs Patientinnen und Patienten und der Durchführung einer Kombinationsbehandlung, bei der die Einzel- und Gruppentherapie durch verschiedene Psychotherapeutinnen oder Psychotherapeuten übernommen werden – nicht vorgesehen ist, kann es in derartigen Fällen zur formalen Ablehnung von Anträgen durch die Krankenkasse kommen.

Die Übermittlung des Behandlungsendes einer Langzeittherapie stellt zudem eine notwendige Voraussetzung für die Erbringung einer Rezidivprophylaxe dar.

3.6 Rezidivprophylaxe

Das Wichtigste in Kürze

Rezidivprophylaxe

- kann im Anschluss an eine Langzeittherapie beispielsweise zur Erhaltung der Therapieerfolge oder zur Stabilisierung durchgeführt werden,
- setzt voraus, dass das Ende der Richtlinientherapie in der Quartalsabrechnung angezeigt wurde,
- ist innerhalb eines Zeitraums von zwei Jahren nach Abschluss einer Langzeittherapie durchzuführen,

- kann im Einzel- oder Gruppensetting oder als Kombination aus Einzel- und Gruppensetting angewendet werden,
- besteht aus den Therapieeinheiten des bewilligten Grundkontingents: bei einer Behandlungsdauer von 40 oder mehr Std. max. 8 Std. Rezidivprophylaxe, bei 60 oder mehr Behandlungsstunden max. 16 Std. Rezidivprophylaxe, bei Kindern und Jugendlichen im Falle der Hinzuziehung der Bezugspersonen bei einer Behandlungsdauer von 40 oder mehr Std. max. 10 Std. Rezidivprophylaxe, bei 60 oder mehr Behandlungsstunden maximal 20 Std. Rezidivprophylaxe,
- kann nicht als alleinige Maßnahme beantragt werden.

In Umsetzung des gesetzlichen Auftrags gemäß § 92 Abs. 6a Satz 3 SGB V wurde in der PT-RL die Möglichkeit eingeführt, nach Abschluss einer Langzeittherapie eine Rezidivprophylaxe durchzuführen. Ziel eines solchen Behandlungsschritts gemäß § 14 Abs. 1 und 2 PT-RL ist es, einem Wiederauftreten von bereits behandelten psychischen Symptomen nach Therapieende vorzubeugen beziehungsweise die Patientin oder den Patienten dazu zu befähigen, ein erneutes Aufkommen der Symptomatik frühzeitig wahrzunehmen und die diesbezüglich in der Behandlung erlernten Strategien und Bewältigungsmechanismen anzuwenden.

Zwar ist Psychotherapie nach § 15 PT-RL eine besonders nachhaltige Behandlung und beinhaltet aufgrund ihrer Konzepte und Techniken grundsätzlich schon Prophylaxe als integralen Bestandteil der Abschlussphase einer solchen Therapie. Nach Beendigung einer Langzeittherapie kann es dennoch bei einigen Patientinnen oder Patienten sinnvoll sein, zur Erhaltung der erreichten und mit der Patientin oder dem Patienten erarbeiteten Ziele eine weitere ausschleichende und in der Regel niederfrequente Behandlung mit den innerhalb des bewilligten Kontingentschritts verbliebenen Therapieeinheiten durchzuführen. Eine solche psychotherapeutische Arbeit auf der Basis der vertrauensvollen therapeutischen Beziehung kann zur Stabilisierung der Patientin oder des Patienten beitragen, wieder auftretende, entwicklungsbedingte Herausforderungen und Krisen abfangen und damit Neubeantragungen von Richtlinientherapie verhindern (§ 14 Abs. 2 PT-RL).

Hierbei sind von der Psychotherapeutin oder dem Psychotherapeuten anstehende Entwicklungen, Aufgaben und Schwierigkeiten bei der Patientin oder dem Patienten zu besprechen, mit dem Ziel, zu erwartende kritische Ereignisse und Lebenssituationen zu identifizieren und Rückfälle zu vermeiden. Dieser Behandlungsabschnitt findet grundsätzlich im unmittelbaren Kontakt zwischen Psychotherapeutinnen oder Psychotherapeuten und Patientinnen oder Patienten statt; eine Einbeziehung von Bezugspersonen ist nach der PT-RL bei Erwachsenen nicht vorgesehen. Rezidivprophylaxe kann zwar theoretisch auch als Gruppentherapie durchgeführt werden, jedoch sollte bei einer Gruppe, die sich aus „regulären“ Psychotherapiepatientinnen und Psychotherapiepatienten und Patientinnen und Patienten der Rezidivprophylaxe zusammensetzt, eine kontinuierliche Teilnahme aller Gruppenteilnehmenden gewährleistet sein. Eine nur gelegentliche Teilnahme einzelner Teilnehmender würde die Dynamik der Gruppe stören.

§ 14 Rezidivprophylaxe (PT-RL)

(1) [1]Psychotherapie nach § 15 ist eine besonders nachhaltige Behandlung und beinhaltet aufgrund ihrer Konzepte und Techniken grundsätzlich eine Rezidivprophylaxe als integralen Bestandteil der Abschlussphase einer solchen Therapie. [2]Hierbei sind zwischen Psychotherapeutin oder Psychotherapeut und Patientin oder Patient anstehende Entwicklungen, Aufgaben und Schwierigkeiten zu besprechen mit dem Ziel, zu erwartende kritische Ereignisse und Lebenssituationen zu identifizieren und Rückfälle zu vermeiden.

(2) [1]Nach Beendigung einer Langzeittherapie kann es dennoch bei einigen Patientinnen oder Patienten sinnvoll sein, zur Erhaltung der erreichten und mit der Patientin oder dem Patienten erarbeiteten Ziele eine weitere Behandlung – im Sinne einer „ausschleichenden Behandlung“ – mit den innerhalb des bewilligten Kontingentsschritts verbliebenen Stunden durchzuführen. [2]Eine solche niederfrequente therapeutische Arbeit auf der Basis der vertrauensvollen therapeutischen Beziehung kann zur Stabilisierung der Patientin oder des Patienten beitragen, wieder auftretende entwicklungsbedingte Herausforderungen und Krisen abfangen und damit Neubeantragungen von Richtlinientherapie verhindern.

3.6.1 Beantragung der Rezidivprophylaxe

Bei Anträgen auf Langzeittherapie hat die Psychotherapeutin oder der Psychotherapeut auf dem Formular PTV 2 anzugeben, ob geplant ist, nach Abschluss der Behandlung eine Rezidivprophylaxe durchzuführen. Sofern eine entsprechende Planung zum Zeitpunkt der Beantragung noch nicht absehbar ist, ist dies im Bericht an die Gutachterin oder den Gutachter zu begründen. Eine spätere Verlängerung der Psychotherapie nur aufgrund nachträglich geplanter Rezidivprophylaxe ist nicht möglich. Das Nähere regelt hierzu die PT-V in § 16 Abs. 2 und 3.

§ 20 Rezidivprophylaxe (PT-V)

(2) Wurde eine Langzeittherapie mit anschließender Rezidivprophylaxe beantragt oder war die Durchführung einer Rezidivprophylaxe bei Antragstellung noch nicht absehbar, können Therapieeinheiten des bewilligten Gesamtkontingents gemäß § 14 Abs. 3 der Psychotherapie-Richtlinie zur Rezidivprophylaxe genutzt werden.

(3) Voraussetzung für die Erbringung einer Rezidivprophylaxe ist die Anzeige der Beendigung der Richtlinientherapie gemäß § 15 Psychotherapie-Richtlinie gegenüber der Krankenkasse gemäß § 10 Abs. 5.

Voraussetzung für die Durchführung einer Rezidivprophylaxe ist die formale Anzeige der Beendigung einer Richtlinientherapie gemäß § 15 PT-RL gegenüber der Krankenkasse. Diese Anzeige erfolgt mittels EBM-Ziffern über die Abrechnung (vgl. 1.7.9).

Mit diesem dokumentierten Behandlungsende in der Abrechnung beginnt der Zweijahreszeitraum, innerhalb dessen eine Rezidivprophylaxe erbracht werden kann. Die hierfür genutzten Therapieeinheiten sind Teil des bewilligten Kontingents der vorangegangenen Langzeittherapie.

3.6.2 Leistungsumfang bei der Rezidivprophylaxe

Zur Durchführung der Rezidivprophylaxe können ausschließlich Therapieeinheiten des bewilligten Gesamtkontingents genutzt werden.

§ 14 Rezidivprophylaxe (PT-RL)

(3) [1]Bei einer Behandlungsdauer von 40 oder mehr Stunden können maximal 8 Stunden und bei einer Behandlungsdauer von 60 oder mehr Stunden maximal 16 Stunden für die Rezidivprophylaxe genutzt werden. [2]Bei Kindern und Jugendlichen können im Falle der Hinzuziehung von relevanten Bezugspersonen bei einer Behandlungsdauer von 40 oder mehr Stunden maximal 10 Stunden und bei einer Behandlungsdauer von 60 oder mehr Stunden maximal 20 Stunden für die Rezidivprophylaxe genutzt werden. [3]Satz 2 gilt entsprechend für die Behandlung von Menschen mit einer geistigen Behinderung. [4]Sie sind Bestandteil des bewilligten Gesamtkontingents. [5]Die Beantragung einer alleinigen Rezidivprophylaxe ist nicht zulässig.

Beispiel 1
Eine Verhaltenstherapie (Langzeittherapie, Einzelbehandlung), für die insgesamt 60 Stunden bewilligt wurden, kann nach 40 Stunden erfolgreich abgeschlossen werden. Zur Sicherung des Behandlungserfolgs können aus dem Kontingent der bewilligten, aber nicht genutzten Stunden maximal acht Therapieeinheiten zur Rezidivprophylaxe genutzt werden.

Beispiel 2
Eine Analytische Psychotherapie (Langzeittherapie, Einzelbehandlung), für die insgesamt 300 Stunden bewilligt wurden, wird nach 180 Stunden beendet. Zur Vermeidung von Rückfällen können aus dem Kontingent der bewilligten, aber nicht genutzten Therapieeinheiten maximal 16 Stunden zur Rezidivprophylaxe genutzt werden.

3.6.3 Zeitraum der Inanspruchnahme der Stunden der Rezidivprophylaxe

Nach Abschluss einer Langzeittherapie kann Rezidivprophylaxe innerhalb eines Zeitraums von zwei Jahren im Umfang der dafür jeweils vorgesehenen Therapieeinheiten durchgeführt werden. Entsprechend § 20 Abs. 4 PT-V beginnt die Zweijahresfrist mit der gemäß § 17 Abs. 7 PT-V angezeigten Beendigung der LZT.

PT-V in § 16 Abs. 2 und 3.

§ 20 Rezidivprophylaxe (PT-V)

(4) Die Zwei-Jahres-Frist gemäß § 11 Abs. 5 Satz 7 beginnt mit der gemäß § 17 Abs. 7 angezeigten Beendigung der Langzeittherapie und gilt unabhängig von den in diesem Zeitraum in Anspruch genommenen Leistungen der Rezidivprophylaxe.

Die Beendigung der Rezidivprophylaxe ist nicht anzeigepflichtig.

3.7 Gruppentherapie

Das Wichtigste in Kürze

Gruppentherapie

- ist als alleinige Behandlung oder in Kombination mit Einzeltherapie oder bei Systemischer Therapie auch in Kombination mit dem Mehrpersonensetting möglich,
- ist ebenso wie eine Kombinationsbehandlung mit überwiegender Gruppentherapie, antrags- und genehmigungspflichtig, aber nicht gutachterpflichtig,
- erfordert eine Mindestpatientenzahl von drei und eine Höchstzahl von neun Teilnehmenden, wobei nicht gesetzlich versicherte Patientinnen und Patienten mitzählen; durchgeführt von zwei Psychotherapeutinnen oder Psychotherapeuten ist eine Mindestanzahl von sechs und eine Höchstzahl von 14 Teilnehmenden erforderlich,
- dauert mindestens 100 Min. pro Therapieeinheit,
- kann per Video durch eine Psychotherapeutin oder einen Psychotherapeuten mit maximal 9 Teilnehmenden durchgeführt werden.

3.7.1 Möglichkeiten des Settings

In der PT-RL wird Gruppentherapie als gleichberechtigtes Setting neben die Einzeltherapie gestellt. Sie kann entweder ausschließlich oder in Kombination mit Einzeltherapie oder bei Systemischer Therapie für Erwachsene auch in Kombination mit dem Mehrpersonensetting durchgeführt werden.

§ 4 Übergreifende Merkmale von Psychotherapie (PT-RL)

(4) [1]Psychotherapie nach dieser Richtlinie kann bei allen Indikationen nach § 27 als Einzeltherapie, als Gruppentherapie oder als Kombination aus Einzel- und Gruppentherapie sowie bei der Systemischen Therapie als Behandlung der Patientin oder des Patienten zusammen mit relevanten Bezugspersonen aus Familie oder sozialem Umfeld (Mehrpersonensetting) auch in Kombination mit Einzel- oder Gruppentherapie Anwendung finden. [2]Nach diagnostischer Abklärung des Störungsbildes ist die Eignung der Behandlung in den verschiedenen Settings individuell zu prüfen und bei der Behandlungsplanung die Auswahl des geeigneten Behandlungssettings individuell und in Absprache mit der Patientin oder dem Patienten zu treffen.

1. Im Einzelsetting wird eine individuelle Gesamtbehandlung in der spezifischen Beziehung zwischen Patientin oder Patient und Psychotherapeutin oder Psychotherapeut gestaltet. Dieses ist gekennzeichnet durch die dyadische Interaktion zwischen Patientin oder Patient und Psychotherapeutin oder Psychotherapeut. Dabei stehen individuelles Erleben und Verhalten sowie individuelle intrapsychische Prozesse der Patientin oder des Patienten im Fokus der Behandlung. Je nach Verfahren werden unterschiedliche psychotherapeutische Instrumente wie z. B. Übertragungs-, Gegenübertragungs-, Widerstands-, Verhaltensanalyse oder System- und Ressourcenanalyse von der Psychotherapeutin oder dem Psychotherapeuten angewandt, um den Behandlungs- und Heilungsprozess der Patientin oder des Patienten zu fördern.
2. In einem Gruppensetting können interpersonelle Probleme unmittelbar prozessual aktiviert und bearbeitet werden. Je nach Verfahren werden unterschiedliche psychotherapeutische Instrumente, wie z. B. Übertragungs-, Gegenübertragungs-, Widerstands-, Verhaltensanalyse oder System- und Ressourcenanalyse von der Psychotherapeutin oder dem Psychotherapeuten angewandt, um den Behandlungs- und Heilungsprozess der Patientin oder des Patienten zu fördern. Darauf aufbauend können Techniken eingesetzt werden, die bei den Teilnehmern wechselseitig Ressourcen aktivieren (z. B. Motivation, Verstärkung). Den Patientinnen und Patienten wird vermittelt, dass andere mit den gleichen oder ähnlichen Problemen konfrontiert sind. Darüber hinaus können neue Verhaltensweisen in einem weiteren sozialen Rahmen erprobt werden und es sind Rückmeldungen nicht nur von der

Psychotherapeutin oder dem Psychotherapeuten, sondern von einer Reihe unterschiedlicher Interaktionspartner in der Gruppe möglich.

3. Mehrpersonensetting im Rahmen der Systemischen Therapie: Ein wesentliches Ziel von Systemischer Therapie im Mehrpersonensetting ist die Veränderung von bedeutsamen Beziehungen und Interaktionen (zwischen Patientin oder Patient und Lebenspartnerin oder -partner, der Kernfamilie oder erweiterten Familie, sowie zwischen Patientin oder Patient und den Mitgliedern anderer interpersoneller Systeme), sofern diese für die Entstehung, Aufrechterhaltung oder Behandlung der psychischen Störung von Krankheitswert relevant sind.

4. Durch die Möglichkeit zur Kombination in den Verfahren nach § 15 können Einzel- und Gruppentherapie, bei der Systemischen Therapie auch im Mehrpersonensetting, personen- und störungsadäquat eingesetzt werden, um den Behandlungsverlauf zu fördern.

Das Mehrpersonensetting ist eine spezifische Anwendungsform der Systemischen Therapie. In den TrG des Beschlusses des G-BA vom 22.11.2019 wird sie wie folgt beschrieben:

„In dieser Anwendungsform werden zusammen mit der Patientin oder dem Patienten gleichzeitig relevante Bezugspersonen aus dem sozialen Umfeld in die Behandlung einbezogen (vgl. Nummer 3). Dem Konzept der Systemischen Therapie entsprechend können in dieser Anwendungsform die für das psychische Krankheitsbild relevanten Prozesse durch die Einbeziehung beteiligter Personen besonders effizient verändert oder aufgelöst werden. Das Mehrpersonensetting kann ebenfalls unter Berücksichtigung des individuellen Störungsbildes und nach Absprache mit der Patientin oder dem Patienten mit Einzel- und Gruppentherapie kombiniert werden, wenn dies erforderlich ist, um den Behandlungsverlauf zu fördern."

3.7.2 Leistungsumfang bei der Gruppentherapie

Gruppentherapie ist nur bei Richtlinientherapie gemäß § 15 PT-RL vorgesehen, also bei der KZT 1, KZT 2 und bei der LZT einschließlich der Rezidivprophylaxe. Die Psychotherapeutische Akutbehandlung ist dagegen nur im Setting einer Einzeltherapie möglich. Die Gruppenpsychotherapeutische Grundversorgung findet zwar im Gruppensetting statt, ist aber keine Gruppentherapie im Sinne einer Richtlinientherapie.

Es gelten folgende Bewilligungsschritte:

Analytische Psychotherapie (Angaben in Therapieeinheiten)[26]

	KZT 1	KZT 2	LZT (1. Bewilligungsschritt)	Höchstkontingent
Erwachsene	12	12	80	150
Jugendliche	12	12	60	90
Kinder	12	12	60	90

Tiefenpsychologisch fundierte Psychotherapie (Angaben in Therapieeinheiten)

	KZT 1	KZT 2	LZT (1. Bewilligungsschritt)	Höchstkontingent
Erwachsene	12	12	60	80
Jugendliche	12	12	60	90
Kinder	12	12	60	90

Verhaltenstherapie (Angaben in Therapieeinheiten)

	KZT 1	KZT 2	LZT (1. Bewilligungsschritt)	Höchstkontingent
Erwachsene	12	12	60	80
Jugendliche	12	12	60	80
Kinder	12	12	60	80

Systemische Therapie (Angaben in Therapieeinheiten)

	KZT 1	KZT 2	LZT (1. Bewilligungsschritt)	Höchstkontingent
Erwachsene	12	12	36	48

Die Höchstgrenzen sind nach § 30 PT-RL „grundsätzlich einzuhalten“. Mit einer entsprechenden Begründung ist eine Überschreitung der Höchstgrenzen im Einzelfall aber möglich.[27]

Wird ein Umwandlungsantrag für eine LZT als Gruppentherapie oder eine Kombinationsbehandlung gestellt und wurde die Kurzzeittherapie als Einzeltherapie durchgeführt, werden die bewilligten Therapieeinheiten der Einzeltherapie mit dem Gesamtkontingent der Therapieeinheiten für die Gruppentherapie oder die Kombinationsbehandlung verrechnet.

26 Eine Therapieeinheit entspricht in einer Gruppenbehandlung 100 Minuten (§ 11 Abs. 3 PT-V).

27 Siehe auch *SG Marburg*, Gerichtsbescheid v. 11.8.2014, Az. S 6 KR 47/11. Das Gericht führt aus, *„dass es Einzelfälle geben kann, in denen ein Behandlungserfolg im Rahmen dieser Grenzen nicht erwartet werden kann“* (Rn. 51) bestätigt durch Hessisches Landessozialgericht, Urt. v. 7.7.2026, Az. L 8 KR 300/14.

Beispiel
Während einer KZT 2 einer Verhaltenstherapie, die im Einzelsetting durchgeführt wird, wird ein Umwandlungsantrag gestellt. Die Langzeittherapie soll mit einem Gruppensetting durchgeführt werden. Es wird davon ausgegangen, dass insgesamt 60 Therapieeinheiten (d. h. von je mindestens 100 Minuten Dauer) notwendig sein werden. Da bereits 24 Therapieeinheiten Einzeltherapie bewilligt worden sind, können beim Umwandlungsantrag nur 36 Therapieeinheiten Gruppentherapie beantragt werden.

Die Mindestteilnehmerzahl beträgt bei allen vier Verfahren drei, die Höchstteilnehmerzahl neun Patientinnen und Patienten, wobei nicht gesetzlich versicherte Personen mitzählen.

Führen zwei Psychotherapeutinnen oder Psychotherapeuten gemeinsam eine Gruppentherapie durch, müssen mindestens drei Patientinnen oder Patienten für jede Psychotherapeutin oder jeden Psychotherapeuten teilnehmen. Die Mindestgröße der Gruppe insgesamt besteht somit aus sechs Personen, maximal können 14 Personen an einer Gruppe mit zwei Psychotherapeutinnen oder Psychotherapeuten teilnehmen.

§ 21 Anwendungsformen (PT-RL)

(1) Psychotherapie gemäß § 15 dieser Richtlinie kann in folgenden Formen Anwendung finden:

[...]

1. Gruppentherapie mit mindestens drei bis höchstens neun Patientinnen und Patienten, sofern die Interaktion zwischen mehreren Patientinnen und Patienten therapeutisch förderlich ist und die gruppendynamischen Prozesse entsprechend genutzt werden sollen. Gruppentherapie kann ab sechs Patientinnen oder Patienten gemeinsam durch zwei Psychotherapeutinnen oder Psychotherapeuten mit ihnen jeweils fest zugeordneten Patientinnen oder Patienten (Bezugspatientinnen oder Bezugspatienten) durchgeführt werden. Bei gemeinsamer Durchführung der Gruppentherapie durch zwei Psychotherapeutinnen oder Psychotherapeuten ist eine Gruppengröße bis höchstens 14 Patientinnen oder Patienten zulässig. Eine Psychotherapeutin oder ein Psychotherapeut hat mindestens drei und maximal neun Bezugspatientinnen oder Bezugspatienten in hauptverantwortlicher Behandlung; aus den Bezugspatientinnen oder Bezugspatienten je Psychotherapeutin oder Psychotherapeut ergibt sich die Gruppengröße gemäß Absatz 1 Nummer 2 Satz 1. Die hauptverantwortliche Behandlung umfasst neben der Gruppenbehandlung insbesondere die Tätigkeit als Ansprechpartnerin oder Ansprechpartner in allen Fragen zur Behandlung, die Durchführung der probatorischen Sitzungen, die Unterstützung bei der Entscheidungsfindung und der Beantragung der Behandlung sowie die schriftliche Dokumentation.

3.7.3 Kombinationsbehandlung

Die Regelungen zur Ausgestaltung von Kombinationsbehandlungen mit Einzel- und Gruppentherapie erleichtern die Durchführung und Abrechnung von Gruppentherapien. Bei der Zählung der Einzel- und Gruppentherapie im Rahmen des beantragten und genehmigten Kontingentes entspricht eine Einzelsitzung von 50 Minuten einer Gruppensitzung von 100 Minuten:

§ 28 Behandlungsumfang und -begrenzung (PT-RL)

(3) [1]Die Therapiestunde im Rahmen der Richtlinientherapie umfasst mindestens 50 Minuten, eine Doppelstunde mindestens 100 Minuten. [2]Bei einer Kombination von Einzel- und Gruppentherapie entsprechen die zur Verfügung gestellten Kontingente denen der überwiegend durchgeführten Anwendungsform. [3]Dabei wird die in der Gruppentherapie erbrachte Doppelstunde im Gesamttherapiekontingent von Einzeltherapie als Einzelstunde gezählt. [4]Entsprechend wird die in der Einzeltherapie erbrachte Einzelstunde im Gesamttherapiekontingent von Gruppentherapie als Doppelstunde gezählt.

Wesentlich erleichtert wird die Änderung des Verhältnisses von Einzel- und Gruppentherapie während einer laufenden Kombinationsbehandlung durch die folgende, in der PT-V getroffene Regelung:

§ 19 Besonderheiten bei gruppenpsychotherapeutischen Leistungen (PT-V)

(2) In einer genehmigten Kombinationsbehandlung können Therapieeinheiten im Verhältnis von 50 Minuten Einzelbehandlung zu 100 Minuten Gruppenbehandlung ohne eine Anzeige gegenüber der Krankenkasse in das jeweils andere Setting übertragen werden, sofern sich die überwiegend durchgeführte Anwendungsform nach § 28 Abs. 3 der Psychotherapie-Richtlinie durch die Übertragung nicht ändert.

Bei der Antragstellung ist anzugeben, welches Setting überwiegend Einsatz finden soll; die Kontingentschritte orientieren sich in den psychodynamischen Verfahren an dem überwiegend angewandten Behandlungssetting.

Unter „Therapieeinheit“ wird nach § 11 Abs. 3 PT-V eine Einzeltherapie von 50 Minuten oder eine Gruppensitzung von 100 Minuten verstanden. Der Einheitlichkeit halber ist die Mindestdauer einer Gruppentherapiesitzung in allen Verfahren auf 100 Minuten festgelegt (s. Kapitel 8.5.2). Davon abgesehen besteht außer bei Analytischer Psychotherapie die Möglichkeit, 50-minütige Gruppentherapien durchzuführen. In diesem Fall wird die Gebührenordnungsposition entsprechend um 50 % abgesenkt und die 50-minütige Gruppentherapie mit dem Zusatzkennzeichen „H“ gekennzeichnet.

Eine spätere Änderung des Mischungsverhältnisses von Einzel- und Gruppentherapie des im Antrag angegebenen Settings kann ohne Anzeige oder Antrag gegenüber der Krankenkasse vorgenommen werden, wenn das Setting als „Kombinationsbehandlung mit überwiegend Einzeltherapie“ oder als „Kombinationsbehandlung mit überwiegend Gruppentherapie“ erhalten bleibt. Bei einer Änderung des Settings bedarf es bei einer KZT lediglich einer (formlosen) Anzeige gegenüber der Krankenkasse, bei einer LZT eines gutachterpflichtigen Änderungsantrags, wenn das Setting zukünftig überwiegend Einzeltherapie vorsieht:

§ 22 Kombination von Anwendungsformen (PT-RL)

(3) [1]Bei Veränderung des bewilligten Behandlungssettings während einer laufenden Psychotherapie ist der Krankenkasse diese Änderung anzuzeigen, sofern das bewilligte Stundenkontingent im Rahmen der Änderung nicht überschritten wird. [2]Abweichend von Satz 1 ist bei Änderung des Settings im Rahmen der Langzeittherapie in eine Einzeltherapie oder in eine Kombination von Einzel- und Gruppentherapie mit überwiegend durchgeführter Einzeltherapie ein gutachterpflichtiger Änderungsantrag zu stellen.

Beispiel 1
Beantragt wurde eine LZT-Kombinationsbehandlung im Verfahren Tiefenpsychologisch fundierte Psychotherapie mit insgesamt 60 Therapieeinheiten, überwiegend als Einzeltherapie. Im Laufe der Behandlung können innerhalb dieses Settings die Anteile von Einzel- und Gruppentherapie von 31 bis 59 Therapieeinheiten für die Einzeltherapie (entsprechend von 29 bis zu 1 Therapieeinheit(en) Gruppentherapie) jederzeit verschoben werden, ohne dass es dafür einer Anzeige bedarf. Entsprechendes gilt spiegelbildlich für eine Kombinationsbehandlung mit überwiegend Gruppentherapie.

Beispiel 2
Beantragt wurde eine LZT-Kombinationsbehandlung im Verfahren Analytische Psychotherapie mit überwiegend Gruppentherapie. Nach zehn Sitzungen Gruppentherapie stellt sich heraus, dass der Patient in der Gruppentherapie überfordert ist. Stattdessen soll die weitere Behandlung ausschließlich als Einzeltherapie stattfinden. Im Verhältnis zum Antrag stellt das einen Wechsel des Settings dar, wofür ein gutachterpflichtiger Änderungsantrag gegenüber der Krankenkasse notwendig ist.

Beispiel 3
Beantragt wurde im Rahmen einer KZT 2 eine Kombinationsbehandlung im Verfahren Verhaltenstherapie mit überwiegend Gruppentherapie. Im Rahmen der zur Verfügung stehenden 12 Therapieeinheiten können 7 bis 11 Therapieeinheiten für die Gruppentherapie und entsprechend 1 bis 5 Therapieeinheiten für die Einzeltherapie in Anspruch genommen werden, ohne dass es einer Anzeige bedarf. Wenn bei diesem Beispiel jedoch, obwohl Kombinationsbehandlung beantragt war, eine Gruppentherapie nicht zustande kommt, entspräche das einem Wechsel des Settings und müsste gegenüber der Krankenkasse angezeigt werden.

Eine Kombinationsbehandlung aus Einzel- und Gruppentherapie kann durch eine Psychotherapeutin oder einen Psychotherapeuten, oder aber durch zwei Psychotherapeutinnen und Psychotherapeuten erbracht werden, wobei jeweils eine oder einer die Einzeltherapie oder die Gruppentherapie durchführt.

§ 19 Besonderheiten bei gruppenpsychotherapeutischen Leistungen (PT-V)

(3)[1]In einer Kombinationsbehandlung durch zwei Psychotherapeutinnen oder Psychotherapeuten kann eine Psychotherapeutin oder ein Psychotherapeut jeweils ausschließlich Einzel- oder Gruppentherapie durchführen. [2]Bei einer genehmigten Kombinationsbehandlung durch zwei Psychotherapeutinnen oder Psychotherapeuten ist die Übertragung von Therapieeinheiten gemäß Absatz 2 nur möglich, wenn dies durch beide Psychotherapeutinnen oder Psychotherapeuten gemeinsam bei der Krankenkasse angezeigt wird

Die Durchführung von Einzel- und Gruppentherapie in demselben Verfahren bei unterschiedlichen Psychotherapeutinnen oder Psychotherapeuten ist möglich, wenn gemäß § 22 Abs. 2 PT-RL in gegenseitiger Abstimmung der beiden Psychotherapeutinnen oder Psychotherapeuten ein Behandlungsplan erstellt wird und wenn sich beide mit Zustimmung der Patientin oder des Patienten über den Behandlungsverlauf informieren.

§ 22 Kombination von Anwendungsformen (PT-RL)

(2) [1]Aufbauend auf der Diagnostik ist bei Kombinationen von Einzel- und Gruppentherapie vor Beginn der Behandlung ein Gesamtbehandlungsplan zu erstellen. [2]Bei gleichzeitiger Behandlung durch verschiedene Psychotherapeutinnen oder Psychotherapeuten ist der jeweilige Gesamtbehandlungsplan in Abstimmung zu erstellen und eine gegenseitige Information über den Verlauf der Behandlung sicherzustellen, sofern die Patientin oder der Patient einwilligt.

Mit § 11 Abs. 8 PT-V wird klargestellt, dass der Antrag auf Psychotherapie sowohl mit der Begründung der Psychotherapeutin oder des Psychotherapeuten, der die Einzeltherapie durchführt, als auch mit der Begründung der Psychotherapeutin oder des Psychotherapeuten, der die Gruppentherapie durchführt, gemeinsam bei der Krankenkasse eingereicht wird. Damit ist gesichert, dass die Krankenkasse den Antrag eindeutig einer oder einem Versicherten zuordnen kann. Beide an der Behandlung beteiligten Psychotherapeutinnen oder Psychotherapeuten erhalten eine Leistungszusage. Auch erscheint es sachgerecht, wenn die Gutachterin oder der Gutachter ihre bzw. seine Stellungnahme an beide Psychotherapeutinnen und Psychotherapeuten sendet. Die Abrechnung gegenüber der KV nimmt jede Psychotherapeutin oder jeder Psychotherapeut für seine Leistungen getrennt vor.

Die Regelung in § 11 Abs. 8 PT-V stellt auch klar, dass die beiden Psychotherapeutinnen oder Psychotherapeuten jeweils entweder die Einzeltherapie oder die Gruppentherapie durchführen. Stellt sich während einer Kombinationsbehandlung bei zwei Psychotherapeutinnen oder Psychotherapeuten heraus, dass eine Änderung des Settings im Rahmen der beantragten Therapieeinheiten notwendig ist, muss dies bei einer KZT der Krankenkasse von beiden Psychotherapeutinnen oder Psychotherapeuten gemeinsam angezeigt werden. Eine Änderung des Settings einer Langzeittherapie muss gegenüber der Krankenkasse mit einem gutachterpflichtigen Antrag begründet werden, sofern es sich um eine Kombinationsbehandlung mit überwiegend Einzeltherapie handelt.

§ 21 Antragstellung (PT-V)

(8) [1]Wird eine Kombinationsbehandlung durch zwei Psychotherapeutinnen oder Psychotherapeuten durchgeführt, so füllen beide Psychotherapeutinnen oder Psychotherapeuten je ein Formblatt PTV 2 aus. [2]Wird bei einer Kombinationsbehandlung durch zwei Psychotherapeutinnen oder Psychotherapeuten die Gruppentherapie durch zwei Psychotherapeutinnen oder Psychotherapeuten geleitet, ist das Formblatt PTV 2 von derjenigen Psychotherapeutin oder demjenigen Psychotherapeuten, der die Einzeltherapie durchführt, und von derjenigen oder von demjenigen für die Gruppentherapie hauptverantwortliche Psychotherapeutin oder hauptverantwortlichen Psychotherapeuten auszufüllen. [3]Der Antrag der Versicherten oder des Versicherten (PTV 1) und beide PTV 2 sind gemeinsam bei der Krankenkasse einzureichen. [4]Jede Psychotherapeutin oder jeder Psychotherapeut gibt auf dem PTV 2 jeweils die von ihm durchzuführenden Therapieeinheiten an.

Wichtig ist bei zwei Psychotherapeutinnen oder Psychotherapeuten, dass jeder für seine Patientin oder seinen Patienten die zivilrechtliche und berufsrechtliche Verantwortung trägt, denn auch der Behandlungsvertrag kommt mit der jeweiligen Psychotherapeutin oder dem jeweiligen Psychotherapeuten zustande. So bleibt z. B. die Dokumentationsverantwortung für die eigene Patientin oder den eigenen Patienten bei der jeweiligen Psychotherapeutin oder beim jeweiligen Psychotherapeuten.

3.7.4 Zusätzliche Einzeltherapiesitzungen bei ausschließlicher Gruppentherapie

Unabhängig von den Bestimmungen zur Kombinationsbehandlung und unabhängig vom Psychotherapieverfahren gilt, dass bei einer ausschließlichen Gruppentherapie zusätzlich notwendige Einzeltherapiesitzungen ohne besondere Antragstellung gegenüber der Krankenkasse im Verhältnis von eins zu zehn abgerechnet werden können:

§ 19 Besonderheiten bei gruppenpsychotherapeutischen Leistungen (PT-V)

(1) [1]Werden im Rahmen einer genehmigten Gruppentherapie Einzelbehandlungen notwendig, die nicht beantragt wurden, können diese in einem Verhältnis von einer Einzelbehandlung auf zehn Gruppenbehandlungen ohne

besondere Antragstellung durchgeführt werden. [2]Dabei sind die Einzelbehandlungen dem genehmigten Kontingent der Gruppenbehandlungen hinzuzurechnen.

Das Verhältnis von 1:10 bezieht sich auf die Anzahl der bis dahin durchgeführten Therapieeinheiten.

Beispiel
Während einer Verhaltenstherapie als Langzeittherapie, die ausschließlich als Gruppentherapie mit 60 Therapieeinheiten konzipiert ist, können beispielsweise nach 40 erbrachten Therapieeinheiten in der Gruppe vier Einzeltherapiesitzungen durchgeführt werden, was einem Zehntel des erbrachten Kontingents entspricht. Die Einzelsitzungen können ohne Anzeige gegenüber der Krankenkasse abgerechnet werden.

3.7.5 Begutachtung von Anträgen auf Gruppentherapie

Eine Begutachtung von Anträgen für Gruppentherapien oder Kombinationsbehandlungen mit überwiegender Gruppentherapie erfolgt in der Regel nicht. Die Krankenkasse kann aber in Einzelfällen zu jedem Zeitpunkt einer Richtlinientherapie eine Begutachtung fordern. Bei der Begutachtung von Gruppentherapien gilt die Voraussetzung, dass ein gutachterpflichtiger Antrag auf Gruppentherapie nur von einer Gutachterin oder einem Gutachter beurteilt werden darf, die oder der selbst die Qualifikation für Gruppentherapie gemäß PT-V nachgewiesen hat. Dies gilt auch für Kombinationsbehandlungen mit überwiegender Gruppentherapie.

§ 36 Qualifikation der Gutachterinnen und Gutachter (PT-RL)

(5) Für den Bereich der Begutachtung von Psychotherapie als Gruppentherapie muss die Erfüllung der in Absatz 3 Nummer 3 bis 6 genannten Kriterien jeweils für das Psychotherapieverfahren, in dem eine Bewerbung erfolgt, als Gruppentherapie nachgewiesen werden.

3.7.6 Gruppentherapie in Räumen außerhalb der Praxis

Die Durchführung von Gruppenpsychotherapeutischer Grundversorgung, probatorischen Sitzungen im Gruppensetting und Gruppentherapie kann auch außerhalb der eigenen Praxisräume der Psychotherapeutin oder des Psychotherapeuten in anderen geeigneten Räumen oder in den Praxisräumen der Beteiligten bei gemeinsamer Gruppentherapie oder probatorischen Sitzungen erfolgen. Dabei sind vertragsarztrechtliche Vorgaben zu beachten. Unterschieden wird nach § 24 Zulassungsverordnung für Vertragsärzte – Ärzte-ZV (die nach § 1 Abs. 3 auch für Psychotherapeutinnen und Psychotherapeuten gilt) die Gründung von genehmigungspflichtigen Zweigpraxen oder das Tätigwerden in ausgelagerten Praxisräumen.

Die ausgelagerten Praxisräume dienen der Durchführung von Leistungen, dort findet nicht der Erstkontakt der Patientin oder des Patienten zur Psychotherapeutin oder zum Psychotherapeuten statt. Da vor der Durchführung von Gruppentherapien das Einzelgespräch im Rahmen der Psychotherapeutischen Sprechstunde und/oder die probatorische Sitzung stattfindet, sind diese Leistungen am Praxissitz zu erbringen. Eine Ausnahme bildet die Durchführung der Leistungen per Video (§ 21 PT-V).

Die Aufnahme der Gruppentherapie in ausgelagerten Praxisräumen ist der zuständigen Kassenärztlichen Vereinigung nach § 24 Abs. 5 Ärzte-ZV anzuzeigen. Hintergrund der Regelung in der PT-V ist die gesetzlich vorgeschriebene Förderung der Gruppentherapie nach § 92 Abs. 6a SGB V. Wenn auch mit der Regelung eine unkomplizierte und unbürokratische Umsetzung beabsichtigt ist, so sollte bei der Wahl geeigneter Räume die Einhaltung der Vorgaben der Muster-Berufsordnung für Psychotherapeutinnen und Psychotherapeuten/Ärztinnen und Ärzte wie zum Beispiel Verschwiegenheitspflicht, Datenschutz, Trennung vom privaten Lebensbereich und Beachtung des Patientenwohls beachtet werden. Dies gilt auch für die gesetzlich eingeräumte Möglichkeit der Durchführung von probatorischen Sitzungen in den Räumen des Krankenhauses (§ 92 Abs. 6a Satz 2 SGB V).

3.8 Einbeziehung des sozialen Umfelds bei Erwachsenen

Das Wichtigste in Kürze

Bei Erwachsenen:

- Eine Einbeziehung von relevanten Bezugspersonen aus dem sozialen Umfeld (z. B. Partnerin oder Partner) in die Therapiestunde ohne zusätzliche Stundenkontingente ist möglich (nur bei Richtlinientherapie, exklusive Rezidivprophylaxe).
- Die Einbeziehung darf nicht der Verbesserung der partnerschaftlichen Beziehungen oder zur Lösung partnerschaftlicher Konflikte dienen (Paartherapie ist unzulässig).
- Bei erwachsenen Menschen mit geistiger Behinderung steht ein zusätzliches Stundenkontingent für die Einbeziehung von relevanten Bezugspersonen aus dem familiären oder nicht-familiären Umfeld zur Verfügung.

Bei Kindern und Jugendlichen:

- Eine Einbeziehung von relevanten Bezugspersonen aus dem sozialen Umfeld ist möglich.
- Für die Einbeziehung von Bezugspersonen (familiäres und nicht familiäres Umfeld) steht ein zusätzliches Stundenkontingent zur Verfügung.

Im Rahmen einer psychotherapeutischen Behandlung kann es erforderlich sein, Bezugspersonen aus dem sozialen Umfeld einer Patientin oder eines Patienten in die Behandlung einzubeziehen, um einen ausreichenden Behandlungserfolg zu erzielen. Die Einbeziehung der Bezugsperson kann beispielsweise dazu dienen, zu einem gemeinsamen Verständnis der psychischen Erkrankung, ihrer Ursachen, ihres typischen Verlaufs und ihrer Behandlungsmöglichkeiten zu kommen. Auch können mögliche krankheitsbezogene Probleme der Patientinnen und Patienten zusammen mit den Bezugspersonen thematisiert und gegebenenfalls auch Lösungsstrategien identifiziert werden. Ein besonderes Augenmerk bei der Einbeziehung von Bezugspersonen muss darauf gerichtet sein, dass der Patientin oder dem Patienten durch den Einbezug nicht vermittelt wird, dass der Behandlungserfolg maßgeblich von der Bezugsperson determiniert wird.

Die Möglichkeit zur Einbeziehung von Bezugspersonen wird in § 9 der PT-RL geregelt:

§ 9 Einbeziehung des sozialen Umfeldes (PT-RL)

Im Rahmen einer Psychotherapie kann es notwendig werden, zur Erreichung eines ausreichenden Behandlungserfolges für die Behandlung der psychischen Störung relevante Bezugspersonen aus dem sozialen Umfeld der Patientin oder des Patienten in die Behandlung einzubeziehen.

Sofern die Einbeziehung von Bezugspersonen bei Erwachsenen notwendig erscheint, gibt es die Möglichkeit, auch die für die psychische Erkrankung einer Patientin oder eines Patienten relevanten Bezugspersonen nach Absprache mit der Patientin oder dem Patienten in die Therapiestunde einzubeziehen. Wenn diese weder Partnerin bzw. Partner noch Familie der Patientin oder des Patienten sind, sollten sie unmittelbar und regelmäßig mit der Krankheit der Patientin oder des Patienten konfrontiert sein. Zusätzliche Stundenkontingente sind dafür nicht vorgesehen. Nur bei erwachsenen Menschen mit geistiger Behinderung stehen, wie bei der psychotherapeutischen Behandlung von Kindern und Jugendlichen, zusätzliche Kontingente für die Einbeziehung von Bezugspersonen zur Verfügung.

Die gleichzeitige Behandlung einer Patientin oder eines Patienten und einer Bezugsperson als Patientin oder Patient (nach gesonderter Antragsstellung für die Bezugsperson) durch dieselbe Psychotherapeutin oder denselben Psychotherapeuten ist in der Regel nicht sinnvoll. Damit könnte die neutrale Position der Psychotherapeutin oder des Psychotherapeuten durch Eingriffe in die bestehende Beziehungsdynamik gefährdet sein. Eine solche Konstellation wird daher auch berufsrechtlich als problematisch angesehen: „Die Übernahme einer zeitlich parallelen oder nachfolgenden Behandlung von Eheleuten, Partnerinnen und Partnern, Familienmitgliedern oder von in engen privaten und beruflichen Beziehungen zu einer Patientin oder einem Patienten stehenden Personen ist mit besonderer Sorgfalt zu prüfen." (§ 5 Abs. 7 Muster-Berufsordnung der Psychotherapeut*innen).

Bei der Antragstellung und Abrechnung gilt für die Einbeziehung der Bezugspersonen die Kennzeichnung der betreffenden EBM-Nummern mit „B" nur für Bezugspersonen von Kindern oder Jugendlichen und für die Behandlung von erwachsenen Menschen mit geistiger Behinderung.

3.8.1 Bei welchen psychotherapeutischen Leistungen ist bei Erwachsenen die Einbeziehung von Bezugspersonen möglich?

Die Einbeziehung von Bezugspersonen bei Erwachsenen ist nicht bei allen psychotherapeutischen Leistungen möglich, da gerade zu Beginn der Aufbau einer partnerschaftlichen Ebene durch das Zweierverhältnis Patientin bzw. Patient – Psychotherapeutin bzw. Psychotherapeut angestrebt wird. Eine Einbeziehung von Bezugspersonen würde gerade zu Beginn des therapeutischen Kontakts das Verhältnis unmittelbar schwächen beziehungsweise zunächst noch hintergründige Beziehungskomponenten in einen unverhältnismäßigen Fokus rücken.

Im Rahmen der Psychotherapeutischen Sprechstunde und der probatorischen Sitzungen ist daher die Einbeziehung von Bezugspersonen (bei Erwachsenen) in der PT-RL nicht vorgesehen. Als Ausnahme ist die Behandlung von Menschen mit geistiger Behinderung zu sehen, bei denen zusätzliche Kontingente für die Einbeziehung von Bezugspersonen zur Verfügung stehen (s. § 12 Abs. 4 Satz 6 PT-RL). Die Psychotherapeutische Sprechstunde als erster Kontakt zwischen Patientin oder Patient und Psychotherapeutin oder Psychotherapeut dient dazu, eine orientierende diagnostische Abklärung durchzuführen und das richtige Behandlungsangebot für die Patientin oder den Patienten zu identifizieren. Hierbei ist es wichtig, dass die Patientin oder der Patient frei und offen über seine psychischen Störungen sprechen kann und beispielsweise keine Hemmungen aufgrund einer vermeintlichen Bewertung durch das soziale Umfeld empfindet.

In den probatorischen Sitzungen liegt der Fokus insbesondere auf der Passung von Patientin oder Patient und Psychotherapeutin oder Psychotherapeut. Beide sollen überprüfen, ob es ihnen gelingt, ein Vertrauensverhältnis aufzubauen, das sich als tragfähig für die weitere psychotherapeutische Arbeit erweist. Die Einbeziehung einer Bezugsperson würde gegebenenfalls die Bewertungsfähigkeit der Patientin oder des Patienten beeinflussen; daher ist die Einbeziehung einer Bezugsperson im Rahmen der probatorischen Sitzungen nicht vorgesehen.

Mit dem Antrag auf Kostenübernahme der Psychotherapie erfährt das Psychotherapeuten-Patienten-Verhältnis eine Bestätigung, da beide ihre Zustimmung zur psychotherapeutischen Arbeit miteinander abgegeben haben. Auf dieser Grundlage kann die spätere Einbeziehung von Bezugspersonen sinnvoll sein;

hierbei muss jedoch einerseits zwischen Tiefenpsychologisch fundierter Psychotherapie, Systemischer Therapie und Verhaltenstherapie und andererseits Analytischer Psychotherapie unterschieden werden. Aufgrund der Theorie der Entstehung, Aufrechterhaltung von Krankheit und ihrer Behandlung, ist bei der Analytischen Psychotherapie die Einbeziehung von Bezugspersonen nur in Ausnahmefällen sinnvoll; dies begründet auch, weshalb nur bei der Verhaltenstherapie, der Systemischen Therapie und der Tiefenpsychologisch fundierten Psychotherapie in der Einzelbehandlung eine doppelstündige Behandlung der Patienten bei intensiver Einbeziehung relevanter Bezugspersonen möglich ist. Damit die vertrauensvolle Arbeitsebene zwischen Psychotherapeutin oder Psychotherapeut und Patientin oder Patient nicht gefährdet wird, ist bei Erwachsenen eine Einbeziehung von relevanten Bezugspersonen ausschließlich in Anwesenheit der Patientin oder des Patienten möglich.

Im Rahmen einer Gruppentherapie ist die Einbeziehung von Bezugspersonen im Einzelsetting (mit der Patientin oder dem Patienten) möglich. Es ist vorgesehen, dass im Rahmen einer Gruppentherapie ohne gesonderten Antrag eine Therapieeinheit Einzeltherapie auf zehn Therapieeinheiten Gruppentherapie durchgeführt werden kann (§ 19 Abs. 1 PT-V). Diese Therapieeinheit im Einzelsetting stünde damit auch für die Einbeziehung einer Bezugsperson zur Verfügung. Sofern bereits zu Beginn eine Kombinationsbehandlung beantragt wurde, können auch weitere Einzelsitzungen zur Einbeziehung von Bezugspersonen genutzt werden.

Die Rezidivprophylaxe schließt sich an den Abschluss einer Langzeittherapie an und dient dem Zweck, kritische Entwicklungen, Aufgaben und Schwierigkeiten zu besprechen, um Rückfälle zu vermeiden. Der Leistungsinhalt wird in der PT-RL auf die Patientin oder den Patienten und nicht auf Bezugspersonen bezogen (§ 14 Abs. 1 und 2 PT-RL); Ausnahmen bilden hierbei Kinder und Jugendliche, für die eine gesonderte Regelung getroffen wurde (§ 14 Abs. 3 Satz 2 PT-RL). Die inhaltliche Begründung für die Regelung ergibt sich daraus, dass die psychotherapeutische Behandlung der Patientin oder des Patienten vor der Rezidivprophylaxe bereits formal ihren Abschluss gefunden hat und eine Einbeziehung von Bezugspersonen – sofern eine entsprechende Notwendigkeit bestand – bereits vor Abschluss der regelmäßigen psychotherapeutischen Behandlung stattgefunden hat.

Psychotherapeutische Leistung	Regelungsort	Einbeziehung von Bezugspersonen bei Erwachsenen
Sprechstunde	§ 11 Abs. 5 und 6 PT-RL	In PT-RL nicht vorgesehen
Gruppenpsychotherapeutische Grundversorgung	§ 11a Abs. 3 PT-RL	In PT-RL nicht vorgesehen
Probatorische Sitzungen	§ 12 Abs. 4 PT-RL	In PT-RL nicht vorgesehen
Akutbehandlung	§ 13 Abs. 2 PT-RL	In PT-RL vorgesehen
KZT (AP)	§ 9 PT-RL	In PT-RL vorgesehen

Psychotherapeutische Leistung	Regelungsort	Einbeziehung von Bezugspersonen bei Erwachsenen
KZT (VT, TP, ST)	§§ 9 und 28 Abs. 4 Satz 1 PT-RL	In PT-RL vorgesehen, auch in Doppelsitzungen
LZT (AP)	§ 9 PT-RL	In PT-RL vorgesehen
LZT (VT, TP, ST)	§§ 9 und 28 Abs. 4 Satz 1 PT-RL	In PT-RL vorgesehen, auch in Doppelsitzungen
Gruppentherapie (AP, VT, TP, ST)	§ 9 PT-RL	In PT-RL vorgesehen
Rezidivprophylaxe	§ 14 Abs. 3 PT-RL	In PT-RL nicht vorgesehen

Die Einbeziehung von Bezugspersonen wird bei Erwachsenen – außer bei Menschen mit geistiger Behinderung – auf das Kontingent der psychotherapeutischen Behandlung angerechnet (§ 28 Abs. 4 Satz 2 PT-RL). Da die Einbeziehung der Bezugspersonen bei Erwachsenen immer voraussetzt, dass die Patientin oder der Patient anwesend ist und die Einbeziehung die Erreichung des Behandlungsziels fördern soll, sind die Therapieeinheiten unter Einbeziehung von Bezugspersonen Bestandteil des genehmigten Behandlungskontingents und werden über die Patientin oder den Patienten abgerechnet.

3.8.2 Abgrenzung Paartherapie und Einbeziehung von Bezugspersonen

Bezugspersonen können gemäß PT-RL dann in die Behandlung von Erwachsenen einbezogen werden, wenn sich dadurch ein besserer Behandlungserfolg der psychischen Erkrankung der Patientin oder des Patienten erreichen lässt. Diese Regelung zielt somit auf die Behandlung und Besserung einer psychischen Störung von Krankheitswert bei einer Patientin oder einem Patienten und nicht auf die Verbesserung der partnerschaftlichen Beziehung im Sinne einer Paartherapie ab. Paartherapien werden sozialrechtlich nicht vom Leistungskatalog der gesetzlichen Krankenkassen umfasst, da es sich hier in der Regel um die Aufarbeitung und Überwindung partnerschaftlicher Konflikte handelt und nicht um die Bearbeitung und Bewältigung von individuellen Störungen mit Krankheitswert. Entsprechend erfolgt in der PT-RL ein Ausschluss für alleinige Ehe-, Lebens oder Sexualberatung, in den auch eine Paartherapie einzuordnen ist (§ 27 Abs. 3 Nr. 3 PT-RL). Dennoch kann die Einbeziehung des Partners oder der Partnerin in eine psychotherapeutische Behandlung sinnvoll sein. Gegenüber der Paartherapie steht bei der Einbeziehung der Partnerin oder des Partners jedoch nicht der Beziehungskonflikt beziehungsweise die Beziehungsebene des Paares im Mittelpunkt, vielmehr werden beispielsweise mit der Patientin oder dem Patienten und der Partnerin oder dem Partner zusammen die Symptomatik der Störung und ein gemeinsames Verständnis der Erkrankung herausgearbeitet sowie Lösungsstrategien im Umgang mit der Krankheit für die Patientin oder den Patienten entwickelt.

3.9 Digitale Gesundheitsanwendungen

Das Wichtigste in Kürze

Digitale Gesundheitsanwendungen (DiGA)

- können vom Versicherten gemäß § 33a SGB V beansprucht werden,
- können nach Verordnung der behandelnden Ärztin oder Psychotherapeutin oder des behandelnden Arztes oder Psychotherapeuten oder mit Genehmigung der Krankenkasse angewendet werden,
- erfordern für die Anwendung eine entsprechende medizinische Diagnose,
- können die Erkennung, Behandlung, Linderung oder Kompensierung von Krankheiten, Verletzungen und Behinderungen unterstützen,
- ersetzen nicht die Durchführung einer Behandlung durch die Ärztin oder die Psychotherapeutin oder den Arzt oder den Psychotherapeuten.

Gesetzlich Krankenversicherte haben gemäß dem „Gesetz für eine bessere Versorgung durch Digitalisierung und Innovation (Digitale-Versorgung-Gesetz – DVG)" einen Leistungsanspruch nach § 33a SGB V auf digitale Gesundheitsanwendungen (DiGA). Voraussetzung hierfür ist, dass die DiGA vom Bundesinstitut für Arzneimittel und Medizinprodukte (BfArM) in das Verzeichnis für digitale Gesundheitsanwendungen nach § 139e SGB V aufgenommen wurden[28] und dass sie entweder nach Verordnung der behandelnden Ärztin oder Psychotherapeutin oder des behandelnden Arztes oder Psychotherapeuten oder mit Genehmigung der Krankenkasse angewendet werden. Auch die Zweckbestimmung wurde vom Gesetzgeber vorgegeben. Dementsprechend können DiGA die Erkennung, Behandlung, Linderung oder Kompensierung von Krankheiten, Verletzungen und Behinderungen unterstützen, sie können jedoch nicht die Durchführung einer Behandlung durch die Ärztin oder die Psychotherapeutin oder den Arzt oder den Psychotherapeuten ersetzen.

In § 33a Abs. 1 SGB V ist dies wie folgt festgelegt:

(1) [1]Versicherte haben Anspruch auf Versorgung mit Medizinprodukten niedriger Risikoklasse, deren Hauptfunktion wesentlich auf digitalen Technologien beruht und die dazu bestimmt sind, bei den Versicherten oder in der Versorgung durch Leistungserbringer die Erkennung, Überwachung, Behandlung oder Linderung von Krankheiten oder die Erkennung, Behandlung, Linderung oder Kompensierung von Verletzungen oder Behinderungen zu unterstützen (digitale Gesundheitsanwendungen). [2]Der Anspruch umfasst nur solche digitalen Gesundheitsanwendungen, die

28 DiGA-Verzeichnis unter https://diga.bfarm.de/de.

1. *vom Bundesinstitut für Arzneimittel und Medizinprodukte in das Verzeichnis für digitale Gesundheitsanwendungen nach § 139e aufgenommen wurden und*
2. *entweder nach Verordnung des behandelnden Arztes oder des behandelnden Psychotherapeuten oder mit Genehmigung der Krankenkasse angewendet werden.*

[3]Für die Genehmigung nach Satz 2 Nummer 2 ist das Vorliegen der medizinischen Indikation nachzuweisen, für die die digitale Gesundheitsanwendung bestimmt ist. [...] [5]Wählen Versicherte Medizinprodukte, deren Funktionen oder Anwendungsbereiche über die in das Verzeichnis für digitale Gesundheitsanwendungen nach § 139e aufgenommenen digitalen Gesundheitsanwendungen hinausgehen oder deren Kosten die Vergütungsbeträge nach § 134 übersteigen, haben sie die Mehrkosten selbst zu tragen. [6]Nicht von dem Anspruch umfasst sind Medizinprodukte, die der Steuerung von aktiven therapeutischen Produkten dienen, digitale Gesundheitsanwendungen, die zur Verwendung mit einem bestimmten Hilfsmittel oder Arzneimittel bestimmt, sind sowie allgemeine Gebrauchsgegenstände des täglichen Lebens.

DiGA sollen der Patientin oder dem Patienten durch die jeweilige Technologie einen auf ihre oder seine jeweilige Situation ausgerichteten positiven Versorgungseffekt bieten. Voraussetzung für die Anwendung ist das Vorliegen einer entsprechenden medizinischen Indikation. Ihre Anwendung erfolgt also diagnosebezogen.

Um dem „Gesetz für eine bessere Versorgung durch Digitalisierung und Innovation (Digitale-Versorgung-Gesetz – DVG)“ Rechnung zu tragen, wurde in § 1 der Psychotherapie-Richtlinie der Absatz 9 aufgenommen.

§ 1 Psychotherapie als Leistung der Gesetzlichen Krankenversicherung (GKV) (PT-RL)

(9) [1]Digitale Gesundheitsanwendungen im Sinne des § 33a SGB V können im Rahmen der Durchführung von Leistungen dieser Richtlinie unterstützend zur Anwendung kommen. [2]Die Regelungen der Psychotherapie-Richtlinie und Psychotherapie-Vereinbarung gelten insoweit auch für die Anwendung von digitalen Gesundheitsanwendungen.

In den TrG des Beschlusses des G-BA vom 20.11.2020 wird hierzu erläuternd ausgeführt:

„Bei der Verwendung von DiGA als unterstützendes Behandlungselement im Rahmen der Psychotherapie-Richtlinie ist mit besonderer Sorgfalt darauf zu achten, dass die jeweils eingesetzte DiGA:

- *für die vorliegende psychische Symptomatik indiziert ist,*

- *mit den Zielen der jeweils angewandten Psychotherapieverfahren und -methoden kompatibel ist und*
- *für das jeweilige Setting (Psychotherapeutische Behandlungs- und Anwendungsformen nach Abschnitt B oder Psychosomatische Grundversorgung nach Abschnitt C) geeignet ist, d. h. differenziert nach Verwendungszweck (z. B. Diagnostik, add-on-Anwendung, Selbsthilfe-Anwendung) eingesetzt wird.*"

Somit gilt das in der Psychotherapie-Richtlinie in § 19 festgelegte Verbot der Kombination der Richtlinienverfahren auch für den Einsatz von digitalen Gesundheitsanwendungen während einer psychotherapeutischen Behandlung mit den Verfahren nach § 15. Das bedeutet, dass beispielsweise eine DiGA, die verhaltenstherapeutisch konzipiert ist, nicht in einer Tiefenpsychologisch fundierten, einer Analytischen Psychotherapie oder Systemischen Therapie zur Anwendung kommen kann.

4 Anzeige-, Antrags- und Gutachterverfahren

4.1 Anzeigeverfahren

Mit der Richtlinienreform im Jahr 2017 wurde ein Anzeigeverfahren verankert, das „bei akuten psychischen Störungen einen direkten Zugang zu einer ersten, entaktualisierenden und stabilisierenden Behandlung im jeweiligen Verfahren ohne Wartezeit" ermöglichen soll (vgl. § 13 PT-RL, Psychotherapeutische Akutbehandlung).

Die Regelung zum Anzeigeverfahren in der PT-RL lautet folgendermaßen:

§ 33 Anzeigeverfahren (PT-RL)

[1]Eine Leistung gemäß § 13 bedarf einer Anzeige gegenüber der Krankenkasse. [2]Hierzu teilt die Psychotherapeutin oder der Psychotherapeut der Krankenkasse vor Beginn der Behandlung die Diagnose und das Datum des Behandlungsbeginns der Akutbehandlung mit. [3]Das Nähere zum Anzeigeverfahren wird in der Psychotherapie-Vereinbarung geregelt.

Im Gegensatz zum Antragsverfahren für Richtlinientherapie bedeutet dies, dass die Psychotherapeutische Akutbehandlung unmittelbar mit der Anzeige begonnen werden kann, ohne dass eine Entscheidung der Krankenkasse, die bei einer Kurzzeittherapie bis zu drei Wochen und bei einer Langzeittherapie bis zu fünf Wochen dauern kann, abgewartet werden muss. Die Anzeige gegenüber der Krankenkasse dient dazu, der Krankenkasse eine Prüfung des Vorliegens der formalen Voraussetzungen zu ermöglichen. Hierbei geht es u. a. darum, zu klären, ob ein gültiges Versicherungsverhältnis besteht, ob die Voraussetzungen für eine Psychotherapeutische Akutbehandlung erfüllt sind (Durchführung von mindestens 50 Minuten Psychotherapeutischer Sprechstunde innerhalb der letzten vier Quartale) oder ob Ausnahmetatbestände nach § 11 Abs. 7 PT-RL vorliegen (bei Therapeutenwechsel sowie Reha- oder Krankenhausbehandlung aufgrund einer Diagnose nach § 27 PT-RL).

Eine notwendige Psychotherapeutische Akutbehandlung kann somit unmittelbar beginnen, da keine Genehmigung der Leistung durch die Krankenkasse abgewartet werden muss. Da es sich bei der Psychotherapeutischen Akutbehandlung nicht um eine antrags- und gutachterpflichtige Leistung handelt, unterliegt diese Leistung der Wirtschaftlichkeitsprüfung gemäß § 106 SGB V. Das bedeutet, dass die Einhaltung der Grundsätze der Notwendigkeit, Zweckmäßigkeit und Wirtschaftlichkeit der Behandlung auch hinsichtlich ihres Umfanges im Nachhinein geprüft werden kann.

Die Psychotherapeutische Akutbehandlung ist gegenüber der Krankenkasse spätestens mit ihrem Beginn anzuzeigen. Dabei sind neben den patientenbezogenen Daten, insbesondere der Beginn der Behandlung und die vorliegenden Diagnosen gemäß ICD-10-GM anzugeben. Darüber hinaus sind Angaben der Patientin oder des Patienten erforderlich, ob und wann eine mindestens 50-minütige Psychotherapeutische Sprechstunde in den letzten vier Quartalen erbracht wurde. Da die Psychotherapeutische Sprechstunde auch in zwei 25-minütigen Sitzungen durchgeführt werden kann, wurde ein zweites Feld vorgesehen. Sofern keine Psychotherapeutische Sprechstunde erbracht wurde und keine Ausnahmetatbestände nach § 11 Abs. 7 PT-RL vorliegen, sind die Voraussetzungen für eine Psychotherapeutische Akutbehandlung nicht erfüllt.

4.2 Weitere Regelungen zu Anzeigen

Neben der Anzeige der Psychotherapeutischen Akutbehandlung gibt es weitere Regelungen, bei denen einzelne, ggf. auch formlose Anzeigen an die Krankenkasse vorgesehen sind.

4.2.1 Kombination von Anwendungsformen

Es kommt immer wieder vor, dass sich im Rahmen einer antragspflichtigen (und bewilligten) Behandlung herausstellt, dass eine Änderung des Settings sinnvoll ist. In diesen Fällen kann im Rahmen einer Kurzzeittherapie das Setting nach einer Anzeige gegenüber der Krankenkasse geändert werden. Die Regelung hierzu findet sich in § 22 PT-RL.

§ 22 Kombination von Anwendungsformen (PT-RL)

(3) [1]Bei Veränderung des bewilligten Behandlungssettings während einer laufenden Psychotherapie ist der Krankenkasse diese Änderung anzuzeigen, sofern das bewilligte Stundenkontingent im Rahmen der Änderung nicht überschritten wird. [2]Abweichend von Satz 1 ist bei Änderung des Settings im Rahmen der Langzeittherapie in eine Einzeltherapie oder in eine Kombination von Einzel- und Gruppentherapie mit überwiegend durchgeführter Einzeltherapie ein gutachterpflichtiger Änderungsantrag zu stellen.

In den TrG zum Beschluss des G-BA vom 20.11.2020 wurde die Änderung folgendermaßen begründet:

„Der gesetzliche Auftrag zur Vereinfachung des Gutachterverfahrens wird wie folgt umgesetzt: Anträge auf Gruppentherapie oder Anträge auf eine Kombination aus überwiegend durchgeführter Gruppentherapie mit Einzeltherapie, d. h. mit mehr als der Hälfte der beantragten Therapieeinheiten im Gruppensetting, unterliegen nun auch im Rahmen einer Langzeittherapie nicht mehr der regelhaften Begutachtung. Die verpflichtende Begutachtung für Anträge auf Einzeltherapie oder für Anträge auf Kombination aus überwiegend durchgeführter Einzeltherapie mit Gruppen-

therapie, jeweils im Rahmen einer Langzeittherapie, bleibt erhalten. Im Sinne der Förderung der Gruppentherapie wird hierdurch eine Häufung von zeitgleichen Begutachtungsprozessen, beispielweise bei Neueinrichtung einer Gruppe, vermieden, die seitens der Therapeutinnen und Therapeuten als eine Hürde bei der Planung und Etablierung von Psychotherapie-Gruppen erachtet werden. Folglich werden solche Psychotherapien im Rahmen eines vereinfachten Beantragungsprocederes gefördert, die ausschließlich oder überwiegend in der Gruppentherapie durchgeführt werden. Berufsrechtliche Verpflichtungen und Bestimmungen zur schriftlichen Dokumentation bleiben hiervon unberührt.

Hinsichtlich der Änderungen in § 22, § 29, § 30 und § 35 wird zudem klargestellt, dass durch die Krankenkasse eine Begutachtung in Einzelfällen auch in der Gruppentherapie oder in der Kombinationsbehandlung aus Einzel- und Gruppentherapie (in beiden Varianten) verlangt werden kann. Dies ist insbesondere durch § 12 SGB V i. V. m. § 92 Absatz 6a Satz 5 SGB V sachgerecht, denn insbesondere die Kontinuität der Begutachtungen im Therapieverlauf durch Gutachterinnen und Gutachter nach § 35 dieser Richtlinie bleibt damit erhalten. Entsprechend ist eine Vereinfachung bei der Gruppentherapie angestrebt, indem die generelle Prüfpflicht der Gesetzlichen Krankenkassen ausgesetzt wird. Im Sinne des Gesetzgebers wurden die Regelungen der Richtlinie nun entsprechend ausgeweitet, indem auch die Kombinationsbehandlung mit einer überwiegenden Gruppentherapie nicht mehr der generellen Gutachterpflicht unterworfen wurden. Die Möglichkeit der Wirtschaftlichkeitsprüfung in Einzelfällen bleibt jedoch erhalten.

Damit besteht weiterhin die Verpflichtung der Krankenkasse, ein Gutachten auch dann einzuholen, wenn zwar die formalen Voraussetzungen für eine Leistungsgewährung erfüllt sind (vgl. § 35 Satz 4 Psychotherapie-Richtlinie), aber die Fortführung einer Langzeittherapie ansonsten aus inhaltlichen Gründen abgelehnt würde.“

Da die Behandlung im Rahmen der Kurzzeittherapie in der Regel ohne die Erstellung eines Gutachtens bewilligt wird, ist bei Wechsel des Settings eine Anzeige ausreichend. Einzelstunden der Einzelbehandlung werden in Doppelstunden der Gruppenbehandlung umgerechnet (§ 28 Abs. 3 Sätze 3 und 4 PT-RL). Beides entspricht einer Therapieeinheit (zur Definition der Therapieeinheit s. Kapitel 3.7.3).

Bei einer Langzeittherapie ist die Änderung des Settings per Anzeige auch dann möglich, wenn die Änderung von einer Einzeltherapie in eine Gruppentherapie oder eine Kombinationsbehandlung mit überwiegend Gruppentherapie erfolgen soll. Nur bei einer Änderung einer Langzeittherapie von einer Gruppentherapie in eine Einzeltherapie oder in eine Kombinationsbehandlung mit überwiegend Einzeltherapie ist ein gutachterpflichtiger Antrag zu stellen, da die Einzeltherapie im Gegensatz zur Gruppentherapie sowie eine Kombinationsbehandlung mit überwiegend Einzeltherapie bei einer Langzeittherapie regelhaft gutachterpflichtig sind.

Kombinationsbehandlungen aus Einzel- und Gruppentherapie unterliegen der folgenden Regelung:

§ 19 Besonderheiten bei gruppenpsychotherapeutischen Leistungen (PT-V)

(2) In einer genehmigten Kombinationsbehandlung können Therapieeinheiten im Verhältnis von 50 Minuten Einzelbehandlung zu 100 Minuten Gruppenbehandlung ohne eine Anzeige gegenüber der Krankenkasse in das jeweils andere Setting übertragen werden, sofern sich die überwiegend durchgeführte Anwendungsform nach § 28 Abs. 3 der Psychotherapie-Richtlinie durch die Übertragung nicht ändert.

(3) [1]In einer Kombinationsbehandlung durch zwei Psychotherapeutinnen oder Psychotherapeuten kann eine Psychotherapeutin oder ein Psychotherapeut jeweils ausschließlich Einzel- oder Gruppentherapie durchführen. [2]Bei einer genehmigten Kombinationsbehandlung durch zwei Psychotherapeutinnen oder Psychotherapeuten ist die Übertragung von Therapieeinheiten gemäß Absatz 2 nur möglich, wenn dies durch beide Psychotherapeutinnen oder Psychotherapeuten gemeinsam bei der Krankenkasse angezeigt wird.

Konkret bedeutet dies: Wurde eine Richtlinientherapie als Kombinationsbehandlung beantragt, besteht für die Psychotherapeutinnen und -therapeuten die Möglichkeit, Therapieeinheiten im Einzelsetting (50 Minuten) durch Therapieeinheiten im Gruppensetting (100 Minuten), und umgekehrt, zu ersetzen – ohne gesonderte Anzeige gegenüber der Krankenkasse. Dies gilt sowohl für Kurzzeit- als auch für Langzeittherapien, sofern die Behandlung ausschließlich von einer Psychotherapeutin oder einem Psychotherapeuten durchgeführt wird. Die überwiegend erbrachte Anwendungsform darf sich durch den Tausch nicht verändern. Dies ist deshalb notwendig, weil bei Langzeittherapien der TP oder AP die Kontingentschritte der Einzeltherapie nicht mit den Kontingentschritten der Gruppentherapie übereinstimmen. Zudem besteht bei Kombinationsbehandlungen, die überwiegend Einzeltherapie vorsehen, eine Begutachtungspflicht. In diesen Fällen wurde bei Beantragung im Behandlungsplan gegenüber der Gutachterin oder dem Gutachter eine Vorgehensweise dargestellt, deren Einhaltung angestrebt werden sollte. Sollten sich während der Langzeitbehandlung der Patientin oder des Patienten maßgebliche Anpassungserfordernisse, z. B. eine Änderung der überwiegend erbrachten Anwendungsform, ergeben, so muss ggf. ein gutachterpflichtiger Antrag gestellt werden (§ 22 Abs. 3 Satz 2 PT-RL).

4.2.2 Anzeige des Behandlungsendes einer Psychotherapie gemäß § 15 PT-RL

Der Abschluss der psychotherapeutischen Behandlung gemäß § 15 PT-RL ist der Krankenkasse von der Psychotherapeutin bzw. dem Psychotherapeuten anzuzeigen. Dieses Vorgehen wird durch die folgende Bestimmung in der PT-V geregelt:

§ 17 Ablauf der Behandlung (PT-V)

(7) [1]Die Psychotherapeutin oder der Psychotherapeut zeigt der zuständigen Krankenkasse unverzüglich die Beendigung der Richtlinientherapie gemäß § 15 der Psychotherapie-Richtlinie an. [2]Sofern sich eine Rezidivprophylaxe anschließt, ist dies ebenfalls anzuzeigen. [3]Für die Anzeige nach Satz 1 oder Satz 2 sind die entsprechenden Kennzeichnungen des Katalogs der codierten Zusatzziffern der Kassenärztlichen Bundesvereinigung zu verwenden.

Das Nähere zur Verwendung der für die Anzeige der Therapiebeendigung erforderlichen Nummern 88130 und 88131 EBM wird in Kapitel 3.5.8 beschrieben. Die Informationen über die Beendigung der Psychotherapie sind für die Krankenkasse notwendig, um beispielsweise einen erneuten Antrag auf Psychotherapie innerhalb von zwei Jahren entsprechend der Vorgaben der PT-RL und der PT-V bearbeiten zu können. Soll innerhalb von zwei Jahren nach Abschluss einer psychotherapeutischen Behandlung eine neue Richtlinientherapie (auch Kurzzeittherapie) durchgeführt werden, ist dieser Antrag gutachterpflichtig (§ 11 Abs. 5 Satz 7 PT-V). Darüber hinaus ist die Anzeige der Beendigung eine Voraussetzung für die Durchführung einer Rezidivprophylaxe. Die folgenden Regelungen greift den Sachverhalt auf:

§ 11 Antragsstellung (PT-V)

(5) [...] [6]Die Krankenkasse hat den Umwandlungsantrag auf Langzeittherapie als Einzeltherapie oder als eine Kombination von Einzel- und Gruppentherapie mit überwiegend durchgeführter Einzeltherapie einer Gutachterin oder einem Gutachter vorzulegen (Gutachterverfahren nach § 35 Psychotherapie-Richtlinie). [7]Das gleiche gilt, wenn nach Beendigung einer Richtlinientherapie eine Kurzzeittherapie beantragt werden soll, es sei denn, dass zwischen der Beendigung der Richtlinientherapie und dem Zeitpunkt der Antragstellung ein Zeitraum von mehr als zwei Jahren liegt.

§ 20 Rezidivprophylaxe (PT-V)

(3) Voraussetzung für die Erbringung einer Rezidivprophylaxe ist die Anzeige der Beendigung der Richtlinientherapie gemäß § 15 Psychotherapie-Richtlinie gegenüber der Krankenkasse gemäß § 17 Abs. 7.

(4) Die Zwei-Jahres-Frist gemäß § 11 Abs. 5 Satz 7 beginnt mit der gemäß § 17 Abs. 7 angezeigten Beendigung der Langzeittherapie und gilt unabhängig von den in diesem Zeitraum in Anspruch genommenen Leistungen der Rezidivprophylaxe.

Da sich die Rezidivprophylaxe an das Ende einer Richtlinientherapie anschließt und in den folgenden zwei Jahren genutzt werden kann, fällt sie nicht unter die Zweijahresfrist, die eingehalten werden muss, wenn eine nachfolgende Richtlinientherapie nicht gutachterpflichtig sein soll.

4.2.3 Begründung der Unterbrechung einer Psychotherapie von mehr als sechs Monaten

In besonderen Einzelfällen, beispielsweise aufgrund einer stationären Behandlung der Patientin oder des Patienten mit anschließender Rehabilitation, kann es dazu kommen, dass eine Richtlinientherapie für einen Zeitraum von mehr als einem halben Jahr unterbrochen werden muss. In der PT-V wird hierzu Folgendes geregelt:

§ 17 Ablauf der Behandlung (PT-V)

(6) [1]Die Unterbrechung einer Psychotherapie für einen Zeitraum von mehr als einem halben Jahr ist nur zulässig, wenn sie gegenüber der Krankenkasse formlos begründet wird. [2]Die Durchführung von genehmigten Therapieeinheiten einer Rezidivprophylaxe gemäß § 14 der Psychotherapie-Richtlinie bleibt hiervon unberührt.

Die Regelung gibt vor, dass die Unterbrechung einer Psychotherapie von mehr als einem halben Jahr formlos begründet werden muss; die Krankenkasse gibt der Psychotherapeutin oder dem Psychotherapeuten in diesen Einzelfällen eine Rückmeldung, die auch der KV vorgelegt werden kann, um deutlich zu machen, dass die Fortsetzung der Behandlung mit Zustimmung der Krankenkasse erfolgt. Darüber hinaus differenziert die Regelung noch einmal klar zwischen einer Unterbrechung der Behandlung und der Rezidivprophylaxe. Letztere schließt an das Ende der Behandlung an und kann auch in größeren Intervallen als sechs Monaten stattfinden (sofern diese innerhalb von zwei Jahren nach Abschluss der Behandlung liegt).

4.3 Antrags- und Genehmigungsverfahren

Die Rechtsgrundlage des Antragsverfahrens bildet § 92 Absatz 6a SGB V, in dem die Ausgestaltung eines Antragsverfahrens dem G-BA übertragen wurde. Im Zuge des

GKV-Versorgungsstärkungsgesetzes (GKV-VSG) wurde der G-BA vom Gesetzgeber beauftragt u. a. Regelungen zur Vereinfachung des Antragsverfahrens zu treffen. Dies ist mit der Strukturreform der ambulanten Psychotherapie im Jahr 2016 erfolgt. Mit dem Gesetz zur Reform der Psychotherapeutenausbildung, in Kraft getreten am 15.11.2019, hat der Gesetzgeber weitere, ergänzende Vorgaben in § 92 Abs. 6a SGB V aufgenommen und bestimmt, dass sämtliche Regelungen zum Antragsverfahren- und Gutachterverfahren aufgehoben werden müssen, sobald vom G-BA ein Verfahren zur Qualitätssicherung nach § 136a Abs. 2a SGB V eingeführt wird.

§ 92 Richtlinien des Gemeinsamen Bundesausschusses (SGB V)

„(6a) [1]In den Richtlinien nach Absatz 1 Satz 2 Nr. 1 ist insbesondere das Nähere über die psychotherapeutisch behandlungsbedürftigen Krankheiten, die zur Krankenbehandlung geeigneten Verfahren, das Antrags- und Gutachterverfahren, die probatorischen Sitzungen sowie über Art, Umfang und Durchführung der Behandlung zu regeln; [...] [6]Der Gemeinsame Bundesausschuss hat sämtliche Regelungen zum Antrags- und Gutachterverfahren aufzuheben, sobald er ein Verfahren zur Qualitätssicherung nach § 136a Abs. 2a eingeführt hat."

Für die Umsetzung des Regelungsauftrages, ein datengestütztes einrichtungsübergreifendes Qualitätssicherungsverfahren in der ambulanten Psychotherapie zu etablieren, wurde dem G-BA vom Gesetzgeber eine Frist bis zum 31.12.2022 vorgegeben.

Mit Beschluss vom 18.01.2024 hat der G-BA Vorgaben für ein einrichtungsübergreifendes Qualitätssicherungsverfahren für die ambulante psychotherapeutische Versorgung getroffen. Dieses Verfahren wird zunächst mit den Psychotherapeutinnen und Psychotherapeuten in den Regionen Nordrhein und Westfalen-Lippe bis einschließlich 2030 erprobt. Das BMG hat in der Nichtbeanstandung des Beschlusses ausgeführt, „dass die lediglich regionale Erprobung des Qualitätssicherungsverfahrens nicht gemäß § 91 Absatz 6a Satz 6 SGB V zu einer Aufhebung des Antrags- und Gutachterverfahrens in den Gebieten der Kassenärztlichen Vereinigungen Nordrhein und Westfalen-Lippe oder gar bundesweit führt". Dementsprechend wird das bisherige Antrags- und Genehmigungsverfahren für die Richtlinientherapie bis zur Einführung eines flächendeckenden Verfahrens zur Qualitätssicherung beibehalten; die regionale Erprobung wird somit nicht als „Einführung eines QS-Verfahrens" gewertet. Das bedeutet auch, dass mit dem Antrags- und Gutachterverfahren weiterhin die vorgezogene Wirtschaftlichkeitsprüfung einhergeht und die diesbezügliche Regelung der PT-V weiter Bestand hat:

§ 13 Entscheidung zur Leistungspflicht (PT-V)

(7) Bestätigt die Krankenkasse ihre Leistungspflicht für Psychotherapie aufgrund eines Antragsverfahrens, wird eine zusätzliche Wirtschaftlichkeitsprüfung für die bewilligte Psychotherapie nicht durchgeführt.

Die Regelung beinhaltet gleichzeitig auch, dass bei der Psychotherapeutischen Sprechstunde, der Gruppenpsychotherapeutischen Grundversorgung, den probatorischen Sitzungen, der Psychotherapeutischen Akutbehandlung und dem psychotherapeutischen Gespräch nach den EBM-Kapiteln 22 und 23 nachträgliche Wirtschaftlichkeitsprüfungen möglich sind.

Die Grundsätze der Antragstellung werden in § 34 PT-RL geregelt:

§ 34 Antragsverfahren (PT-RL)

(1) [1]Die Feststellung der Leistungspflicht für Psychotherapie nach § 15 erfolgt durch die Krankenkasse auf Antrag der oder des Versicherten. [2]Zu diesem Antrag teilen die Psychotherapeutinnen und Psychotherapeuten vor der Behandlung der Krankenkasse die Diagnose mit, begründen die Indikation und beschreiben Art und Umfang der geplanten Therapie. [3]Wird ein gutachterpflichtiger Antrag auf Langzeittherapie gestellt oder soll eine Kurzzeittherapie in eine Langzeittherapie umgewandelt werden, so soll dieser Antrag neben den Angaben zu Diagnose, Indikation sowie Art, Umfang, Frequenz und Prognose der geplanten Therapie auch einen fallbezogenen Behandlungsplan enthalten (Bericht an die Gutachterin oder den Gutachter). [4]Die Krankenkasse hat über einen Antrag auf Kurzzeittherapie spätestens mit Ablauf von drei Wochen nach Antragseingang zu entscheiden. [5]Kann die Krankenkasse diese Fristen nicht einhalten, etwa weil der Antrag ergänzungs- oder klarstellungsbedürftig ist oder der Sachverhalt eine überdurchschnittliche Komplexität aufweist, teilt sie dies den Antragstellern unter Darlegung hinreichender Gründe und Übermittlung eines angemessenen neuen Entscheidungstermins rechtzeitig schriftlich mit. [6]Erfolgt bis zum Ablauf der Frist nach Satz 4 keine solche Mitteilung oder verstreicht der neue Entscheidungstermin nach Satz 5 fruchtlos, gilt die beantragte Leistung als zur Erbringung durch Psychotherapeutinnen oder Psychotherapeuten im Sinne dieser Richtlinie genehmigt; dies gilt nicht für solche Leistungen, die nicht nach dieser Richtlinie zu Lasten der Krankenkassen erbracht werden können. [7]Die Regelungen des § 13 Absatz 3a SGB V bleiben davon unberührt.

(1a) In den Fällen des § 27 Absatz 2 Nummer 1a Satz 3 bis 7 entfällt jede weitere Leistungspflicht zur Fortführung der ambulanten Therapie, wenn die Gründe für die Annahme der voraussichtlichen Erreichbarkeit der Abstinenz beziehungsweise Suchtmittelfreiheit entfallen, die Abstinenz beziehungsweise Suchtmittelfreiheit nicht bis zum Ende von 24 Behandlungsstunden erreicht wird oder die geforderte Dokumentation der Gutachterin oder dem Gutachter nicht vorgelegt werden kann."

(2) [1]Eine Verlängerung der Therapie gemäß § 30 Satz 3 Nummer 1 bis 8 bedarf eines Fortsetzungsantrags. [2]Sofern ein Gutachter mit der Prüfung beauftragt wird, sind Verlauf und Ergebnis der bisherigen Therapie darzustellen und eine begründete Prognose in Bezug auf die beantragte Verlängerung abzugeben.

(3) [1]Ist die Psychotherapie gemäß § 29 Nummer 2 und 3 mit den dort festgelegten Leistungen nicht erfolgreich abzuschließen und soll die Therapie deshalb fortgesetzt werden, bedarf es eines Antrags auf Feststellung der Leistungspflicht. [2]Sofern ein Gutachter mit der Prüfung beauftragt wird, sind der Behandlungsverlauf, der erreichte Therapieerfolg und die ausführliche Begründung zur Fortsetzung der Behandlung einschließlich der prognostischen Einschätzung darzustellen.

(4) Das Nähere zum Antragsverfahren ist geregelt in § 11 der Psychotherapie-Vereinbarung in der Fassung vom 2. Februar 2017, zuletzt geändert am 7. März 2024 und in Kraft getreten am 1. Juli 2024.

Absatz 1 stellt die formalen Anforderungen an die Antragsstellung dar; hier wird noch einmal aufgelistet, welche Inhalte an die Krankenkasse zu übermitteln sind. Darüber hinaus wird festgelegt, welche Unterlagen gutachterpflichtigen Anträgen beigefügt werden müssen (vor allem der Bericht an die Gutachterin oder den Gutachter, evtl. Konsiliarbericht). In Absatz 1 sind ebenfalls die Zeiträume benannt, die den Krankenkassen für eine Leistungsentscheidung zur Verfügung stehen. Sie sind aus § 13 Absatz 3a SGB V übernommen. Die Krankenkassen teilen ihre Leistungsentscheidung der oder dem Versicherten und der Psychotherapeutin oder dem Psychotherapeuten formlos mit (§ 13 Abs. 1 PT-V).

Die Voraussetzung für eine psychotherapeutische Behandlung ist bei Abhängigkeit von psychotropen Substanzen der Zustand der Suchtmittelfreiheit (§ 27 Abs. 2 Nr. 1a PT-RL). Abweichend davon kann eine psychotherapeutische Behandlung dann erfolgen, wenn nach maximal zwölf Therapiestunden die Suchtmittelfreiheit hergestellt wird. Sofern Abstinenz nicht bis zum Ende von 12 Behandlungsstunden erreicht werden konnte, können weitere Behandlungsstunden nur dann durchgeführt werden, wenn mit der Patientin oder dem Patienten im Rahmen der weiteren Behandlungsplanung das konkrete Vorgehen abgestimmt und das Erreichen von Abstinenz als vorrangiges Therapieziel formuliert wird. Eine Fortführung der Behandlung über die Kurzzeittherapie hinaus ist nur bei Abstinenz möglich. Diese ist mit einer „nicht von der Psychotherapeutin oder von dem Psychotherapeuten selbst ausgestellten ärztlichen Bescheinigung festzustellen“ (§ 27 Abs. 2 Nr. 1a Satz 5 PT-RL). Im Falle der Nichterfüllung dieser Voraussetzung entfällt die Leistungspflicht der Krankenkasse.

In § 34 Abs. 3 PT-RL werden Regelungen für Fortführungsanträge getroffen. Soll sich eine weitere Behandlung anschließen, so ist ein Antrag auf Fortsetzung der Therapie zu stellen. Die Begutachtung von Fortführungsanträgen ist nicht mehr obligatorisch, wobei die Krankenkassen im Einzelfall eine Begutachtung in Auftrag geben können.

Der letzte Absatz des § 34 PT-RL verweist auf weitere Regelungen, die in der PT-V getroffen wurden:

§ 11 Antragstellung (PT-V)

(1) [1]Beabsichtigt eine Psychotherapeutin oder ein Psychotherapeut eine Richtlinientherapie gemäß § 15 Psychotherapie-Richtlinie bei entsprechender Indikationsstellung durchzuführen, so empfiehlt sie oder er der Versicherten oder dem Versicherten frühestens zu Beginn der probatorischen Sitzungen, einen Antrag auf Feststellung der Leistungspflicht für Psychotherapie bei deren oder dessen Krankenkasse zu stellen (Formblatt PTV 1). [2]Der Antrag kann frühestens gestellt werden, wenn die zweite probatorische Sitzung terminiert ist. [3]Im Quartal der ersten Behandlung und/oder den drei vorausgegangenen Quartalen müssen mindestens zwei probatorische Sitzungen gemäß § 12 Abs. 3 der Psychotherapie-Richtlinie durchgeführt worden sein. [4]Im Antrag der Versicherten oder des Versicherten (PTV 1) sind das Datum oder die Daten der in Anspruch genommenen Psychotherapeutischen Sprechstunde anzugeben.

(2) [1]Je nach Indikation ist festzulegen, ob ein Antrag auf Kurzzeit- oder Langzeittherapie gestellt werden soll. [2]Dem Antrag der Versicherten oder des Versicherten sind Angaben der Psychotherapeutin oder des Psychotherapeuten für die beantragte Richtlinientherapie auf dem Formblatt PTV 2 beizufügen, die der Begründung der beantragten Richtlinientherapie dienen.

(3) [1]Im Formblatt PTV 2 sind die Diagnose (endständig) und die Anzahl der Therapieeinheiten für die Versicherte oder den Versicherten und sofern erforderlich für die Einbeziehung von Bezugspersonen anzugeben. [2]Eine Therapieeinheit entspricht dabei 50 Minuten in einer Einzelbehandlung und 100 Minuten in einer Gruppenbehandlung.

(4)[1]Bei der Beantragung von Therapieeinheiten für die Gruppentherapie im Rahmen einer reinen Gruppenbehandlung oder einer Kombinationsbehandlung aus Einzel- und Gruppentherapie ist im Formblatt PTV 2 für die Gruppentherapie die jeweilige Gebührenordnungsposition mit einem „X“ an fünfter Stelle anzugeben. [2]Damit ist eine Änderung der Gruppengröße im Behandlungsverlauf im Rahmen der Regelung gemäß § 21 Abs. 1 Nr. 2 der Psychotherapie-Richtlinie möglich; eine Festlegung auf eine Gruppengröße bei Antragsstellung ist nicht erforderlich.

(5) [1]Für die Kurzzeittherapie 1 (KZT 1) können höchstens zwölf Therapieeinheiten beantragt werden, für die Kurzzeittherapie 2 (KZT 2) höchstens zwölf weitere Therapieeinheiten. [2]Die Einzelsitzung kann auch in Einheiten von 2 x 25 Minuten unter entsprechender Vermehrung der Gesamtsitzungszahl durchgeführt werden. [3]Die Beantragung der KZT 1 erfolgt frühestens zu Beginn der probatorischen Sitzungen, die Beantragung der KZT 2 ist frühestens nach 7 durchgeführten Therapieeinheiten der KZT 1 möglich. [4]Stellt sich während der Kurzzeittherapie heraus, dass eine Langzeittherapie durchgeführt werden muss, ist die Überführung der Kurzzeittherapie in eine Langzeittherapie spätestens mit der achten Therapieeinheit der KZT 2 zu beantragen. [5]Wird Kurzzeittherapie in Langzeittherapie überführt, ist die bewilligte Kurzzeittherapie auf das Kontingent der Langzeittherapie anzurechnen. [6]Die Krankenkasse hat den Umwandlungsantrag auf Langzeittherapie als Einzeltherapie oder als eine Kombination von Einzel- und Gruppentherapie mit überwiegend durchgeführter Einzeltherapie einer Gutachterin oder einem Gutachter vorzulegen (Gutachterverfahren nach § 35 der Psychotherapie-Richtlinie). [7]Das gleiche gilt, wenn nach Beendigung einer Richtlinientherapie eine Kurzzeittherapie beantragt werden soll, es sei denn, dass zwischen der Beendigung der Richtlinientherapie und dem Zeitpunkt der Antragstellung ein Zeitraum von mehr als zwei Jahren liegt.

(6) [1]Einem Antrag auf Langzeittherapie und einem Umwandlungsantrag einer Kurzzeittherapie in eine Langzeittherapie ist neben dem Formblatt PTV 2 für die Krankenkasse ein verschlossener Briefumschlag für die Gutachterin oder den Gutachter (PTV 8) mit folgendem Inhalt beizufügen:

- Bericht für die Gutachterin oder den Gutachter gemäß Leitfaden PTV 3,
- Durchschrift des PTV 2,
- Durchschrift des Konsiliarberichts, sofern gemäß § 32 Psychotherapie-Richtlinie erforderlich,
- ergänzende Befundberichte, sofern erforderlich.

[2]Dies gilt auch für Anträge gemäß Abs. 5 Satz 7. [3]Der Bericht an die Gutachterin oder den Gutachter ist von der Psychotherapeutin oder vom Psychotherapeuten vollständig persönlich zu verfassen.

(7) [1]Führt die Langzeittherapie innerhalb des von der Krankenkasse genehmigten Umfangs nicht zum Erfolg, kann die Versicherte oder der Versicherte einen Antrag auf Fortsetzung der Behandlung stellen (PTV 1). [2]Diesem Antrag wird von der Psychotherapeutin oder von dem Psychotherapeuten das PTV 2 für die Krankenkasse beigefügt. [3]Sofern die Krankenkasse zur Prüfung eine Gutachterin oder einen Gutachter beauftragt, hat sie dies der Psychotherapeutin oder dem Psychotherapeuten unverzüglich mitzuteilen. [4]In diesem Fall werden von der Psychotherapeutin oder vom Psychotherapeuten eine Kopie des PTV 2 für die Krankenkasse sowie ein verschlossener Briefumschlag für die Gutachterin oder

den Gutachter (PTV 8) mit Inhalt gemäß Abs. 6 Satz 1 zeitnah an die zuständige Krankenkasse gesandt. [5]Erfolgt keine Einleitung des Gutachterverfahrens hat die Krankenkasse den Fortsetzungsantrag bei Vorliegen der formalen Voraussetzungen innerhalb von drei Wochen nach Eingang zu genehmigen. [6]Die Sätze 2 bis 4 gelten auch für Anträge, die unter die Regelung gemäß § 12 Abs. 4 fallen.

(8) [1]Wird eine Kombinationsbehandlung durch zwei Psychotherapeutinnen bzw. Psychotherapeuten durchgeführt, so füllen beide Psychotherapeutinnen oder Psychotherapeuten je ein Formblatt PTV 2 aus. [2]Wird bei einer Kombinationsbehandlung durch zwei Psychotherapeutinnen oder Psychotherapeuten die Gruppentherapie durch zwei Psychotherapeutinnen oder Psychotherapeuten geleitet, ist das Formblatt PTV 2 von derjenigen Psychotherapeutin oder demjenigen Psychotherapeuten, der die Einzeltherapie durchführt, und von derjenigen oder von demjenigen für die Gruppentherapie hauptverantwortlichen Psychotherapeutin oder hauptverantwortlichen Psychotherapeuten auszufüllen. [3]Der Antrag der Versicherten oder des Versicherten (PTV 1) und beide PTV 2 sind gemeinsam bei der Krankenkasse einzureichen. [4]Jede Psychotherapeutin oder jeder Psychotherapeut gibt auf dem PTV 2 jeweils die von ihm durchzuführenden Therapieeinheiten an.

§ 19 Besonderheiten bei gruppenpsychotherapeutischen Leistungen (PT-V)

(3) [1]In einer Kombinationsbehandlung durch zwei Psychotherapeutinnen oder Psychotherapeuten kann eine Psychotherapeutin oder ein Psychotherapeut jeweils ausschließlich Einzel- oder Gruppentherapie durchführen. [2]Bei einer genehmigten Kombinationsbehandlung durch zwei Psychotherapeutinnen oder Psychotherapeuten ist die Übertragung von Therapieeinheiten gemäß Abs. 8 nur möglich, wenn dies durch beide Psychotherapeutinnen bzw. Psychotherapeuten gemeinsam bei der Krankenkasse angezeigt wird.

Therapieeinheiten der Kurzzeittherapie und der Psychotherapeutischen Akutbehandlung sind auf das beantragte Kontingent einer Richtlinientherapie anzurechnen. Bei einer Kombinationsbehandlung durch zwei Psychotherapeutinnen oder Psychotherapeuten muss die Antragstellung gemeinsam erfolgen. Dem Antrag der oder des Versicherten (PTV 1) sind in diesem Fall zweimal die Angaben der Psychotherapeutin oder des Psychotherapeuten (PTV 2) beizufügen – je eines pro Psychotherapeutin oder Psychotherapeut. Wird die Gruppenpsychotherapie im Rahmen einer Kombinationsbehandlung von zwei Psychotherapeutinnen oder Psychotherapeuten durchgeführt, so müssen ebenfalls zwei PTV 2 beigefügt werden: eines von der Psychotherapeutin oder von dem Psychotherapeuten, die oder der die Einzeltherapie durchführt, und eines von der Psychotherapeutin oder dem Psychotherapeuten, die oder der die Hauptverantwortung für die Gruppentherapie trägt. Aufgrund der eindeutigen Verteilung der Therapieeinheiten auf die Psychotherapeutinnen oder Psychotherapeuten ist bei einer Änderung eine gemeinsame Mitteilung an die Krankenkasse erforderlich (§ 19 Abs. 3 Satz 2 PT-V).

Die beantragten Therapieeinheiten sind jeweils entsprechend der Regelung zur Umrechnung von Einzelsitzungen zu Doppelsitzungen zu befüllen. Bei den psychoanalytisch begründeten Verfahren bestimmt das überwiegend erbrachte Behandlungssetting die Kontingentschritte, die für die gesamte Behandlung gelten.

Grundsätzlich ist anzustreben, dass die therapeutische Behandlung nicht aufgrund des Antragsverfahrens unterbrochen wird; deshalb sollen Anträge so rechtzeitig gestellt werden, dass die vorgesehenen Fristen nach § 13 Abs. 3a SGB V (drei beziehungsweise fünf Wochen) berücksichtigt werden. Auch ist geregelt, dass verbliebene Stunden der probatorischen Sitzungen nach Antragstellung und vor Beginn der Richtlinientherapie erbracht werden können (§ 16 PT-V). Darüber hinaus wurden einige Regelungen zum Zeitpunkt der frühesten und spätesten Beantragung getroffen:

Psychotherapeutische Leistung	**Früheste Antragstellung**	**Späteste Antragsstellung**	**Regelungstext**
Sprechstunde	Keine Antragsstellung vorgesehen		
Gruppenpsychotherapeutische Grundversorgung	Keine Antragsstellung vorgesehen		
Probatorische Sitzungen	Keine Antragsstellung vorgesehen		
Akutbehandlung	Keine Antragsstellung vorgesehen (Anzeige bei Beginn)		
KZT 1	Nach der ersten probatorischen Sitzung, sofern die zweite probatorische Sitzung terminiert ist.	Keine Vorgabe	§ 11 Abs. 1 und 5 PT-V
KZT 2	Ab der achten Therapieeinheit der KZT 1 („nach sieben durchgeführten Therapieeinheiten“)	Keine Vorgabe	§ 11 Abs. 5 Satz 3 PT-V
KZT 2 nach Akutbehandlung	Nach der ersten probatorischen Sitzung nach der Akutbehandlung, sofern die zweite probatorische Sitzung terminiert ist.	Keine Vorgabe	§ 11 Abs. 1 und § 15 Abs. 3 PT-V
Umwandlung KZT in LZT	Der Antrag sollte so rechtzeitig gestellt werden, dass eine unmittelbare Weiterbehandlung möglich ist.	Bis zur 20. Sitzung der KZT bzw. mit der 8. Therapieeinheit der KZT 2	§ 29 Nr. 4 PT-RL § 11 Abs. 5 PT-V

Psychotherapeutische Leistung	Früheste Antragstellung	Späteste Antragsstellung	Regelungstext
LZT (Erstantrag)	Nach der ersten probatorischen Sitzung, sofern die zweite probatorische Sitzung terminiert ist.	In der achten Therapieeinheit der KZT 2.	§ 11 Abs. 1 und 5 PT-V
LZT (Fortführung)	Keine Vorgabe	Keine Vorgabe, jedoch soll eine unmittelbare Weiterbehandlung möglich sein (d. h. mindestens 5 Wochen vor Kontingentende).	§ 11 Abs. 7 PT-V
Rezidivprophylaxe	keine Antragsstellung vorgesehen, da sie Teil des Therapiekontingents einer Langzeittherapie ist		

Neben den grundsätzlichen Regelungen zum Antragsverfahren bestehen weitere Vorgaben in der PT-RL und der PT-V, die sich auf einzelne Leistungen beziehungsweise besondere Konstellationen der Leistungserbringung beziehen.

Die alleinige Beantragung einer Rezidivprophylaxe wird in § 14 Abs. 3 PT-RL ausgeschlossen; Therapieeinheiten, die für eine Rezidivprophylaxe genutzt werden können, sind Bestandteil des zuvor beantragten Kontingents einer Langzeittherapie.

§ 14 Rezidivprophylaxe (PT-RL)

(3) [...] [5]Die Beantragung einer alleinigen Rezidivprophylaxe ist nicht zulässig.

§ 22 Abs. 3 PT-RL bestimmt, dass Änderungen des bereits bewilligten Behandlungssettings, die nicht zu einer Überschreitung des bewilligten Kontingentes führen, der Krankenkasse anzuzeigen sind. Ausgenommen hiervon sind jedoch Änderungen des Settings während einer Langzeittherapie, wenn der Wechsel in eine Einzeltherapie oder in eine Kombinationsbehandlung mit überwiegender Einzeltherapie erfolgen soll. Diese Änderungen sind gutachterpflichtig und erfordern einen Änderungsantrag, der entsprechend zu begründen ist. Veränderungen innerhalb des gewählten Settings bei Kombinationsbehandlungen, das heißt auch eine Umwidmung von Therapieeinheiten, beispielsweise vom Einzelsetting ins Gruppensetting, sind davon nicht betroffen, sofern sich das grundsätzliche Verhältnis (überwiegend Einzeltherapie oder überwiegend Gruppentherapie) nicht verändert.

§ 22 Kombination von Anwendungsformen (PT-RL)

(3) [1]Bei Veränderung des bewilligten Behandlungssettings während einer laufenden Psychotherapie ist der Krankenkasse diese Änderung anzuzeigen, sofern das bewilligte Stundenkontingent im Rahmen der Änderung nicht überschritten wird. [2]Abweichend von Satz 1 ist bei Änderung des Settings im Rahmen der Langzeittherapie in eine Einzeltherapie oder in eine Kombination von Einzel- und Gruppentherapie mit überwiegend durchgeführter Einzeltherapie ein gutachterpflichtiger Änderungsantrag zu stellen.

Gemäß § 23 Abs. 2 PT-RL kann ein Therapieabschnitt des bewilligten Kontingents dann höherfrequent durchgeführt werden, wenn dies notwendig ist, um eine größere Effektivität der Behandlung zu erreichen. Die Gründe sind bei der Beantragung einer LZT im Bericht an die Gutachterin oder den Gutachter differenziert darzulegen. Zur Problematik der differenzierten Begründung bei einer KZT s. a. Kapitel 3.5.6.

§ 23 Behandlungsfrequenz (PT-RL)

(2) [...] [4]Die Notwendigkeit einer abschnittsweisen höheren Wochenfrequenz ist in der Antragstellung differenziert zu begründen.

In § 32 Abs. 3 PT-RL wird das Vorgehen für den Sonderfall definiert, dass der Konsiliarbericht den Empfehlungen der Psychotherapeutin oder des Psychotherapeuten entgegensteht. In diesem Fall wird der Medizinische Dienst beauftragt, eine Prüfung des Antrags durchzuführen.

§ 32 Konsiliarverfahren und Qualifikation der den Konsiliarbericht abgebenden Ärztinnen und Ärzte (PT-RL)

(3) [...][2]Die Konsiliarärztin oder der Konsiliararzt teilt der Krankenkasse nur die für ihre Leistungsentscheidung notwendigen Angaben mit. [3]Ist Psychotherapie nach Auffassung der Konsiliarärztin oder des Konsiliararztes kontraindiziert und wird dennoch ein entsprechender Antrag gestellt, so veranlasst die Krankenkasse eine Begutachtung durch den Medizinischen Dienst der Krankenversicherung.

Sofern sich eine Richtlinientherapie an eine Akutbehandlung anschließen soll, kann diese erst nach der ersten probatorischen Sitzung beantragt werden, sofern die zweite probatorische Sitzung terminiert ist.

§ 15 Psychotherapeutische Akutbehandlung (PT-V)

(3) [1]Sofern sich an die Akutbehandlung eine Richtlinientherapie gemäß § 15 Psychotherapie-Richtlinie anschließen soll, kann ein entsprechender Antrag erst nach Beendigung der Akutbehandlung im Rahmen der probatorischen Sitzungen gestellt werden. [2]Die erbrachten Stunden der Akutbehandlung, die durch dieselbe Psychotherapeutin oder denselben Psychotherapeuten erbracht wurden, werden auf das Therapiekontingent einer Richtlinientherapie gemäß § 15 Psychotherapie-Richtlinie angerechnet.

Eine besondere Regelung wurde auch für die Rezidivprophylaxe getroffen. Sofern eine Psychotherapeutin oder ein Psychotherapeut eine Rezidivprophylaxe erbringen möchte, ist bereits bei der Antragstellung für die Langzeittherapie anzugeben, dass eine Rezidivprophylaxe vorgesehen ist oder ein Einsatz noch nicht beurteilt werden kann. Gemäß § 14 Abs. 5 Satz 2 PT-RL ist im Bericht an die Gutachterin oder den Gutachter zu begründen, weshalb dies noch nicht eingeschätzt werden kann.

§ 20 Rezidivprophylaxe (PT-V)

(1) Für die Rezidivprophylaxe gemäß § 14 der Psychotherapie-Richtlinie ist im Formblatt PTV 2 anzugeben, ob diese nach dem Abschluss der Langzeittherapie durchgeführt werden soll, nicht durchgeführt werden soll, oder ob dies zum Zeitpunkt des Antrags noch nicht absehbar ist.

(2) Wurde eine Langzeittherapie mit anschließender Rezidivprophylaxe beantragt oder war die Durchführung einer Rezidivprophylaxe bei Antragstellung noch nicht absehbar, können Therapieeinheiten des bewilligten Gesamtkontingents gemäß § 14 Abs. 3 der Psychotherapie-Richtlinie zur Rezidivprophylaxe genutzt werden.

Die Bescheidung des Antrags auf Psychotherapie wird in § 13 PT-V geregelt:

§ 13 Entscheidung zur Leistungspflicht (PT-V)

(1) Sind bei Anträgen auf Psychotherapie die Voraussetzungen für die Leistungspflicht erfüllt, teilt die Krankenkasse dies der Versicherten oder dem Versicherten und der Psychotherapeutin oder dem Psychotherapeuten, die oder der den Antrag begründet hat, formlos mit.

(2) [1]Die Mitteilung zur Anerkenntnis der Leistungspflicht enthält die Anzahl der bewilligten Therapieeinheiten unter Angabe der Gebührenordnungspositionen sowie die Kontaktinformationen einer Ansprechpartnerin oder eines Ansprechpartners für Rückfragen. [2]Bei Leistungen der Gruppentherapie in einer Gruppen- oder Kombinationsbehandlung erstreckt sich die Anerkenntnis der Leis-

tungspflicht auf alle Gebührenordnungspositionen des jeweiligen Therapieverfahrens in der Kurzzeittherapie oder in der Langzeittherapie gemäß den ersten vier Stellen der im Formblatt PTV 2 angegebenen Gebührenordnungsposition sowie die nach § 21 Abs. 1 Nr. 2 der Psychotherapie-Richtlinie möglichen Gruppengrößen. [3]Dies ermöglicht eine Änderung der Gruppengröße im Behandlungsverlauf.

(3) [1]Legt die Versicherte oder der Versicherte gegen die Ablehnung einer Kurzzeittherapie Widerspruch ein, kann die Krankenkasse eine gutachterliche Stellungnahme einholen. [2]Liegen die formalen Voraussetzungen für die Leistungspflicht bei Anträgen auf Langzeittherapie vor, muss die Krankenkasse vor der Ablehnung eines Antrags eine gutachterliche Stellungnahme einholen. [3]Wurde ein Antrag auf Kurz- oder Langzeittherapie nach Einholen einer gutachterlichen Stellungnahme abgelehnt und legt die Versicherte oder der Versicherte Widerspruch gegen diese Entscheidung ein, kann die Krankenkasse ein Gutachten durch eine oder einen gemäß § 23 erweitert bestellte Gutachterin oder erweitert bestellten Gutachter einholen (Zweitgutachten).

(4) Verneint die Krankenkasse ihre Leistungspflicht, teilt sie dies der Versicherten oder dem Versicherten und der Psychotherapeutin oder dem Psychotherapeuten, die oder der den Antrag begründet hat, unter Angabe der Kontaktinformationen einer Ansprechpartnerin oder eines Ansprechpartners für Rückfragen formlos mit.

(5) Erlischt die Leistungspflicht der Krankenkasse während einer laufenden Behandlung, so unterrichtet sie unverzüglich die die Psychotherapie ausführende Psychotherapeutin bzw. den die Psychotherapie ausführenden Psychotherapeuten.

(6) [1]Wechselt eine Versicherte oder ein Versicherter die Krankenkasse während einer laufenden psychotherapeutischen Behandlung, so ist an die neue Krankenkasse ein Antrag auf Fortführung der Psychotherapie zu stellen. [2]Abweichend von § 11 ist dem Antrag zusätzlich der Genehmigungsbescheid der Vorkasse sowie die Anzahl der bereits zu Lasten der Vorkasse erbrachten Therapieeinheiten beizufügen. [3]Geht der Antrag bei der neuen Kasse innerhalb von vier Wochen nach Beginn des auf den Kassenwechsel folgenden Quartals ein oder wird dieser zum Zeitpunkt der ersten Sitzung des auf den Kassenwechsel folgenden Quartals gestellt, hat die neue Krankenkasse bei Vorliegen aller leistungs- und versicherungsrechtlichen Voraussetzungen ihre Leistungspflicht rückwirkend zum Zeitpunkt des Kassenwechsels anzuerkennen. [4]Eine erneute fachlich-inhaltliche Überprüfung der Voraussetzungen für die Leistungspflicht des bereits genehmigten Therapiekontingents durch die neue Krankenkasse erfolgt nicht.

(7) Bestätigt die Krankenkasse ihre Leistungspflicht für Psychotherapie aufgrund eines Antragsverfahrens, wird eine zusätzliche Wirtschaftlichkeitsprüfung für die bewilligte Psychotherapie nicht durchgeführt.

Neben den Vorgaben zur Bescheidung wurde zudem geregelt, welche Widerspruchsmöglichkeiten den Versicherten offenstehen bzw. welches Verfahren durch einen Widerspruch der Patientin oder des Patienten eröffnet wird. Zudem wurde geregelt, dass die Krankenkassen für den Fall, dass ein Fortführungsantrag abgelehnt werden soll, zunächst eine gutachterliche Stellungnahme einholen müssen (vgl. auch § 35 Satz 5 PT-RL). Unberührt hiervon sind die Krankenkassen verpflichtet, die Kostenübernahme für psychotherapeutische Behandlungen abzulehnen, wenn die Voraussetzungen des Leistungsrechts nicht erfüllt sind und beispielsweise kein Versicherungsverhältnis (mehr) zwischen Krankenkasse und Patientin oder Patient besteht. Dieser Aspekt wird auch in Abs. 5 noch einmal explizit geregelt, nämlich dass Krankenkassen bei Erlöschen der Leistungspflicht unverzüglich die behandelnde Psychotherapeutin oder den behandelnden Psychotherapeuten informieren müssen. Darüber hinaus wurde eine Regelung aufgenommen, die das Vorgehen bei einem Krankenkassenwechsel regelt. In diesem Fall muss ein Antrag bei der neuen Krankenkasse zur Fortführung der Behandlung gestellt werden, aus dem die bereits erbrachten Leistungen bei der Vorkasse hervorgehen (inkl. des Genehmigungsbescheids der Vorkasse) und das restliche Kontingent aufgelistet wird. Erfolgt diese Meldung innerhalb von vier Wochen, erfolgt eine rückwirkende Bewilligung durch die neue Krankenkasse zum Zeitpunkt des Wechsels der Krankenkasse.

4.4 Gutachterverfahren

Das Gutachterverfahren wurde im § 92 Abs. 6a SGB V mit dem Auftrag zur Ausgestaltung durch den G-BA verankert:

§ 92 Richtlinien des Gemeinsamen Bundesausschusses (SGB V)

(6a) In den Richtlinien nach Absatz 1 Satz 2 Nr. 1 ist insbesondere das Nähere über die psychotherapeutisch behandlungsbedürftigen Krankheiten, die zur Krankenbehandlung geeigneten Verfahren, das Antrags- und Gutachterverfahren, die probatorischen Sitzungen sowie über Art, Umfang und Durchführung der Behandlung zu regeln; [...] Der Gemeinsame Bundesausschuss beschließt bis spätestens zum 31. Dezember 2020 in einer Ergänzung der Richtlinien nach Satz 1 Regelungen zur weiteren Förderung der Gruppentherapie und der weiteren Vereinfachung des Gutachterverfahrens; für Gruppentherapien findet ab dem 23. November 2019 kein Gutachterverfahren mehr statt. Der Gemeinsame Bundesausschuss hat sämtliche Regelungen zum Antrags- und Gutachterverfahren aufzuheben, sobald er ein Verfahren zur Qualitätssicherung nach § 136a Abs. 2a eingeführt hat.

Der G-BA ist dem Auftrag des Gesetzgebers zur Vereinfachung des Antrags- und Gutachterverfahrens gefolgt (s. a. Kapitel 4.1) und hat die folgenden grundsätzlichen Regelungen zum Gutachterverfahren getroffen:

§ 35 Gutachterverfahren (PT-RL)

[1]Bei Psychotherapie gemäß § 15 sind Anträge auf Langzeittherapie nach § 21 Absatz 1 Nummer 1 (Einzeltherapie) und nach § 22 (Kombinationsbehandlung), wenn die Kombinationsbehandlung überwiegend als Einzeltherapie erfolgt, im Bericht an die Gutachterin oder den Gutachter zu begründen. [2]Auf Anforderung der Krankenkasse gilt dies im Einzelfall auch für die übrigen Anwendungsformen nach § 21 und § 22 sowie für Kurzzeittherapie. [3]Diese sind durch eine Gutachterin oder einen Gutachter zu prüfen, die oder der bestellt ist nach § 12 der Psychotherapie-Vereinbarung in der Fassung vom 2. Februar 2017, zuletzt geändert am 7. März 2024 und in Kraft getreten am 1. Juli 2024. [4]Die Krankenkasse kann Anträge auf Fortführung einer Langzeittherapie als Einzeltherapie oder als eine Kombination von Einzel- und Gruppentherapie mit überwiegend durchgeführter Einzeltherapie durch eine Gutachterin oder einen Gutachter prüfen lassen. [5]Im Falle der Ablehnung der Fortführung einer Langzeittherapie muss die Krankenkasse eine gutachterliche Stellungnahme einholen, sofern die formalen Voraussetzungen für eine Leistungsgewährung erfüllt sind. [6]Die Gutachterin oder der Gutachter hat sich dazu zu äußern, ob die in dieser Richtlinie genannten Voraussetzungen erfüllt sind. [7]Die Psychologische Psychotherapeutin oder der Psychologische Psychotherapeut oder die Kinder- und Jugendlichenpsychotherapeutin oder der Kinder- und Jugendlichenpsychotherapeut oder Fachpsychotherapeutin für Erwachsene oder der Fachpsychotherapeut für Erwachsene oder die Fachpsychotherapeutin für Kinder und Jugendliche oder der Fachpsychotherapeut für Kinder und Jugendliche hat den Konsiliarbericht im verschlossenen Umschlag dem Bericht an die Gutachterin oder den Gutachter beizufügen.

Im Rahmen der Reformen der PT-RL ist es zu einer ganzen Reihe von Änderungen gekommen. Zunächst wurde die Verpflichtung zur Begutachtung in der Kurzzeittherapie abgeschafft; damit entfiel auch die bisherige Befreiungsregelung für die Begutachtung von Kurzzeittherapien (vormals § 26a PT-RL). Danach erfolgte die Abschaffung des Gutachterverfahrens für Gruppentherapie sowie für Kombinationsbehandlungen mit überwiegender Gruppentherapie. Davon abgesehen, besteht jedoch für die Krankenkassen grundsätzlich die Möglichkeit, in erforderlichen Fällen eine Begutachtung zu veranlassen. Der Grund für die Regelung liegt darin, dass mit dem Antrags- und Gutachterverfahren eine vorgezogene Wirtschaftlichkeitsprüfung durchgeführt wird und daher auch die grundsätzliche Möglichkeit zur Prüfung durch die Krankenkassen bzw. durch die Gutachterin oder den Gutachter im Auftrag der Krankenkasse gegeben sein muss. Diese Zielsetzung findet in der folgenden Regelung Eingang:

§ 12 Gutachterverfahren (PT-V)

(4) Die Krankenkasse kann grundsätzlich jeden Antrag einer Gutachterin oder einem Gutachter zur Prüfung übergeben, sofern sie dies für erforderlich hält.

Eine Beschreibung des Zwecks des Gutachterverfahrens findet sich in der PT-V:

§ 12 Gutachterverfahren (PT-V)

(2) [1]Das Gutachterverfahren dient dazu festzustellen, ob die in der Psychotherapie-Richtlinie und in dieser Vereinbarung niedergelegten Voraussetzungen für die Durchführung einer Psychotherapie zu Lasten der gesetzlichen Krankenversicherung erfüllt sind. [2]Dabei prüft die Gutachterin oder der Gutachter den Antrag unter fachlichen Gesichtspunkten, insbesondere, ob das beantragte Psychotherapieverfahren nach der Psychotherapie-Richtlinie anerkannt und im konkreten Behandlungsfall indiziert ist, ob die Prognose einen ausreichenden Behandlungserfolg erwarten lässt, und ob der vorgeschlagene Behandlungsumfang angemessen i. S. d. § 28 Abs. 1 der Psychotherapie-Richtlinie ist. [3]Die Gutachterin oder der Gutachter verfasst hierzu eine Stellungnahme auf dem Formblatt PTV 5.

Mit den Änderungen vom 09.05.2017 ist der bis dahin gültige Absatz insofern ergänzt worden, dass es ebenfalls zur Aufgabe der Gutachterin oder des Gutachters gehört, zu prüfen, ob der vorgeschlagene Behandlungsumfang im Sinne von § 28 Abs. 1 der PT-RL angemessen ist. Wenn dieser fachlich nicht überzeugend begründet ist, kann der Gutachter oder die Gutachterin eine Empfehlung für ein reduziertes Kontingent abgeben.

Das Gutachterverfahren ist nach § 12 Abs. 2 PT-V ein Instrument der Qualitätssicherung und dient auch einer vorgezogenen Wirtschaftlichkeitsprüfung:

§ 13 Entscheidung zur Leistungspflicht (PT-V)

(7) Bestätigt die Krankenkasse ihre Leistungspflicht für Psychotherapie aufgrund eines Antragsverfahrens, wird eine zusätzliche Wirtschaftlichkeitsprüfung für die bewilligte Psychotherapie nicht durchgeführt.

Die Bestätigung der Leistungspflicht erfüllt damit auch das in § 12 SGB V formulierte allgemeine Wirtschaftlichkeitsgebot, wonach Leistungen „ausreichend, zweckmäßig und wirtschaftlich“ sein müssen und das „Maß des Notwendigen“ nicht überschreiten dürfen.

Die gesetzliche Vorgabe des GKV-VSG sah bei der Neufassung der PT-RL auch eine „Vereinfachung des Antrags- und Gutachterverfahrens“ vor. Präzisiert wurde das in der Gesetzesbegründung:

„Weiterhin wird der Gemeinsame Bundesausschuss beauftragt, das Antrags- und Gutachterverfahren nach §§ 25 ff. der Psychotherapie-Richtlinie zu vereinfachen. Dazu legt er unter anderem fest, in welchen Fällen eine Begutachtung entfallen könnte. Für die Kurzzeit- und die Gruppentherapie ist vom Gemeinsamen Bundesausschuss zu prüfen, ob diese generell vom Antrags- und Gutachterverfahren zu befreien sind oder ob dieses durch eine einfaches Anzeigeverfahren ersetzt werden kann.“

Der G-BA kam dieser Vorgabe des Gesetzgebers zur Vereinfachung des Gutachterverfahrens mit mehreren in der PT-RL verankerten Regelungen nach:

Für Kurzzeittherapien besteht seit 2017 keine Begutachtungspflicht mehr. Dies gilt für Einzel- und Gruppentherapien sowie für die Kombination aus beiden gleichermaßen. Ungeachtet dessen kann eine Krankenkasse im Ausnahmefall auch einen Antrag auf KZT gutachterlich prüfen lassen (§ 12 Abs. 4 PT-V). Außerdem erfolgt gemäß § 11 Abs. 5 Satz 7 PT-V eine gutachterliche Prüfung einer KZT regelhaft, wenn nach Beendigung einer antragspflichtigen Therapie und einem Antrag auf KZT ein Zeitraum von weniger als zwei Jahren liegt.

Eine Krankenkasse kann bei Anträgen auf Fortführung einer LZT auf das Gutachterverfahren verzichten. Das Verfahren bei Fortführungsanträgen wird folgendermaßen beschrieben:

§ 11 Antragstellung (PT-V)

(7) [1]Führt die Langzeittherapie innerhalb des von der Krankenkasse genehmigten Umfangs nicht zum Erfolg, kann die Versicherte oder der Versicherte einen Antrag auf Fortsetzung der Behandlung stellen (PTV 1). [2]Diesem Antrag wird von der Psychoherapeutin oder von dem Psychotherapeuten das PTV 2 für die Krankenkasse beigefügt. [3]Sofern die Krankenkasse zur Prüfung eine Gutachterin oder einen Gutachter beauftragt, hat sie dies der Psychotherapeutin oder dem Psychotherapeuten unverzüglich mitzuteilen. [4]In diesem Fall werden von der Psychotherapeutin oder vom Psychotherapeuten eine Kopie des PTV 2 für die Krankenkasse sowie ein verschlossener Briefumschlag für die Gutachterin oder den Gutachter (PTV 8) mit Inhalt gemäß Abs. 6 Satz 1 zeitnah an die zuständige Krankenkasse gesandt. [5]Erfolgt keine Einleitung des Gutachterverfahrens hat die Krankenkasse den Fortsetzungsantrag bei Vorliegen der formalen Voraussetzungen innerhalb von drei Wochen nach Eingang zu genehmigen. [6]Die Sätze 2 bis 4 gelten auch für Anträge, die unter die Regelung gemäß 4 fallen.

Erfolgt bei einem Antrag auf Fortführung also keine „unverzügliche“ Mitteilung der Krankenkasse über die Einleitung des Gutachterverfahrens, gilt der Antrag nach drei Wochen als genehmigt. Es empfiehlt sich, den Antrag rechtzeitig vor Ablauf des bewilligten Kontingentes zu stellen.

Des Weiteren wurden die Anforderungen an den Bericht an die Gutachterin oder den Gutachter reduziert. Ein neuer, für alle Verfahren, Altersgruppen und Bewilligungsschritte einheitlicher „Leitfaden zum Erstellen des Berichts an die Gutachterin oder den Gutachter“ (Formblatt PTV 3) soll ermöglichen, dass der Bericht „in der Regel zwei Seiten“ umfassen kann. Der geänderte Leitfaden wird in Kapitel 4.4.2 näher beschrieben.

4.4.1 Das gutachterpflichtige Antragsverfahren

Regelungen zum Antrag an die Gutachterin oder den Gutachter werden im Rahmen des Antragsverfahrens in der PT-RL geregelt:

§ 34 Antragsverfahren (PT-RL)

(1) [1]Die Feststellung der Leistungspflicht für Psychotherapie nach § 15 erfolgt durch die Krankenkasse auf Antrag der oder des Versicherten. [2]Zu diesem Antrag teilen die Psychotherapeutinnen und Psychotherapeuten vor der Behandlung der Krankenkasse die Diagnose mit, begründen die Indikation und beschreiben Art und Umfang der geplanten Therapie. [3]Wird ein gutachterpflichtiger Antrag auf Langzeittherapie gestellt oder soll eine Kurzzeittherapie in eine Langzeittherapie umgewandelt werden, so soll dieser Antrag neben den Angaben zu Diagnose, Indikation sowie Art, Umfang, Frequenz und Prognose der geplanten Therapie auch einen fallbezogenen Behandlungsplan enthalten (Bericht an die Gutachterin oder den Gutachter). [4]Die Krankenkasse hat über einen Antrag auf Kurzzeittherapie spätestens mit Ablauf von drei Wochen nach Antragseingang zu entscheiden. [5]Kann die Krankenkasse diese Fristen nicht einhalten, etwa weil der Antrag ergänzungs- oder klarstellungsbedürftig ist oder der Sachverhalt eine überdurchschnittliche Komplexität aufweist, teilt sie dies den Antragstellern unter Darlegung hinreichender Gründe und Übermittlung eines angemessenen neuen Entscheidungstermins rechtzeitig schriftlich mit. [6]Erfolgt bis zum Ablauf der Frist nach Satz 4 keine solche Mitteilung oder verstreicht der neue Entscheidungstermin nach Satz 5 fruchtlos, gilt die beantragte Leistung als zur Erbringung durch Psychotherapeutinnen oder Psychotherapeuten im Sinne dieser Richtlinie genehmigt; dies gilt nicht für solche Leistungen, die nicht nach dieser Richtlinie zu Lasten der Krankenkassen erbracht werden können. [7]Die Regelungen des § 13 Absatz 3a SGB V bleiben davon unberührt.

[...]

(2) [1]Eine Verlängerung der Therapie gemäß § 30 Satz 3 Nummer 1 bis 8 bedarf eines Fortsetzungsantrags. [2]Sofern ein Gutachter mit der Prüfung beauftragt wird, sind Verlauf und Ergebnis der bisherigen Therapie darzustellen und eine begründete Prognose in Bezug auf die beantragte Verlängerung abzugeben.

(3) [1]Ist die Psychotherapie gemäß § 29 Nummer 2 und 3 mit den dort festgelegten Leistungen nicht erfolgreich abzuschließen und soll die Therapie deshalb fortgesetzt werden, bedarf es eines Antrags auf Feststellung der Leistungspflicht. [2]Sofern ein Gutachter mit der Prüfung beauftragt wird, sind der Behandlungsverlauf, der erreichte Therapieerfolg und die ausführliche Begründung zur Fortsetzung der Behandlung einschließlich der prognostischen Einschätzung darzustellen.

Die Regelungen zu Inhalten und Formblättern, die der Gutachterin oder dem Gutachter zugehen müssen, finden sich in der PT-V:

§ 11 Antragsstellung (PT-V)

(5) [...][6]Die Krankenkasse hat den Umwandlungsantrag auf Langzeittherapie als Einzeltherapie oder als eine Kombination von Einzel- und Gruppentherapie mit überwiegend durchgeführter Einzeltherapie einer Gutachterin oder einem Gutachter vorzulegen (Gutachterverfahren nach § 35 der Psychotherapie-Richtlinie). [7]Das gleiche gilt, wenn nach Beendigung einer Therapie eine Kurzzeittherapie beantragt werden soll, es sei denn, dass zwischen der Beendigung der Therapie und dem Zeitpunkt der Antragstellung ein Zeitraum von mehr als zwei Jahren liegt.

(6) [1]Einem Antrag auf Langzeittherapie und einem Umwandlungsantrag einer Kurzzeittherapie in eine Langzeittherapie ist neben dem Formblatt PTV 2 für die Krankenkasse ein verschlossener Briefumschlag für die Gutachterin oder den Gutachter (PTV 8) mit folgendem Inhalt beizufügen:

- Bericht für die Gutachterin oder den Gutachter gemäß Leitfaden PTV 3,
- Durchschrift des PTV 2,
- Durchschrift des Konsiliarberichts, sofern gemäß § 32 Psychotherapie-Richtlinie erforderlich,
- ergänzende Befundberichte, sofern erforderlich.

[2]Dies gilt auch für Anträge gemäß Abs. 5 Satz 7. [3]Der Bericht an die Gutachterin oder den Gutachter ist von der Psychotherapeutin oder vom Psychotherapeuten vollständig persönlich zu verfassen.

(7) [...] [3]Sofern die Krankenkasse zur Prüfung eine Gutachterin oder einen Gutachter beauftragt, hat sie dies der Psychotherapeutin oder dem Psychotherapeuten unverzüglich mitzuteilen. [4]In diesem Fall werden von der Psychotherapeutin oder vom Psychotherapeuten eine Kopie des PTV 2 für die Krankenkasse sowie ein verschlossener Briefumschlag für die Gutachterin oder den Gutachter (PTV 8) mit Inhalt gemäß Abs. 6 Satz 1 zeitnah an die zuständige Krankenkasse gesandt. [5]Erfolgt keine Einleitung des Gutachter-

verfahrens hat die Krankenkasse den Fortsetzungsantrag bei Vorliegen der formalen Voraussetzungen innerhalb von drei Wochen nach Eingang zu genehmigen. [6]Die Sätze 2 bis 4 gelten auch für Anträge, die unter die Regelung gemäß § 12 Abs. 4 fallen.

Insgesamt ergeben sich aus den Regelungen die folgenden grundsätzlichen Vorgaben; die bereits dargestellte Abweichungsmöglichkeit der Krankenkassen in Einzelfällen ist davon unberührt.

Regelungsfall	**Grundsätzliche Regelung zur Begutachtung**	**Rechtliche Grundlage**
Kurzzeittherapie	Keine Begutachtung	§ 34 und § 35 PT-RL
Wechsel des überwiegenden Settings (KZT)	Anzeige gegenüber der Krankenkasse	§ 22 Abs. 3 PT-RL
Langzeittherapie (Erst- bzw. Umwandlungsantrag)	Begutachtung	§ 35 PT-RL
Wechsel von Einzeltherapie oder von einer Kombinationsbehandlung mit überwiegender Einzeltherapie in Gruppentherapie oder in eine Kombinationsbehandlung mit überwiegender Gruppentherapie (LZT)	Anzeige gegenüber der Krankenkasse	§ 22 Abs. 3 PT-RL
Wechsel von Gruppentherapie oder von einer Kombinationsbehandlung mit überwiegender Gruppentherapie in Einzeltherapie oder in eine Kombinationsbehandlung mit überwiegender Einzeltherapie (LZT)	Begutachtung	§ 22 Abs. 3 Satz 2 PT-RL
Fortführungsantrag (LZT)	Gegebenenfalls Begutachtung auf Anforderung der Krankenkasse, bei Ablehnung des Antrags ist ein Gutachten einzuholen	§ 34 Abs. 2 Satz 2 und § 35 Satz 4 und 5 PT-RL
Nach Ende einer Therapie neue Antragsstellung innerhalb von zwei Jahren (KZT/LZT)	Begutachtung	§ 11 Abs. 5 Satz 7 PT-V

Ein zentrales Gewicht fällt im Rahmen des Gutachterverfahrens dem Bericht an eine Gutachterin oder einen Gutachter (siehe Kapitel 4.4.2) zu, der von der Psychotherapeutin oder vom Psychotherapeuten vollständig persönlich zu verfassen ist. Anmerkungen zur Erstellung und Vorgaben zur Strukturierung des Berichts sind im Formblatt PTV 3 („Leitfaden") vorgegeben.

Die Unterlagen werden vom Psychotherapeuten oder der Psychotherapeutin mit dem Antrag der oder des Versicherten an die Krankenkasse geschickt; die Krankenkasse prüft den Sachverhalt und leitet den verschlossenen Umschlag an eine Gutachterin oder einen Gutachter weiter (§ 11 Abs. 6 PT-V); darüber hinaus werden der Auftrag zur Begutachtung und das Formular PTV 5 für die Rückmeldung der Gutachterin oder des Gutachters übersandt.

Insgesamt stehen der Krankenkasse gemäß § 13 Abs. 3a SGB V bei Einleitung eines Gutachterverfahrens fünf Wochen zur Verfügung; der Gutachterin oder dem Gutachter stehen von diesen fünf Wochen i. d. R. zwei Wochen zur Abfassung der Stellungnahme zur Verfügung (§ 24 Abs. 1 Satz 1 Nr. 5 PT-V).

Der Ablauf des Gutachterverfahrens stellt sich somit wie folgt dar:

1. Antragstellung durch die Patientin oder den Patienten (Formblatt PTV 1).
2. Begründung des Antrages der Patientin oder des Patienten durch die Psychotherapeutin oder den Psychotherapeuten durch zusätzliche Angaben (Formblatt PTV 2) und bei einem gutachterpflichtigen Antragsverfahren in einem Bericht an die Gutachterin oder den Gutachter, der unter Nutzung des Leitfadens (Formblatt PTV 3) erstellt und in einem verschlossenen Umschlag (PTV 8) an die Krankenkasse geschickt wird, gemeinsam mit dem Formblatt PTV 2 (der Durchschlag des PTV 2 für die Gutachterin oder den Gutachter und gegebenenfalls der Konsiliarbericht und andere Arztbriefe in anonymisierter Form müssen ebenfalls im Briefumschlag enthalten sein).
3. Die Krankenkasse wählt die Gutachterin oder den Gutachter aus der ihr übersandten Gutachterliste aus und erteilt den Auftrag zur Gutachtenerstellung (Formblatt PTV 4).
4. Die Gutachterin oder der Gutachter gibt eine Stellungnahme (Formblatt PTV 5) als Empfehlung an die Krankenkasse ab. Die Gutachterin oder der Gutachter begründet inhaltlich in der Stellungnahme entweder eine Befürwortung, eine Nichtbefürwortung oder eine Teilbefürwortung der beantragten Psychotherapie.
5. Die Krankenkasse entscheidet über die Bewilligung einer Psychotherapie.
6. Legt eine Patientin oder ein Patient Widerspruch ein, kann die Krankenkasse ein Zweitgutachten beauftragen.

Wichtig ist die Beachtung des Datenschutzes. Der Gutachterin oder dem Gutachter dürfen sowohl von der behandelnden Psychotherapeutin oder vom behandelnden Psychotherapeuten als auch von der Krankenkasse nur solche Unterlagen zur Verfügung gestellt werden, auf denen die personenbezogenen Daten der oder des Versicherten pseudonymisiert sind.

Bei der Beauftragung eines Gutachtens kann die Krankenkasse ergänzende Angaben zur Krankheitsgeschichte wie Arbeitsunfähigkeitszeiten der letzten vier Jahre sowie stationäre oder teilstationäre Krankenhaus- oder Reha-Behandlungen der letzten vier Jahre mitteilen. Bei der Übermittlung dieser Informationen an die Gutachterin oder den Gutachter sind die datenschutzrechtlichen Grundsätze der Zweckbestimmung und Datensparsamkeit zu beachten.

Einzelheiten regelt hierzu § 26 PT-V, der datenschutzrechtliche Grundlagen für den Datenaustausch zwischen den Beteiligten enthält (vgl. Kapitel 2.7).

4.4.2 Der Bericht an die Gutachterin oder den Gutachter

Der Inhalt des Berichts ist in einem „Leitfaden zum Erstellen des Berichts an die Gutachterin oder den Gutachter“ zum Erst-, Umwandlungs- oder Fortführungsantrag (Formblatt PTV 3, siehe Anlage) vorgegeben. Der „Leitfaden“ gilt einheitlich für alle vier Richtlinienverfahren, für die Behandlung von Erwachsenen, Kindern und Jugendlichen sowie für Anträge auf LZT und einen – wohl eher seltenen – gutachterpflichtigen Antrag auf KZT. Dabei wird vorausgesetzt, dass Psychotherapeutinnen und Psychotherapeuten die in der PT-RL in den §§ 15 bis 18 genannten Grundlagen der einzelnen Verfahren kennen und sich in einem Bericht auf ihre verfahrensspezifischen Erkenntnisse für das Verständnis der psychischen Störung des individuellen Falles beziehen. Die dazu verfahrensspezifisch bekannten Instrumentarien werden im Leitfaden nicht ausführlich für jedes Verfahren benannt. Deren Kenntnis wird bei jeder Psychotherapeutin und jedem Psychotherapeuten vorausgesetzt.

Der jeweilige Bericht soll bei Erst- und Umwandlungsanträgen sowie Fortführungsanträgen i. d. R. zwei Seiten umfassen und „auf die für das Verständnis der psychischen Störung und deren Ursachen sowie auf die behandlungsrelevanten Informationen begrenzt sein.“ Die jeweiligen Unterpunkte der Gliederungspunkte des Leitfadens sind als Hilfestellung zum Abfassen des Berichts gedacht „und müssen nur bei Relevanz abgehandelt werden“. Damit ein Bericht möglichst nicht mehr als zwei Seiten umfasst, ist eine Auswahl der für die gutachterliche Beurteilung relevanten Inhalte und eine Verdichtung auf das Wesentliche erforderlich

Berichte sind mit dem Datum und der Unterschrift der Verfasserin oder des Verfassers zu versehen. Sofern es sich um psychotherapeutische Behandlungen handelt, die im Rahmen der Ausbildung nach § 117 Abs. 3 SGB V durchgeführt werden, sind die Berichte zusätzlich von der Supervisorin oder dem Supervisor zu unterschreiben.

Weder der PT-RL noch der PT-V oder dem Leitfaden lässt sich entnehmen, ob der Bericht für einen Umwandlungsantrag aus der Perspektive des Beginns der Therapie oder aus der Perspektive des aktuellen Standes abgefasst werden soll. Grundsätzlich sollte sich der Bericht mit Symptomatik, psychischem Befund und diagnostischer Einschätzung auf den Therapiebeginn beziehen, damit die Krankheitswertigkeit der Störung als Voraussetzung für jede Behandlung deutlich wird. Es kann für das Verständnis des Berichts jedoch hilfreich sein, wenn relevante, erst im Verlauf der KZT gewonnene Erkenntnisse im Bericht beschrieben werden.. Das gilt vor allem bei den Punkten 1, 2, 3 und 4 des Leitfadens. Bei Umwandlungsanträgen nach einer KZT sollte der aktuelle psychische Befund und die aktuelle Symptomatik konkret beschrieben werden. Die Diagnose (Punkt 5) soll sich laut Leitfaden explizit auf den Zeitpunkt der jeweiligen Antragstellung beziehen. Für die Gutachterin oder den Gutachter ist der Bericht verständlicher und aussagekräftiger, wenn der psychische Befund, der somatische Befund, das Störungskonzept und die Diagnose den aktuellen Stand widerspiegeln.

Nachfolgend wird die Gliederung eines Berichts nach den Vorgaben des „Leitfadens“ (Formblatt PTV 3) erläutert.

1. Relevante soziodemografische Daten

Bei Erwachsenen ist der aktuell ausgeübte Beruf, der Familienstand und die Zahl der Kinder anzugeben. Für das Verständnis wichtige Änderungen der sozialen Situation im Vorfeld der Psychotherapie oder im Verlauf der KZT (z. B. Wechsel der Arbeitsstelle, Tod eines Familienmitgliedes) sollten hier genannt werden. Weitere Angaben, wie z. B. die Wohnsituation, können ergänzend aufgeführt werden. Bei Kindern und Jugendlichen sind Angaben zum Alter und Beruf der Eltern, zur Geschwisterzahl und -position, zur Schulart, ggf. zum Schulabschluss, zur Arbeitsstelle erforderlich.

2. Symptomatik und psychischer Befund

Bei diesem Punkt werden die Angaben zur krankheitswertigen Symptomatik dargestellt, z. B. auch in wörtlicher Rede, wie sie von der Patientin oder von dem Patienten bzw. bei Kindern und Jugendlichen von den Eltern und den Kindern und Jugendlichen geschildert werden. Psychotherapeutin und Psychotherapeut fassen außerdem ihre Eindrücke mit den Angaben zum psychischen Befund zu Beginn der Behandlung und zum Zeitpunkt der Antragstellung (s. o.) sowie zum Interaktionsverhalten in den Therapiesitzungen zusammen. Sofern behandlungsrelevant, kann das Krankheitsverständnis der Patientin oder des Patienten bzw. der Bezugspersonen beschrieben werden. Vorhandene psychodiagnostische Untersuchungsergebnisse sollten immer genannt werden. Es ist nicht erforderlich, die psychopathologischen Symptome nach dem AMDP-System in Gänze zu benennen, wenn sie für die aktuelle Behandlung nicht relevant sind. An dieser Stelle soll nicht die Eigenanamnese bzw. Krankheitsanamnese einer Patientin oder eines Patienten berichtet werden, diese ist unter Punkt 4 darzustellen.

3. Somatischer Befund/Konsiliarbericht

Hier sind die für das Verständnis der psychischen Krankheit erforderlichen somatischen Befunde zu nennen, einschließlich eines gegebenenfalls vorhandenen Suchtmittelkonsums. Ebenfalls aufzuführen ist eine psychopharmakologische Medikation. Ein bloßer Verweis auf den Konsiliarbericht reicht nicht aus, da deutlich werden soll, dass die Psychotherapeutin oder der Psychotherapeut die körperlichen Erkrankungen einer Patientin oder eines Patienten kennt und diese Kenntnisse gegebenenfalls in die Überlegungen zur Behandlungsplanung einbezieht.

Bei vielen, insbesondere multimorbid oder chronisch Erkrankten ist die ambulante Psychotherapie nur eine Maßnahme neben oder nach anderen. Im Bericht sollte deshalb der Blick auf den Gesamtbehandlungsplan gerichtet werden, der alle relevanten zusätzlichen Behandlungsansätze umfasst. Vor allem soll auch auf frühere Behandlungen eingegangen werden, z. B. indem die vorliegenden Berichte entweder den Unterlagen beigefügt oder indem über sie kurz zusammenfassend berichtet wird. In diesen Fällen sind vor dem Hintergrund therapeutischer Vorerfahrungen auch die Erkenntnisse der Patientin oder des Patienten aus vorherigen therapeutischen Maßnahmen und ihre Erwartungen an die aktuelle Psychotherapie und an die Psychotherapeutin oder den Psychotherapeuten wichtig.

Psychologische Psychotherapeutinnen und Psychologische Psychotherapeuten, Fachpsychotherapeutinnen und Fachpsychotherapeuten sowie Kinder- und Jugendlichenpsychotherapeutinnen und Kinder- und Jugendlichenpsychotherapeuten haben bei Erstanträgen und Umwandlungsanträgen den Konsiliarbericht einer Vertragsärztin oder eines Vertragsarztes (s. Kapitel 2.4) in einem verschlossenen Umschlag (Formblatt PTV 8) beizufügen. Sind die Angaben auf dem Konsiliarbericht für das Krankheitsverständnis und die Behandlungsplanung relevant, hat die Psychotherapeutin oder der Psychotherapeut dies im Bericht zu berücksichtigen, z. B. bei der Psychodynamik, dem funktionalen Bedingungsmodell oder dem systemischen Erklärungsmodell und beim Behandlungsplan. Auch können die Angaben des Konsiliarberichts um weitere Angaben aus anderen Quellen, z. B. aus den Aussagen der Patientin oder des Patienten zur aktuellen Medikation, ergänzt werden. Angaben des Konsiliarberichts sollten von der Psychotherapeutin oder dem Psychotherapeuten aber auch kritisch reflektiert werden, z. B. wenn eine dort genannte Diagnose nicht geteilt wird, damit für die Gutachterin oder den Gutachter ein nachvollziehbares und differenzialdiagnostisches Bild von den somatischen Befunden einer Patientin oder eines Patienten entsteht. Gutachterinnen und Gutachter können, sofern ihnen die Angaben auf dem Konsiliarbericht für ihre Stellungnahme als nicht ausreichend erscheinen, weitere Angaben zum somatischen Befund verlangen; sie können die Psychotherapeutin oder den Psychotherapeuten jedoch nicht dazu verpflichten, bei der Vertragsärztin oder dem Vertragsarzt, der den Konsiliarbericht ausgestellt hat, ergänzende Angaben einzuholen.

Psychotherapeutisch tätige Ärztinnen und Ärzte müssen dem Antrag der Patientin oder des Patienten keinen Konsiliarbericht beifügen. Sie müssen aber unter Punkt 3 Angaben zum somatischen Befund, zum aktuellen Suchtmittelkonsum und zu relevanten somatischen Erkrankungen sowie zur psychopharmakologischen Medikation und zu relevanten Vorbehandlungen machen.

4. Behandlungsrelevante Angaben zur Lebensgeschichte (ggf. auch zur Lebensgeschichte der Bezugspersonen), zur Krankheitsanamnese, zum funktionalen Bedingungsmodell (VT), zur Psychodynamik (TP, AP) oder zum systemischen Erklärungsmodell (ST)

Dieser Punkt ist der zentrale Teil des Berichts, weil sich in ihm das ätiologisch orientierte, psychodynamische bzw. verhaltenstherapeutische oder systemische Störungsverständnis der Psychotherapeutin oder des Psychotherapeuten im Sinne der Richtlinientherapie nach § 15 PT-RL widerspiegelt. Nach oder neben biografischen Angaben zur Lebensgeschichte und zur Krankheitsanamnese soll das jeweilige Krankheitsmodell verfahrensspezifisch dargestellt werden.,

Auf eine eigenständige, ausführliche Beschreibung der lebensgeschichtlichen Entwicklung und der Krankheitsanamnese der Patientin oder des Patienten wird verzichtet. Vielmehr sollen in Punkt 4 behandlungsrelevante Angaben zur Lebensgeschichte und Krankheitsanamnese, zum funktionalen Bedingungsmodell (VT), zu psychodynamischen Hypothesen (TP, AP) oder zum systemischen Erklärungsmodell miteinander in Beziehung gesetzt werden. In der Darstellung der Krankheitsanamnese und der Lebensgeschichte einer Patientin oder eines Patienten sollten sich auch die Lebensumstände und Beziehungsstrukturen widerspiegeln, die vermutlich zu einem verstärkten Auftreten der Symptomatik, aber auch zu symptomfreien Lebensabschnitten geführt haben.

Analytische Psychotherapie

Analytischen Psychotherapien sollen den „neurotischen Konfliktstoff und die zugrundeliegende neurotische Struktur" behandeln. Das therapeutische Geschehen wird „mit Hilfe der Übertragungs- Gegenübertragungs- und Widerstandsanalyse unter Nutzung regressiver Prozesse in Gang" gesetzt und gefördert (§ 16b PT-RL). In Berichten zur analytischen Psychotherapie werden aktuelle intrapsychische Konflikte und intrapsychische Konflikte aus früheren Lebensphasen beschrieben sowie aufgrund der Erfahrungen im Übertragungs- und Gegenübertragungsgeschehen mit einer Patientin oder einem Patienten in der aktuellen therapeutischen Beziehung bezüglich ihrer Relevanz analysiert und begründet. Die in der Übertragungsarbeit mit der Patientin oder dem Patienten deutlich gewordenen oder zum Berichtszeitpunkt vermuteten verdrängten Gefühle, Erinnerungen und Beziehungsmuster sollen zum Verständnis der unbewussten Konflikte und strukturellen Defizite der Patientin oder des Patienten mitgeteilt werden. Das individuelle Erleben mit der Patientin oder dem Patienten in der therapeutischen Interaktion soll mit behandlungsrelevanten lebensgeschichtlichen Angaben, auch bezüglich der primären Bezugspersonen, in Bezug gesetzt und verständlich gemacht werden. Erfahrungen und Erkenntnisse in der therapeutischen Beziehung sollen für die (anfangs auch noch hypothetische) Beschreibung struktureller Defizite und ihre Bedeutung für die aktuelle Symptomatik sowie aktuelle oder chronifizierte Konflikte genutzt werden. Es sollte deutlich werden, ob der Fokus der psychodynamischen Überlegungen auf strukturellen Defiziten und/oder verschiedenen Konfliktebenen liegen soll und ob dieser mit den behandlungsrelevanten Diagnosen und der individuellen Behandlungsplanung abgestimmt ist.

Tiefenpsychologisch fundierte Psychotherapie

In tiefenpsychologisch fundierten Psychotherapien werden „neurotische Konflikte und strukturelle Störungen unter Beachtung von Übertragung, Gegenübertragung und Widerstand behandelt" (§ 16a Abs. 1 PT-RL). Eine Konzentration des therapeutischen Prozesses soll durch Begrenzung der Behandlungsziele und Einschränkung regressiver Prozesse erreicht werden. In Berichten für eine tiefenpsychologisch fundierte Psychotherapie sollen Krankheitssymptome einer Patientin oder eines Patienten als Ausdruck aktueller intrapsychischer Konflikte deutlich gemacht werden. Dabei sind unbewusste Motive und Konflikte zu beschreiben, die im individuellen Fall zur aktuellen Symptombildung geführt haben. Dazu sollen die Ergebnisse diagnostischer Befunde im Kontext aktueller Lebensereignisse und Beziehungserfahrungen herangezogen und interpretiert werden und Übertragungs- und Gegenübertragungserfahrungen der Patientin oder des Patienten mit engen Bezugspersonen sowie in der therapeutischen Beziehung verständlich gemacht werden. Relevante Lebensereignisse und Beziehungserfahrungen aus früheren Entwicklungsphasen sollen zum Verständnis herangezogen und bezüglich stabilisierender oder konflikthafter Bewältigungsstrategien reflektiert werden. Sofern strukturelle Störungsanteile einer Patientin oder eines Patienten in den Fokus genommen werden, sollte unterschieden werden, ob es sich dabei um Defizite in der Persönlichkeitsentwicklung einer Patientin oder eines Patienten oder um regressive Tendenzen bei unbewältigter Konfliktkonstellation oder/und bei traumatischen Erfahrungen handelt. Der Fokus der psychodynamischen Überlegungen (Konfliktebene und/oder strukturelle Ebene) sollte mit der behandlungsrelevanten Diagnose und der individuellen Behandlungsplanung übereinstimmen. Die Planung einer der in § 16a Abs. 3 PT-RL genannten Sonderformen sollte im individuellen Behandlungsfall begründet werden.

Verhaltenstherapie

Bei verhaltenstherapeutischen Berichten muss das funktionale Bedingungsmodell mit einer Verhaltensanalyse, mit prädisponierenden, auslösenden und aufrechterhaltenden Bedingungen beschrieben werden. Prädisponierend sind Faktoren, die sich aus der Lebens- und Lerngeschichte und aus somatischen Bedingungen ableiten lassen. „Verhaltenstherapie im Sinne dieser Richtlinie erfordert die Analyse der ursächlichen und aufrechterhaltenden Bedingungen des Krankheitsgeschehens (Verhaltensanalyse)" (§ 17 Abs. 1 PT-RL). Auslösende und aufrechterhaltende Bedingungen sind konkret zu beschreiben, am anschaulichsten in

Form einer Mikroanalyse, z. B. anhand des SORKC-Modells.[29] Bei der Beschreibung der aufrechterhaltenden Bedingungen ist darauf zu achten, dass sie im lerntheoretischen Sinne für die Aufrechterhaltung der Symptomatik verstärkend wirken. In der Praxis wird häufig zwischen Mikroanalyse und Makroanalyse unterschieden. In der Mikroanalyse werden zum einen die konkreten auslösenden Bedingungen und die organismischen Variablen des symptomatischen Verhaltens beschrieben und zum anderen die konkreten verstärkenden Bedingungen. Die Makroanalyse beschreibt die Funktionalität der Symptomatik unter Einbeziehung ihrer Entstehungsgeschichte, des sozialen Kontextes und der Lebensziele. Hier können Fragen beantwortet werden wie: Weshalb trat die Symptomatik gerade zu jenem Zeitpunkt auf? Welche Bedeutung hatte sie für die Interaktion der Patientin oder des Patienten mit seiner Umgebung? In welchem Zusammenhang steht sie zur Lebensplanung und zu den Zielen?

Gleich welche Darstellungsform eines funktionalen Bedingungsmodells gewählt wird, muss aus ihm ein übergeordnetes, plausibles und konsistentes Modell der Aufrechterhaltung der Störung hervorgehen, wobei sowohl die intrapersonalen als auch die interpersonellen funktionalen Aspekte berücksichtig werden müssen. Es muss deutlich werden, welches der aktive (bewusste oder nichtbewusste) Anteil der Patientin oder des Patienten an der Aufrechterhaltung der Störung ist.

Systemische Therapie

„Die Systemische Therapie fokussiert den sozialen Kontext psychischer Störungen und misst dem interpersonellen Kontext eine besondere ätiologische Relevanz bei. Symptome werden als kontraproduktiver Lösungsversuch psychosozialer und psychischer Probleme verstanden, die wechselseitig durch intrapsychische (kognitiv-emotionale), biologisch-somatische sowie interpersonelle Prozesse beeinflusst sind“ (§ 18 Abs. 1 PT-RL).

Im Bericht an die Gutachterin oder den Gutachter zum Erst- und Umwandlungsantrag für Systemische Therapie ist die Entstehung und Aufrechterhaltung von Symptomen und der behandlungsrelevanten psychischen Störung im Rahmen des systemischen Erklärungsmodells zu beschreiben. Dabei sind mittels der Systemanalyse die störungsrelevanten interpersonellen und intrapsychischen Interaktions- und Kommunikationsmuster, die Beziehungsstrukturen, Bedeutungen und impliziten Normen darzulegen sowie belastende Faktoren und die problemfördernden Muster und Lösungsversuche im System zu beschreiben. Eine Analyse und Beschreibung der Ressourcen der Indexpatientin oder des Indexpatienten sowie des zugehörigen Systems und der jeweiligen Anliegen und Ziele hat im Bericht ebenso zu erfolgen wie die Darlegung der gemeinsam entwickelten Problemdefinition. Bei der Behandlungsplanung sind die in § 18 Abs. 2 PT-RL genannten Methoden zu berücksichtigen und im individuellen Fall zu beschreiben.

29 Kanfer/Reinecker/Schmelzer: Selbstmanagementtherapie. 2012.

5. Diagnose zum Zeitpunkt der Antragstellung

Die Diagnose ist gemäß ICD-10-GM mit der Diagnosesicherheit endständig anzugeben. Falls erforderlich, sind differentialdiagnostische Erwägungen anzustellen.

In tiefenpsychologisch fundierten und analytischen Berichten soll zusätzlich eine psychodynamische/neurosenpsychologische Diagnose gestellt werden, welche neben der Beschreibung der Symptomatik auch das Konfliktniveau und strukturelle Störungsanteile in einer Diagnose auf der Grundlage der vorher beschriebenen Psychopathologie und Psychodynamik zusammenfasst.

6. Behandlungsplan und Prognose

Nach den Vorgaben des Leitfadens sollen die Therapieziele, der Behandlungsplan (bei Therapien mit Kindern und Jugendlichen auch für die Bezugspersonen) und die Prognose unter einem Punkt zusammengefasst werden. Wichtig ist, dass die beschriebenen Therapieziele mit dem geplanten Verfahren und dem Behandlungsumfang zusammenpassen. Der gesamte Behandlungsumfang wird zwar im Leitfaden zum Erstellen des Berichts nicht genannt und ist auch als Angabe der Psychotherapeutin oder des Psychotherapeuten auf dem PTV 2 weggefallen, soll aber von der Gutachterin oder dem Gutachter nach § 12 Abs. 2 Satz 2 PT-V beurteilt werden. Insofern ist eine Nennung des geplanten gesamten Behandlungsumfangs im Behandlungsplan sinnvoll. Therapieziele, Behandlungsplan und Prognose sollten gut auf die Symptomatik, die Ergebnisse der Psychodiagnostik sowie auf die Psychodynamik, das funktionale Bedingungsmodell oder das systemische Erklärungsmodell und die prognostische Einschätzung abgestimmt sein.

Formblatt PTV 3 nennt folgende Inhalte bei diesem Berichtspunkt:

- Konkrete, mit der Patientin oder dem Patienten gemeinsam entwickelte Therapieziele. Zieldefinitionen, die so allgemein gehalten sind, dass sie auf sehr viele Patientinnen und Patienten zutreffen, sind nicht geeignet. Die Ziele sollten sich deshalb erkennbar auf den individuellen Behandlungsfall beziehen, z. B. durch wörtliche Zitate der Patientinnen oder Patienten.
- Individueller krankheitsbezogener Behandlungsplan mit Benennung der Behandlungstechniken und -methoden. Ambulante oder stationäre Vorbehandlungen sollten bei der Planung berücksichtigt werden (z. B. was war bei einer vorausgegangenen stationären Psychotherapie hilfreich für die Patientin oder den Patienten, welche Erkenntnisse sind für die geplante ambulante Psychotherapie wichtig?) Bei der Benennung der Behandlungsmethoden und -techniken sollte man sich auf die Wesentlichen beschränken, aber den Fokus der Arbeit nennen. Nicht sinnvoll ist die Aufzählung einer langen Reihe von Behandlungstechniken.
- Begründung des Settings (Einzel- oder Gruppentherapie oder Kombinationsbehandlung oder Mehrpersonensetting in der ST), der Sitzungszahl und der

Behandlungsfrequenz: Weil auf dem Formblatt PTV 2 die Angaben zur Frequenz entfallen sind, sollte bei diesem Berichtspunkt die Behandlungsfrequenz beschrieben und begründet werden. Die Angabe der Behandlungsfrequenz ist bei tiefenpsychologisch fundierten und analytischen Berichten unbedingt notwendig, da sonst der Behandlungsplan und das Gesamtkontingent nicht beurteilt werden können. Bei der Gruppentherapie ist eine wenigstens kurze Darstellung des Gruppenkonzepts notwendig. Bei der Kombinationsbehandlung, besonders wenn sie von verschiedenen Psychotherapeutinnen oder Psychotherapeuten durchgeführt wird, sind Angaben zum Gesamtbehandlungsplan erforderlich.

- Die Kooperationen mit Behandlerinnen und Behandlern aus anderen Berufsgruppen, z. B. mit Fachärztinnen oder Fachärzten für Psychiatrie und Psychotherapie oder der Hausärztin oder dem Hausarzt, oder auch geplante teilstationäre oder stationäre Maßnahmen sollten hier beschrieben werden.
- Einschätzung der Prognose in Bezug auf die Therapieziele, das beschriebene Behandlungskonzept und den Behandlungsumfang: Wenn die Einschätzung der Prognose noch unsicher ist, sollte das auch erwähnt werden. Es genügt eine Prognose, die „ausreichend“ bzw. „hinreichend“ günstig in Bezug auf die Therapieziele ist. Besonders bei chronischen Störungen und möglicherweise vorausgegangenen ambulanten und stationären Therapien und Therapieversuchen sollte die Prognose realistisch, auch mit Beschränkung auf Teilziele beschrieben werden.

7. Zusätzlich erforderliche Angaben bei einem Umwandlungsantrag

Bei einem Umwandlungsantrag ist der bisherige individuelle Behandlungsverlauf mit der Patientin oder dem Patienten, die Veränderung der Symptomatik und das bisherige Ergebnis in Bezug auf die Therapieziele nachvollziehbar zu schildern und es sind gegebenenfalls weitere Testergebnisse zu berichten. Bei der Behandlung von Kindern und Jugendlichen beziehen sich diese Punkte auch auf die begleitende Arbeit mit den Bezugspersonen. Des Weiteren ist die Notwendigkeit der Langzeittherapie zu begründen.

Bericht zum Fortführungsantrag

Bei einem Fortführungsantrag soll sich der Bericht auf die für die gutachterliche Beurteilung notwendigen Inhalte über den Behandlungsverlauf seit dem letzten Bericht, Veränderungen der Symptomatik, Erreichung oder Nichterreichung der Therapieziele, die aktuelle Diagnose, eine Begründung für die Notwendigkeit der Fortführung und die weiteren Therapieziele sowie die Behandlungsplanung beziehen. Wenn die Behandlung mit dem beantragten Kontingent abgeschlossen werden kann, sollen weiterführende Maßnahmen nach Ende der Therapie ebenfalls beschrieben werden.

Wegen der Kann-Vorschrift bei der Begutachtung von Fortführungsanträgen in § 35 PT-RL kann es zu lückenhaften Beschreibungen der Therapieverläufe kommen, was die gutachterliche Beurteilung erschwert. Dies ist zum Beispiel der Fall, wenn eine Krankenkasse bei einem Fortführungsantrag auf das Gutachterverfahren verzichtet hat, bei einem weiteren, z. B. das Höchstkontingent überschreitenden Fortführungsantrag, aber erneut ein Gutachten beauftragt. Um unnötige Nachfragen der Gutachterin oder des Gutachters bei der Krankenkasse oder der Psychotherapeutin oder dem Psychotherapeuten zu vermeiden, sollte sowohl die Krankenkasse in ihrem Auftrag als auch die Psychotherapeutin oder der Psychotherapeut im Bericht darauf hinweisen, dass der vorherige Fortführungsantrag nicht begutachtet worden ist.

Behandlungsende und Beantragung über die Höchstgrenze des Kontingents einer LZT:

Wichtiger Bestandteil der Behandlungsplanung ist die voraussichtliche Gesamtdauer einer Richtlinientherapie (KZT oder LZT), in der die formulierten Behandlungsziele erreicht werden sollten. Die Kontingentgrenzen sind bei jeder Richtlinientherapie in allen Verfahren und Settings vorgegeben. Insofern ist von Beginn an bei definierter Behandlungsfrequenz der Zeitpunkt des Behandlungsendes einer Richtlinientherapie vorauszusehen und gemeinsam mit der Patientin oder dem Patienten rechtzeitig zu planen. Nur in seltenen Ausnahmefällen kann eine Überschreitung der Höchstgrenze des Kontingents eines Richtlinienverfahrens begründet sein. Zur Prüfung eines Fortführungsantrags über die Höchstgrenze hinaus wird regelhaft eine Gutachterin oder ein Gutachter von den Krankenkassen beauftragt. Im Bericht der Psychotherapeutin oder des Psychotherapeuten sollte deutlich werden, dass der Beendigungsprozess aus der therapeutischen Beziehung im Rahmen des vorgegebenen Kontingents versucht wurde und zum Ende des Höchstkontingents noch nicht erreicht werden konnte. Dieser kann beispielsweise durch die Reaktivierung eines intrapsychischen Konfliktgeschehens, durch aktualisierte Beziehungskonflikte, oder durch soziale Belastungen erschwert sein. Diese Konflikt- und Belastungssituationen müssen nachvollziehbar den aktuellen Behandlungsprozess beeinflussen und sind von der Psychotherapeutin oder dem Psychotherapeuten ausführlich im Gesamtbehandlungsplan zu begründen. Die Gutachterin oder der Gutachter entscheidet auf der Grundlage des bisherigen Behandlungsprozesses und befürwortet ggf. ein Teilkontingent zum Abschluss der Behandlung.

Beantragung eines Zweitgutachtens durch die Krankenkasse bei Widerspruch

Bei Ablehnung des Antrags auf Psychotherapie durch die Krankenkasse kann diese nach einem Widerspruch der Patientin oder des Patienten gegen die Ablehnung ein Zweitgutachten bei einer oder einem nach § 23 PT-V erweitert bestellten Gutachterin oder Gutachter einholen. Die Psychotherapeutin oder der

Psychotherapeut hat die Möglichkeit einen Ergänzungsbericht zum abgelehnten Antrag und Bericht zu erstellen. In diesem Bericht sollten sie ausführlich auf die Monita der Erstgutachterin oder des Erstgutachters eingehen und deren Fragen und Unklarheiten, die zu einer Nichtbefürwortung oder Befürwortung nur eines Teilkontingents geführt haben, antworten. Die möglichen Ablehnungsgründe beziehen sich, wie in den Kurzbegründungen der gutachterlichen Stellungnahme dargestellt, auf Störungen außerhalb der Anwendungsbereiche für Richtlinientherapie nach § 27 Abs. 1 und 2, auf nicht ausreichend erkennbare Störungsmodelle bzw. aktuell wirksame Psychodynamik einer psychischen Erkrankung einer Patientin oder eines Patienten, auf die Überschreitung der Grenzen der vertragsärztlichen Versorgung gemäß § 1 PT-RL (z. B. Überschreitung der vorgegebenen Altersgrenze bei Jugendlichenpsychotherapien), auf einen nicht ausreichend zu erwartenden Behandlungserfolg mit dem methodischen Vorgehen nach dem Gebot der Wirtschaftlichkeit und Zweckmäßigkeit sowie auf die Voraussetzungen und Lebensumstände der zu behandelnden Patienten. Im Ergänzungsbericht an eine Zweitgutachterin oder einen Zweitgutachter sollte auf die Ablehnungsgründe eingegangen und die Notwendigkeit für eine Fortführung der Psychotherapie begründet werden, so dass eine noch ausreichende prognostische Einschätzung für eine Fortführung erkennbar wird.

Weitere zu beachtende Formalien

Der vollständig selbst von der Psychotherapeutin oder dem Psychotherapeuten erstellte Bericht soll immer unterschrieben und mit Datum- und Ortsangabe versehen werden. Bei Berichten von Ausbildungskandidatinnen und Ausbildungskandidaten muss der Bericht auch von der Supervisorin oder dem Supervisor unterschrieben werden. Der Bericht wird dann mit dem PTV 2, dem Konsiliarbericht und ggf. mit anderen somatischen Befunden im vorgesehenen Umschlag verschlossen.

Der Umschlag (Formblatt PTV 8) enthält auf der Vorderseite sämtliche Angaben über die Inhalte, die für die Krankenkasse zur Beauftragung einer Gutachterin oder eines Gutachters notwendig sind. Psychotherapeutinnen und -therapeuten, die eine tiefenpsychologisch fundierte Psychotherapie mit Patientinnen oder Patienten durchführen wollen, können einen Vorschlag für die Begutachtung durch eine Gutachterin oder einen Gutachter mit tiefenpsychologisch fundierter Qualifikation oder eine Gutachterin oder einen Gutachter mit tiefenpsychologisch fundierter und analytischer Qualifikation machen. Die Krankenkasse kann eine Gutachterin oder einen Gutachter entsprechend der durch Ankreuzen vorgeschlagenen Qualifikation beauftragen. Außerdem ist auf dem Umschlag von der Psychotherapeutin oder dem Psychotherapeuten eine Erklärung abzugeben, dass der Bericht vollständig persönlich verfasst wurde.

Die Krankenkasse erteilt einer Gutachterin oder einem Gutachter mit dem Formblatt PTV 4 einen Auftrag zur Begutachtung und fügt den verschlossenen Briefumschlag (Formblatt PTV 8) der Psychotherapeutin oder des Psychotherapeuten mit dem entsprechenden Bericht bei.

Das Formblatt PTV 4 mit dem Auftrag der Krankenkasse an die Gutachterin oder den Gutachter enthält sämtliche Angaben über die Art der Psychotherapie, das Setting und ergänzende Angaben über Arbeitsunfähigkeitszeiten, stationäre oder teilstationäre Vorbehandlungen oder Rehabilitationsmaßnahmen der Patientinnen oder Patienten.

4.4.3 Die gutachterliche Stellungnahme

Die Gutachterin bzw. der Gutachter hat sich gemäß § 12 Abs. 2 Satz 2 PT-V dazu zu äußern, „ob das beantragte Psychotherapieverfahren nach der Psychotherapie-Richtlinie anerkannt und im konkreten Behandlungsfall indiziert ist, ob die Prognose einen ausreichenden Behandlungserfolg erwarten lässt und, ob der vorgeschlagene Behandlungsumfang angemessen i. S. d. § 28 Abs. 1 der Psychotherapie-Richtlinie ist“. Die gutachterliche Stellungnahme ist eine Empfehlung an die Krankenkasse und keine Bewilligung. Die Entscheidung über Genehmigung oder Nichtgenehmigung obliegt allein der Krankenkasse.

Für die gutachterliche Stellungnahme verwendet die Gutachterin oder der Gutachter das Formblatt PTV 5. Darauf hat die Krankenkasse bereits den Namen und die Adresse der Gutachterin oder des Gutachters, den Namen und die Adresse der Krankenkasse, die Chiffre der Patientin oder des Patienten und, zur eindeutigen Zuordnung des Gutachtens, auch die Bearbeitungsnummer der Krankenkasse eingetragen. Außerdem gibt die Krankenkasse an, wann der Antrag bei ihr eingegangen ist.

Die Gutachterin oder der Gutachter tragen zunächst das Eingangsdatum bei sich selbst auf dem Formblatt PTV 5 ein. Dadurch wird einerseits die Bearbeitungszeit bei der Krankenkasse und andererseits die Zeit, die die Gutachterin oder der Gutachter selbst zur Bearbeitung gebraucht haben, nachvollziehbar. Gemäß § 24 Abs. 5 PT-V soll zwischen dem Eintreffen der Unterlagen bei der Gutachterin oder beim Gutachter und der Absendung des Gutachtens in der Regel kein größerer Zeitraum als zwei Wochen vergehen. Die inhaltliche Stellungnahme bezieht sich auf die Frage, ob die sozialrechtlichen Voraussetzungen der Leistungspflicht als erfüllt oder als nicht erfüllt anzusehen sind. Die weiteren Einträge beziehen sich auf die Anzahl der beantragten und befürworteten Therapieeinheiten. Bei der Behandlung von Kindern und Jugendlichen beziehen sich die Angaben auch auf die Bezugspersonen.

Eine Ausfertigung des Formblattes PTV 5 verbleibt bei der Gutachterin oder dem Gutachter, eine Ausfertigung geht der Psychotherapeutin oder dem Psychotherapeuten (bei beiden ist auch eine Begründung als Klartext vorgesehen) und eine Ausfertigung (ohne vorgenanntes Klartextfeld) der Krankenkasse zu. Bei einer

Kombinationsbehandlung, die von verschiedenen Psychotherapeutinnen oder Psychotherapeuten durchgeführt wird, sollte die gutachterliche Stellungnahme beiden Psychotherapeutinnen oder Psychotherapeuten übersandt werden (s. a. Kapitel 3.7.3).

Für eine gutachterliche Nichtbefürwortung stehen fünf Ankreuzmöglichkeiten zur Auswahl, wobei eine Mehrfachauswahl möglich ist. Zusätzlich gibt es ein Freitextfeld, in dem eine kurze Erläuterung der Ablehnungsgründe für die Krankenkasse stehen sollte. Zweck des Freitextfeldes ist, dass die Krankenkassen den Versicherten mehr als nur eine bloße Nichtbewilligung mitteilen können, da die Gründe, die in den Ankreuzfeldern aufgeführt sind, den Patientinnen und Patienten wenig vermittelbar sind. Eine kurze Erläuterung der Gutachterin oder des Gutachters für die Mitarbeiterinnen und Mitarbeiter der Krankenkassen könnte zum Beispiel lauten „Fehlende Informationen“ oder „Die Leistungen (Verfahren/Methode) sind sozialrechtlich nicht zugelassen“. Das Freitextfeld kann auch für Erläuterungen verwendet werden, um eine gutachterliche Empfehlung zur Kürzung des beantragten Kontingentes gegenüber der Krankenkasse nachvollziehbar zu machen. Bei allen Einträgen ist darauf zu achten, dass ergänzende Erläuterungen weder den Datenschutz der oder des Versicherten verletzen noch Psychotherapeutinnen und -therapeuten in ihrer Kompetenz anzweifeln sollten.

Es gelten hier wie auch in der sonstigen Kommunikation zwischen Gutachterinnen oder Gutachtern und Psychotherapeutinnen oder -therapeuten die berufsrechtlichen Vorschriften über den kollegialen Umgang miteinander. So ist die gutachterliche Stellungnahme objektiv und fachlich begründet, frei von subjektiven Bewertungen der Psychotherapeutin oder des Psychotherapeuten oder der Patientin oder des Patienten zu erstellen.

Sofern sich eine gutachterliche Nichtbefürwortung über Nachfragen an die Psychotherapeutin oder den Psychotherapeuten vermeiden lässt, sollte dieser Weg genutzt werden.

Wird nach einer Nichtbewilligung der Krankenkasse und Widerspruch der oder des Versicherten ein Zweitgutachten eingeholt, sind der Zweitgutachterin oder dem Zweitgutachter alle bisherigen Unterlagen zur Verfügung zu stellen. „Nach Aufforderung durch die Krankenkasse stellt die behandelnde Psychotherapeutin oder der behandelnde Psychotherapeut der Krankenkasse einen in freier Form erstellten Ergänzungsbericht sowie alle bisherigen Unterlagen zum vorherigen Gutachten vollständig im verschlossenen Briefumschlag PTV 8 zur Verfügung“ (§ 12 Abs. 13 PT-V). Dazu gehören auch Kopien der bisher erstellten Berichte (analog zum Leitfaden PTV 3), die Stellungnahme der Erstgutachterin oder des Erstgutachters, ein aktuelles Formblatt PTV 2 und ggf. der Konsiliarbericht.

Auch eine Bewilligung, die die Empfehlung einer Teilbefürwortung einer Gutachterin oder eines Gutachters aufgreift, könnte seitens der Patientin oder des Patienten auf Widerspruch stoßen. In einem solchen Fall kann die Krankenkasse eine Zweitgutachterin oder einen Zweitgutachter beauftragen; ein Recht der Patientin oder des Patienten hierauf sehen die Regelungen der PT-RL bzw. der PT-V allerdings nicht vor.

Die Zweitgutachterin oder der Zweitgutachter erstattet – unter Wahrung des Datenschutzes – die zweitgutachterliche Stellungnahme in offener und für die Krankenkasse nachvollziehbarer Form. Eine Kopie sendet die Zweitgutachterin oder der Zweitgutachter an die Psychotherapeutin oder den Psychotherapeuten und, nach einer Übereinkunft der Gutachterinnen und Gutachter, auch an die Erstgutachterin oder den Erstgutachter. Wird im Laufe der weiteren Behandlung ein Fortführungsantrag gestellt und entscheidet sich die Krankenkasse, den Antrag gutachterlich prüfen zu lassen, sollte die Erstgutachterin oder der Erstgutachter und nicht die Zweitgutachterin oder der Zweitgutachter beauftragt werden.

Die weiteren Obliegenheiten der Gutachterinnen und Gutachter werden in der PT-V beschrieben:

§ 24 Pflichten der Gutachterinnen und Gutachter (PT-V)

(1) Die Gutachterinnen und Gutachter haben insbesondere folgende Pflichten zu erfüllen:

1. Sie haben die Gutachten persönlich zu erstellen.
2. Sie haben die Begutachtung sachgerecht und neutral vorzunehmen.
3. Sie haben die Bereitschaft und Möglichkeit, die für die Begutachtung notwendige Zeit im jeweils erforderlichen Umfang zur Verfügung zu stellen.
4. Sie erstellen eine Statistik über die von ihnen durchgeführten Begutachtungen und übermitteln diese an die Kassenärztliche Bundesvereinigung. Die Kassenärztliche Bundesvereinigung erstellt Vorgaben zur Führung dieser Statistik, die insbesondere Erhebungszeitraum, Abgabezeitpunkt, Inhalte der Erhebung sowie den Übermittlungsweg umfassen. Über die Vorgaben und die Ergebnisse in aggregierter Form wird der GKV-Spitzenverband durch die Kassenärztliche Bundesvereinigung zeitnah informiert. Die Vertragspartner können weitere Maßnahmen zur Qualitätssicherung des Verfahrens festlegen.
5. Die Frist zwischen Eingang der Unterlagen bei der Gutachterin oder dem Gutachter und der Absendung des Gutachtens an die beauftragende Krankenkasse soll in der Regel zwei Wochen nicht überschreiten. Sofern innerhalb von zwei Wochen eine Bearbeitung nicht möglich ist, begründet dies die Gutachterin oder der Gutachter gegenüber der Krankenkasse unter Angabe eines voraussichtlichen Fertigstellungstermins. Die Gutachterin oder der Gutachter ist verpflichtet, fehlende Unterlagen unverzüglich anzufordern. Sofern sich die Rückmeldung der Gutachterin oder des Gutachters an die

Krankenkasse darüber hinaus verzögert, informiert die Gutachterin oder der Gutachter die Krankenkasse erneut.

6. Die Gutachterin oder der Gutachter hat die ihr oder ihm im Gutachterverfahren zur Verfügung gestellten Unterlagen nach § 12 Abs. 11 und die gutachterliche Stellungnahme unter Wahrung der Schweigepflicht mindestens zwei Jahre über den von ihr oder ihm befürworteten Behandlungszeitraum hinaus aufbewahren.
7. Steht eine Gutachterin oder ein Gutachter vorübergehend, z. B. urlaubs- oder krankheitsbedingt, für die Erstellung von Gutachten nicht zur Verfügung (Abwesenheitszeiten), teilt sie oder er dies der Kassenärztlichen Bundesvereinigung elektronisch mit. Planbare Abwesenheitszeiten sind spätestens vier Wochen vor Beginn der Abwesenheit mitzuteilen. Übersteigen die jährlichen Abwesenheitszeiten den Zeitraum von drei Monaten, ist dies gegenüber der Kassenärztlichen Bundesvereinigung zu begründen.
8. Die Gutachterin oder der Gutachter informiert die Kassenärztliche Bundesvereinigung über ihre oder seine Kontaktdaten und das Institutionskennzeichen und teilt Änderungen unverzüglich mit.
9. Die Gutachterin oder der Gutachter informiert die Kassenärztliche Bundesvereinigung unverzüglich über den Entzug oder das Ruhen ihrer oder seiner Approbation.

Wenn eine Gutachterin oder ein Gutachter die sich aus dieser Vereinbarung ergebenden Gutachterpflichten verletzt, kann die KBV im Einvernehmen mit dem GKV-Spitzenverband die Bestellung widerrufen (§ 24 Abs. 2 PT-V).

4.4.4 Bestellung von Gutachtern

Gutachterinnen und Gutachter werden für ihr jeweiliges Verfahren und Setting bestellt.

Die zu erfüllenden Qualifikationsanforderungen der Gutachterinnen und Gutachter sind in der PT-RL geregelt:

§ 36 Qualifikation der Gutachterinnen und Gutachter (PT-RL)

(1) [1]Im Gutachterverfahren nach dieser Richtlinie werden entsprechend qualifizierte Ärztinnen und Ärzte, Psychologische Psychotherapeutinnen und Psychologische Psychotherapeuten sowie Kinder- und Jugendlichenpsychotherapeutinnen und Kinder- und Jugendlichenpsychotherapeuten sowie Fachpsychotherapeutinnen für Erwachsene oder Fachpsychotherapeuten für Erwachsene, Fachpsychotherapeutinnen für Kinder und Jugendliche oder

Fachpsychotherapeuten für Kinder und Jugendliche als Gutachterinnen und Gutachter tätig.

(2) [1]Für Begutachtungen im Bereich der tiefenpsychologisch fundierten Psychotherapie ist eine abgeschlossene Weiterbildung oder der Fachkundenachweis tiefenpsychologisch fundierte Psychotherapie, im Bereich der analytischen Psychotherapie ist eine abgeschlossene Weiterbildung oder der Fachkundenachweis analytische Psychotherapie, im Bereich der Systemischen Therapie ist eine abgeschlossene Weiterbildung oder der Fachkundenachweis in Systemischer Therapie und im Bereich der Verhaltenstherapie ist eine abgeschlossene Weiterbildung oder der Fachkundenachweis Verhaltenstherapie erforderlich. [2]Eine Bewerbung als Gutachterin oder Gutachter kann für alle Verfahren nach den §§ 16a, 16b, 17 und 18 erfolgen, für die eine abgeschlossene Weiterbildung oder ein Fachkundenachweis vorliegt.

(3) Für Begutachtungen von Anträgen zur Behandlung von Kindern, Jugendlichen und Erwachsenen müssen – vorbehaltlich abweichender Übergangsregelungen in § 40 – folgende Voraussetzungen gegeben sein:

1. Die Gebietsbezeichnung als Fachärztin oder Facharzt für Psychotherapeutische Medizin oder Psychosomatische Medizin und Psychotherapie oder Psychiatrie und Psychotherapie für die Begutachtung von Psychotherapien mit Erwachsenen oder die Gebietsbezeichnung als Fachärztin oder Facharzt für Kinder- und Jugendpsychiatrie und -psychotherapie für die Begutachtung von Psychotherapien mit Kindern und Jugendlichen

   oder

   die Approbation als Psychologische Psychotherapeutin oder als Psychologischer Psychotherapeut für die Begutachtung von Psychotherapien mit Erwachsenen oder die Approbation als Kinder- und Jugendlichenpsychotherapeutin oder als Kinder- und Jugendlichenpsychotherapeut für die Begutachtung von Psychotherapien mit Kindern und Jugendlichen, oder die Anerkennung als Fachpsychotherapeutin oder Fachpsychotherapeut im Gebiet der Psychotherapie für Erwachsene für die Begutachtung von Psychotherapien mit Erwachsenen oder die Anerkennung als Fachpsychotherapeutin oder Fachpsychotherapeut im Gebiet der Psychotherapie für Kinder und Jugendliche für die Begutachtung von Psychotherapien für Kinder und Jugendliche

2. eine abgeschlossene Weiterbildung für Fachärztinnen und Fachärzte sowie für Fachpsychotherapeutinnen und Fachpsychotherapeuten in dem jeweiligen Verfahren der Psychotherapie, in dem eine Bewerbung erfolgt, oder der Fachkundenachweis in dem jeweiligen Verfahren für Psychologische Psychotherapeutinnen und Psychologische Psychotherapeuten und für Kinder-

und Jugendlichenpsychotherapeutinnen und Kinder- und Jugendlichenpsychotherapeuten, in dem eine Bewerbung erfolgt

und

der Nachweis nach § 3 Absatz 4 oder § 4 Absatz 4 der Psychotherapie-Vereinbarung in der Fassung vom 2. Februar 2017, zuletzt geändert am 7. März 2024 und in Kraft getreten am 1. Juli 2024, im Hinblick auf die Anforderungen für das jeweilige Psychotherapieverfahren bei Kindern und Jugendlichen zusätzlich zur Fachkunde oder abgeschlossenen Weiterbildung, soweit Ärztinnen und Ärzte oder Psychologische Psychotherapeutinnen und Psychologische Psychotherapeuten zur Begutachtung von Kindern und Jugendlichen bestellt werden,

3. der Nachweis von mindestens fünfjähriger Tätigkeit nach dem Abschluss einer in Nummer 2 genannten Weiter- oder Ausbildung ganz oder überwiegend auf dem Gebiet eines Psychotherapieverfahrens nach § 16 für eine Bewerbung als Gutachterin oder Gutachter für tiefenpsychologisch fundierte oder analytische Psychotherapie oder nach § 17 für eine Bewerbung als Gutachterin oder Gutachter für Verhaltenstherapie oder nach § 18 für eine Bewerbung als Gutachterin oder Gutachter für Systemische Therapie in einer Praxis oder Klinik, Poliklinik oder Fachklinik für Psychosomatische Medizin und Psychotherapie oder Psychiatrie und Psychotherapie oder Kinder- und Jugendpsychiatrie und -psychotherapie,
4. der Nachweis über eine mindestens fünfjährige Tätigkeit als Dozentin oder Dozent und als Supervisorin oder Supervisor an einer Ausbildungsstätte nach § 28 des Psychotherapeutengesetzes oder an einer zur Weiterbildung in den in Nummer 1 genannten Gebieten zugelassenen oder ermächtigten Weiterbildungsstätte oder an einer weiterbildungsbefugten Klinik, Poliklinik oder Fachklinik mit einer Grundorientierung hinsichtlich eines Psychotherapieverfahrens nach § 16 für eine Bewerbung als Gutachterin oder Gutachter für tiefenpsychologisch fundierte oder analytische Psychotherapie oder nach § 17 für eine Bewerbung als Gutachterin oder Gutachter für Verhaltenstherapie oder nach § 18 für eine Bewerbung als Gutachterin oder Gutachter für Systemische Therapie an der entsprechende Krankenbehandlungen durchgeführt werden. Der Nachweis erfolgt durch die befugte Institution oder durch eine entsprechende Bescheinigung der Ärztekammer oder der Psychotherapeutenkammer,
5. der Nachweis einer zum Zeitpunkt der Bestellung andauernden Dozenten- und Supervisorentätigkeit auf dem Gebiet des Psychotherapieverfahrens,
6. der Nachweis einer mindestens dreijährigen und grundsätzlich aktuell andauernden Teilnahme an der ambulanten vertragsärztlichen Versorgung auf dem Gebiet des jeweiligen Psychotherapieverfahrens.

(4) Für den Bereich der Begutachtung von Psychotherapien mit Kindern und Jugendlichen muss die Erfüllung der in Absatz 3 Nummer 3 bis 6 genannten Kriterien jeweils für das Psychotherapieverfahren, in dem eine Bewerbung erfolgt, bei Kindern und Jugendlichen nachgewiesen werden.

(5) Für den Bereich der Begutachtung von Psychotherapie als Gruppentherapie muss die Erfüllung der in Absatz 3 Nummer 3 bis 6 genannten Kriterien jeweils für das Psychotherapieverfahren, in dem eine Bewerbung erfolgt, als Gruppentherapie nachgewiesen werden.

Darüber hinaus bestehen weitere Anforderungen, die in der PT-V geregelt werden.

§ 22 Bestellung für Gutachten (PT-V)

(1) Die Qualifikation der Gutachterinnen und Gutachter ist in § 36 der Psychotherapie-Richtlinie festgelegt.

(2) [1]Die Kassenärztliche Bundesvereinigung bestellt im Einvernehmen mit dem GKV-Spitzenverband Gutachterinnen und Gutachter für Analytische Psychotherapie, Systemische Therapie, Tiefenpsychologisch fundierte Psychotherapie und Verhaltenstherapie jeweils für die Dauer von fünf Jahren. [2]Die Bestellung erfolgt alle fünf Jahre zum 1. Januar, erstmalig zum 1. Januar 2018. [3]Sofern die jeweiligen Qualifikationskriterien gemäß § 36 der Psychotherapie-Richtlinie erfüllt sind, kann eine Bestellung für jedes Psychotherapieverfahren gemäß § 15 der Psychotherapie-Richtlinie jeweils für Psychotherapie bei Kindern und Jugendlichen, Psychotherapie bei Erwachsenen, oder für beide Altersgruppen, erfolgen. [4]Die Bestellung kann den Bereich der Gruppentherapie einschließen, wenn die Qualifikation zur Erbringung von Gruppentherapie im jeweiligen Psychotherapieverfahren und in der jeweiligen Altersgruppe nachgewiesen wurde.

(3) [1]Spätestens vier Monate vor einer Bestellung gemäß Absatz 2 rufen die Vertragspartner dieser Vereinbarung durch Ausschreibung im Deutschen Ärzteblatt und dessen Ausgabe Deutsches Ärzteblatt für Psychotherapeutinnen und Psychotherapeuten (PP-Ausgabe) zur Bewerbung für eine Gutachtertätigkeit auf. [2]Die Ausschreibung enthält die Modalitäten des Bewerbungsverfahrens. [3]Für eine Bestellung als Gutachterin oder Gutachter ist es erforderlich, dass sich die Interessentin oder der Interessent nach erfolgter Ausschreibung gemäß Satz 1 bewirbt; dies gilt auch für zum Zeitpunkt der Ausschreibung bereits bestellte Gutachterinnen und Gutachter.

(4) [1]Die Erfüllung der in § 36 der Psychotherapie-Richtlinie definierten Qualifikationsanforderungen ist in der Bewerbung nachzuweisen. [2]Der Nachweis für eine Teilnahme an der ambulanten vertragsärztlichen Versorgung gemäß § 36 Abs. 3 Nr. 6 der Psychotherapie-Richtlinie erfolgt durch:

1. eine mindestens dreijährige vertragsärztliche Tätigkeit, diese kann auch in einer Einrichtung nach § 2 Abs. 3 BMV-Ä nach dem Abschluss einer Aus- oder Weiterbildung gemäß § 36 Abs. 3 Nr. 2 der Psychotherapie-Richtlinie erbracht worden sein,

und

2. eine aktuell andauernde vertragsärztliche Tätigkeit, diese kann auch in einer Einrichtung nach § 2 Abs. 3 BMV-Ä, oder als eine aktuell andauernde Tätigkeit für den Medizinischen Dienst (MD/MD Bund) im Bereich der Psychotherapie erbracht werden.

(5) Endet eine Tätigkeit nach Abs. 4 Satz 2 Nr. 2 während des Bestellungszeitraums als Gutachterin oder Gutachter, kann die gutachterliche Tätigkeit bis zum Ende des Bestellungszeitraums fortgeführt werden.

(6) Neben den in der Psychotherapie-Richtlinie festgelegten Qualifikationen ist für eine Bestellung der Gutachterinnen und Gutachter nach Absatz 2 Voraussetzung, dass die Bereitschaft und Möglichkeit besteht, die für die sachgerechte und neutrale Begutachtung notwendige Zeit im jeweils erforderlichen Umfang zur Verfügung zu stellen.

(7) [1]Die Kassenärztliche Bundesvereinigung führt eine Liste der aktuell nach Absatz 2 und § 23 Abs. 1 Satz 3 bestellten Gutachterinnen und Gutachter und stellt diese zeitnah nach Aktualisierung den Landesverbänden der Krankenkassen und den Ersatzkassen oder an eine von diesen benannte Stelle und dem GKV-Spitzenverband in elektronischer und weiterverarbeitbarer Form zur Verfügung.

§ 12 Gutachterverfahren PT-V

(5) [1]Anträge auf Analytische Psychotherapie werden von Gutachterinnen und Gutachtern für Analytische Psychotherapie begutachtet. [2]Anträge auf Tiefenpsychologisch fundierte Psychotherapie werden von Gutachterinnen und Gutachtern für Tiefenpsychologisch fundierte Psychotherapie begutachtet. [3]Anträge auf Verhaltenstherapie werden von Gutachterinnen und Gutachtern für Verhaltenstherapie begutachtet. [4]Anträge auf Systemische Therapie werden von Gutachterinnen und Gutachtern für Systemische Therapie begutachtet.

(6) Anträge auf Psychotherapie bei Kindern und Jugendlichen werden unter Berücksichtigung der Regelungen in Absatz 5 von Gutachterinnen und Gutachtern begutachtet, die für die Begutachtung von Psychotherapie bei Kindern und Jugendlichen bestellt wurden.

(7) Anträge auf Gruppentherapie oder eine Kombinationsbehandlung aus Einzel- und Gruppentherapie werden unter Berücksichtigung der Regelungen in

den Absätzen 5 und 6 von Gutachterinnen und Gutachtern begutachtet, die auch für die Begutachtung von Psychotherapie als Gruppentherapie bestellt wurden.

(8) [1]Die Psychotherapeutin oder der Psychotherapeut, der den Antrag der Versicherten oder des Versicherten begründet hat, macht auf dem Briefumschlag (PTV 8) Angaben zur beantragten Psychotherapie. [2]Die Krankenkasse wählt auf dieser Basis eine oder einen nach Absätze 5 bis 7 geeignete Gutachterin oder geeigneten Gutachter aus. [3]Eine ausreichende geographische Distanz zwischen der antragsbegründenden Psychotherapeutin oder dem antragsbegründenden Psychotherapeuten soll von der Krankenkasse bei der Auswahl einer Gutachterin oder eines Gutachters berücksichtigt werden.

[...]

(10) [1]Sofern die zuständige Krankenkasse bei einem Folgeantrag während einer laufenden Behandlung ein Gutachterverfahren einleitet, soll sie die Gutachterin oder den Gutachter beauftragen, die oder der den Erstantrag beurteilt hat. [2]Bei Abwesenheit oder Nichtverfügbarkeit eines Gutachters ist die Beauftragung einer anderen Gutachterin oder eines anderen Gutachters zulässig. [3]Die Krankenkasse begründet bei abweichender Gutachterinnen- oder Gutachterwahl diese Entscheidung gegenüber der neuen Gutachterin oder dem neuen Gutachter.

(11) [1]Der Gutachterin oder dem Gutachter dürfen sowohl von der behandelnden Psychotherapeutin oder vom behandelnden Psychotherapeuten als auch von der Krankenkasse nur solche Unterlagen zur Verfügung gestellt werden, auf denen die personenbezogenen Daten der oder des Versicherten pseudonymisiert sind.

(12) Bei einer Abweichung des befürworteten vom beantragten Behandlungsumfang (Teilbefürwortung) gibt die Gutachterin oder der Gutachter mindestens eine Kurzbegründung an oder nutzt das auf dem PTV 5 vorgesehene Freitextfeld für eine Erläuterung; dies gilt auch, wenn insgesamt keine Behandlung befürwortet wird (Nichtbefürwortung).

(13) [1]Für das Zweitgutachten gemäß § 13 Abs. 3 Satz 3 stellt die behandelnde Psychoherapeutin oder der behandelnde Psychotherapeut der Krankenkasse, nach deren Aufforderung, in freier Form erstellte Ergänzungen zum Vorbericht (Ergänzungsbericht) sowie alle bisherigen Unterlagen zum vorherigen Gutachten vollständig im verschlossenen Briefumschlag PTV 8 zur Verfügung. [2]Hierzu gehören insbesondere auch Kopien der Berichte an die Gutachterin oder den Gutachter gemäß Leitfaden PTV 3, der Stellungnahmen der vorherigen Gutachterin oder des vorherigen Gutachters, der ausgefüllten Formblätter PTV 2 der Anträge sowie ggf. des Konsiliarberichts.

(14) [1]Für die Erstellung von Zweitgutachten gemäß § 13 Abs. 3 Satz 3 gelten die Vorgaben für Gutachten entsprechend. [2]Die Erstellung von Zweitgutachten

gemäß § 13 Abs. 3 Satz 3 für ein vormals selbst erstelltes Gutachten ist nicht zulässig. [3]Zum Zweitgutachten gemäß § 13 Abs. 3 Satz 3 ist eine ausführliche Stellungnahme auf dem Formblatt PTV 5 oder einer Anlage zu erstellen und diese ist als Kopie auch der vorherigen Gutachterin oder dem vorherigen Gutachter zur Verfügung zu stellen.

[...]

(16) Für Gutachten und Zweitgutachten gemäß § 13 Abs. 3 Satz 3 werden die Gebühren zwischen den Vertragspartnern gesondert vereinbart.

§ 23 Erweiterung der Bestellung für Zweitgutachten

(1) [1]Für die Bearbeitung von Zweitgutachten gemäß § 13 Abs. 3 Satz 3 können sich nur bereits bestellte Gutachterinnen und Gutachter bei der Kassenärztlichen Bundesvereinigung auf dem hierfür vorgesehenen Bewerbungsbogen bewerben. [2]Die Bewerbung kann während des Bestellungszeitraums gemäß § 22 Abs. 2 jederzeit erfolgen. [3]Die Kassenärztliche Bundesvereinigung erweitert im Einvernehmen mit dem GKV-Spitzenverband erstmalig zum 1. Juli 2019 die Bestellung entsprechender Gutachterinnen und Gutachter.

(2) [1]Voraussetzung für eine Erweiterung der Bestellung nach Abs. 1 Satz 3 und für die Bearbeitung von Zweitgutachten gemäß § 13 Abs. 3 Satz 3 ist eine mindestens drei Jahre andauernde Bestellung als Gutachterin oder Gutachter gemäß § 22 Abs. 2, in der die Gutachtertätigkeit kontinuierlich ausgeübt wurde. [2]Die Erweiterung der Bestellung erfolgt bis zum Ende des Zeitraums der Bestellung gemäß § 22 Abs. 2 und erstreckt sich auf den Umfang der Bestellung als Gutachterin oder Gutachter gemäß § 12 Absätze 5 bis 7.

Die Gutachterinnen und Gutachter werden nach den Vorgaben der PT-RL und der PT-V alle fünf Jahre nach einer Ausschreibung im Deutschen Ärzteblatt von der KBV gemeinsam mit dem GKV-SV bestellt.

Für die Aufnahme auf die Gutachterliste ist es Voraussetzung, dass die jeweiligen Qualifikationskriterien für die einzelnen Bereiche (z. B. tiefenpsychologisch fundierte Psychotherapie bei Erwachsenen als Einzeltherapie) nach § 36 der PT-RL erfüllt sind. Geführt wird eine sog. offene Liste, in die jede Bewerberin oder jeder Bewerber aufgenommen wird, die oder der die Vorgaben für den gewünschten Bestellungsbereich nachweist.

Die Vorgaben lassen sich gemäß der PT-RL und der PT-V wie folgt einteilen:

- Grundqualifikationen (§ 36 Abs. 2, § 36 Abs. 3 Nr. 1 und Nr. 2 PT-RL),
- 5 Jahre Berufstätigkeit nach dem Abschluss der Aus- bzw. Weiterbildung (§ 36 Abs. 3 Nr. 3 PT-RL),
- 5 Jahre und aktuell andauernde Tätigkeit als Supervisor und Dozent (§ 36 Abs. 3 Nr. 4 und Nr. 5 PT-RL),

- 3 Jahre und aktuell andauernde vertragsärztliche Tätigkeit nach dem Abschluss der Aus- bzw. Weiterbildung (§ 36 Abs. 3 Nr. 6 PT-RL, § 22 Abs. 4 PT-V).

Der Nachweis der Grundqualifikationen erfolgt durch die Weiterbildungsurkunde mit der Facharztbezeichnung im Bereich (Kinder- und Jugend-)Psychiatrie oder Psychosomatische Medizin und entsprechenden Zusatzbezeichnungen (Psychotherapie, Psychoanalyse) oder der Approbationsurkunde (für Kinder- und Jugendlichenpsychotherapie, Psychologische Psychotherapie und Fachpsychotherapie) und entsprechenden Abschlusszeugnissen der Aus- bzw. Weiterbildung. Aus den Nachweisen muss u. a. erkennbar sein, in welchem Psychotherapieverfahren die Aus- oder Weiterbildung abgeschlossen wurde.

Für die weiteren drei Vorgaben ist ein Nachweis der jeweiligen Tätigkeiten in dem entsprechenden Psychotherapieverfahren und hierbei jeweils auch in der entsprechenden Altersgruppe (Kinder und Jugendliche oder Erwachsene) bzw. im entsprechenden Setting (Einzel- oder Gruppentherapie) zu führen (§ 36 Abs. 4 und 5 PT-RL). Ausschlaggebend ist hierbei, dass aus den Nachweisen hervorgeht, dass die Tätigkeiten tatsächlich durchgeführt werden oder durchgeführt worden sind und Angaben zu den jeweiligen Tätigkeitszeiträumen gemacht werden. Die Berufstätigkeit kann z. B. durch Tätigkeitsnachweise einer Klinik (Arbeitszeugnisse u. ä.) oder auch mit einer ambulanten vertragsärztlichen Tätigkeit nachgewiesen werden, wenn die entsprechende Tätigkeitsdauer (5 Jahre) erreicht wird. Die Dozenten- und Supervisionstätigkeit stellt eine von der Berufsausübung oder vertragsärztlichen Tätigkeit unabhängige Qualifikationsvoraussetzung dar, diese kann durch Tätigkeitsbescheinigungen der Aus- und Weiterbildungsinstitutionen nachgewiesen werden.

Die Teilnahme an der ambulanten vertragsärztlichen Versorgung (§ 36 Abs. 3 Nr. 6 PT-RL, § 22 Abs. 4 PT-V) wird durch eine mindestens dreijährige vertragsärztliche Tätigkeit auf dem jeweiligen Gebiet (z. B. Verhaltenstherapie bei Kindern und Jugendlichen als Einzel- und Gruppentherapie), in dem eine Bewerbung erfolgt, nachgewiesen (§ 22 Abs. 4PT-V). Diese Tätigkeit kann auch in einer Einrichtung nach § 2 Abs. 3 Bundesmantelvertrag-Ärzte (BMV-Ä), nach dem Abschluss einer Aus- oder Weiterbildung gemäß § 36 Abs. 3 Nr. 2 PT-RL erbracht worden sein. Die zweite Bestellungsvoraussetzung nach § 22 Abs. 4 PT-V i.V. m § 36 PT-RL ist der Nachweis einer aktuell andauernden vertragsärztlichen Tätigkeit; diese kann auch in einer Einrichtung nach § 2 Abs. 3 BMV-Ä erfolgen oder durch eine aktuell andauernde Tätigkeit für den Medizinischen Dienst (MD/MD Bund) im Bereich der Psychotherapie ersetzt werden. Erforderlich ist somit, wie auch beim Nachweis der Berufstätigkeit, eine Tätigkeit in der Patientenversorgung. Belegt wird dies durch den aktuellen und vollständigen Auszug aus dem Arztregister der zuständigen KV, aus dem eine mindestens dreijährige vertragsärztliche Tätigkeit hervorgehen muss, die zum Zeitpunkt der Bestellung andauert. Endet die vertragsärztliche Tätigkeit während des Bestellungszeitraumes, kann die Tätigkeit als Gutachterin oder Gutachter bis zu dem Ende des Bestellungszeitraums fortgeführt werden (§ 22 Abs. 5 PT-V). Eingereicht werden können weiterhin Unterlagen, wie Arbeitszeugnisse oder Bestätigungen über eine mindestens dreijährige Tätigkeit an einer ermächtigten poliklinischen Institutsambulanz einer Hochschule, einer ermächtigten psychiatrischen Institutsambulanz, einer poliklinischen Institutsambulanz eines psychologischen Universitätsinstituts oder einer Ausbildungsstätte nach § 6 des Psychotherapeutengesetzes in der bis zum 31.08.2020 gültigen Fassung. Diese Nachweise müssen klar die Tätigkeit in der vertragsärztlichen Versorgung von Patientinnen und Patienten erkennen lassen, die Bewerberin oder der Bewerber muss also unmittelbar und eigenständig die Behandlung durchführen. Unklarheiten gehen zulasten der Bewerberin oder des Bewerbers, im ungünstigen Fall erfolgt keine Aufnahme auf die „freie Liste" aller bestellten Gutachterinnen und Gutachter sowie eine Ablehnung durch Bescheid.

Die besonderen Qualifikationen, die die Gutachterinnen und Gutachter nach § 36 Abs. 3 PT-RL nachweisen müssen, beruhen auf der wichtigen Funktion im System der gesetzlichen Krankenversicherung. Denn das Gutachterverfahren dient nach § 12 Abs. 2 PT-V dazu, festzustellen, ob die Voraussetzungen für die Durchführung einer Psychotherapie gegeben sind. Die Gutachterin oder der Gutachter muss bei der Antragsprüfung daher auf dem aktuellen Kenntnis- und Wissensstand auf dem Gebiet der Psychotherapieverfahren der PT-RL und der vertragsarztrechtlichen Regelungen sein. Daher haben auch Supervisionstätigkeit und Dozententätigkeit sowie die vertragsärztliche Tätigkeit auf einem aktuellen Stand zu sein.

Werden die erforderlichen Nachweise erbracht, erfolgt durch einen Bescheid die Bestellung als Gutachterin oder Gutachter für Analytische Psychotherapie, Systemische Therapie, Tiefenpsychologisch fundierte Psychotherapie oder Verhaltenstherapie jeweils für die Dauer von fünf Jahren. Eine Gutachterin oder ein Gutachter kann auch für mehrere Verfahren bestellt werden, wenn sie oder er die Voraussetzungen der PT-RL und PT-V dafür erfüllt und der Nachweis für die entsprechende abgeschlossene Weiterbildung oder der Fachkundenachweis vorliegt (§ 36 Abs. 2 und 3 PT-RL). Außerdem kann sie oder er für den Bereich Einzel- oder/und Gruppentherapie und für den Bereich Kinder- und Jugendliche oder/und Erwachsenen bestellt werden, wenn die Erfüllung der Kriterien nach der PT-RL und PT-V nachgewiesen werden (§ 36 PT-RL). Der Bescheid ergeht durch die KBV, die auch das Bewerberverfahren verwaltet, im Einvernehmen mit dem GKV-SV.

Neben den in der PT-RL festgelegten Qualifikationen ist für eine Bestellung als Gutachterin oder Gutachter Voraussetzung, dass die Bereitschaft und Möglichkeit besteht, für die sachgerechte, neutrale und persönliche Begutachtung die notwendige Zeit im jeweils erforderlichen Umfang zur Verfügung zu stellen (§ 24 PT-V). Die sachgerechte und neutrale Begutachtung ist vor dem Hintergrund der sensiblen und schützenswerten Beziehung zwischen Patientin oder Patient und Psychotherapeutin oder Psychotherapeut besonders relevant. Die Stellungnahme der

Gutachterin oder des Gutachters ist Teil der Patientenakte und kann vom Patienten gem. § 630g BGB eingesehen werden. Dies sollte bei der Abfassung der Stellungnahme berücksichtigt werden.

Mit der Bestellung haben die Gutachterinnen und Gutachter besondere Pflichten zu erfüllen. Gemäß § 24 Abs. 1 PT-V sind Gutachten persönlich anzufertigen und es ist eine Statistik über die durchgeführten Begutachtungen zu erstellen, welche an die KBV zu übermitteln ist. Die Erstellung eines Gutachtens soll in der Regel eine Zweiwochenfrist nicht überschreiten. Sollte eine Bearbeitung in diesem Zeitraum nicht möglich sein, ist die Gutachterin oder der Gutachter verpflichtet, dies der auftraggebenden Krankenkasse unter Angabe eines voraussichtlichen Fertigstellungstermins mitzuteilen. Hintergrund ist zum einen die Regelung in § 13 Abs. 3a SGB V, denn diese gibt vor, dass die Krankenkasse über einen Antrag auf Leistung zügig, bis zum Ablauf von drei Wochen nach Antragseingang oder in Fällen, in denen eine gutachterliche Stellungnahme eingeholt wird, innerhalb von fünf Wochen nach Antragseingang, zu entscheiden hat. Wird die Frist versäumt, hat der Gesetzgeber eine Genehmigungsfiktion fingiert, d. h. die Patientin oder der Patient hat nach fünf Wochen Anspruch auf die Durchführung der psychotherapeutischen Behandlung. Die bisherige Rechtsprechung des BSG hat diese Fiktion der Genehmigung nach § 13 Abs. 3a Satz 6 SGB V („gilt als genehmigt") als Verwaltungsakt gewertet, der eine davon abweichende spätere Entscheidung der Krankenkasse nicht mehr zuließ. Mit Urteil vom 26.05.2020 hat das BSG diese Rechtsprechung aufgegeben und den Anwendungsbereich der Genehmigungsfiktion eingeschränkt. Nunmehr erhält die oder der Versicherte über die Genehmigungsfiktion nur noch eine vorläufige Rechtsposition bis zu einer anderslautenden Entscheidung der Krankenkasse. Es besteht auch kein Sachleistungsanspruch mehr, sondern nur noch ein zeitlich begrenzter Kostenerstattungsanspruch.[30] Im Bereich der Psychotherapie hat der G-BA eine hiervon konkretisierende Regelung getroffen, indem er in § 34 Abs. 1 Satz 6 PT-RL bestimmt, dass die beantragte Leistung als genehmigt gilt, wenn die Entscheidung der Krankenkasse nicht zeitgerecht erfolgt ist. Nach § 34 Abs. 1 Satz 4 PT-RL hat die Krankenkasse über einen Antrag auf Kurzzeittherapie spätestens mit Ablauf von drei Wochen nach Antragseingang zu entscheiden. Kann diese Frist nicht eingehalten werden, ist dem Antragsteller oder der Antragstellerin dies unter Angabe von Gründen mitzuteilen und ein neuer Entscheidungstermin schriftlich anzukündigen. Die PT-RL hat somit abweichende Vorgaben getroffen, was auch dadurch deutlich wird, dass nach Satz 7 die Regelungen des § 13 Abs. 3a SGB V davon unberührt bleiben. Entscheidend ist die zügige Bearbeitung der Anträge, die auf der Grundlage der gutachterlichen Stellungnahme entschieden werden.

Daher müssen Gutachterinnen und Gutachter bei der Bewerbung auch die Erklärung abgeben, dass sie in dem jeweils erforderlichen Umfang für die Begutachtung zur Verfügung stehen. Gutachterinnen und Gutachter sind zudem ver-

30 *BSG*, Urt. v. 26.5.2020, B 1 KR 9/18 R.

pflichtet, ihre Abwesenheitszeiten z. B. bei Urlaub oder Krankheit, in denen sie nicht für die Erstellung von Gutachten zur Verfügung stehen, der KBV elektronisch zu melden. Weiterhin besteht die Verpflichtung, die KBV unverzüglich über Änderungen von Kontaktdaten und des Institutionskennzeichens zu informieren. Die Kontaktdaten sind bei der Bewerbung anzugeben und umfassen z. B. Name, Vorname, die vollständige Adresse, Telefonangaben und die Mailadresse. Mit der Übermittlung dieser Kontaktdaten an die Krankenkassen und Beihilfestellen erklärt sich die Gutachterin oder der Gutachter bei ihrer bzw. seiner Bewerbung einverstanden. Zudem erhalten Gutachterinnen und Gutachter bei der Bestellung eine Gutachter-ID von der KBV. Bei Anfragen oder Abwesenheitsmeldungen ist diese anzugeben.

Die pseudonymisierten Unterlagen, die für die Begutachtung zur Verfügung gestellt werden, sind mindestens zwei Jahre über den befürworteten Behandlungszeitraum hinaus im Original aufzuheben. Aufzeichnungen auf elektronischen Datenträgern oder auf anderen Speichermedien bedürfen besonderer Sicherungs- und Schutzmaßnahmen.

Bereits bei der Bewerbung erklärt die künftige Gutachterin oder der künftige Gutachter ihre/seine Bereitschaft, dass Begutachtungen unter dem Gebot der Neutralität und Kollegialität vorgenommen werden sollen. Psychotherapeutinnen und Psychotherapeuten haben keinen Anspruch darauf, eine bestimmte Gutachterin oder einen bestimmten Gutachter abwählen bzw. ausschließen zu können. Allein die Krankenkasse wählt die Gutachterin oder den Gutachter aus. Die Krankenkasse beauftragt die Gutachterin oder den Gutachter mit der Begutachtung ausschließlich für das Verfahren, die Altersgruppe (Kinder und Jugendliche oder Erwachsene) und das Setting (Einzel- oder Gruppentherapie) für das ihre/seine Bestellung im Bescheid erfolgt ist.

Um mit den Krankenkassen abrechnen zu können, beantragt die Gutachterin oder der Gutachter ein Institutionskennzeichen, welches von der ARGE IK in Sankt-Augustin (info@arge-ik.de) vergeben wird.

Die Gutachterin oder der Gutachter bearbeitet persönlich den Auftrag und sendet nach Abschluss der Bearbeitung zwei Briefe: Der erste Brief geht mit dem entsprechenden Durchschlag des Formblatts PTV 5 zurück an die Krankenkasse (Freiumschlag). Hier kann bereits die Rechnung der Gutachterin oder des Gutachters beigelegt werden, denn die Abrechnung erfolgt anhand des Institutionskennzeichnens direkt mit der Krankenkasse.

Ein zweiter Brief geht mit dem entsprechenden Durchschlag des Formblatts PTV 5 direkt an die Psychotherapeutin oder den Psychotherapeuten, die oder der den Antrag der Patientin oder des Patienten begründet hat.

Die Gutachtertätigkeit endet mit Ablauf des im Bescheid genannten Bestellungszeitraums. Bei Verstößen gegen Gutachterpflichten kann eine Bestellung widerrufen werden. Auch kann eine Gutachtertätigkeit auf Wunsch der Gutachterin oder des Gutachters beendet werden. Die Mitteilung mit dem Beendigungswunsch ist schriftlich, spätestens drei Monate vor dem gewünschten Enddatum, an die KBV zu richten. Wer nach Ablauf des Bestellungszeitraums eine weitere Tätigkeit als Gutachterin oder Gutachter anstrebt, muss sich nach der Ausschreibung im Deutschen Ärzteblatt (und weiteren Informationen auf der Internetseite der KBV) für den folgenden Bestellungszeitraum wieder neu bewerben.

5 Psychotherapeutische Leistungen für Kinder und Jugendliche

PT-RL und PT-V enthalten spezielle Festlegungen für die Altersgruppen der Kinder bzw. Jugendlichen und die Besonderheiten bei der psychotherapeutischen Behandlung von Kindern und Jugendlichen sowie bei der Einbeziehung von Bezugspersonen. Diese werden im folgenden Kapitel ausführlich beschrieben.

In § 1 PT-RL ist festgelegt, welche psychotherapeutischen Leistungen zulasten der gesetzlichen Krankenkassen erbracht werden können und welche Maßnahmen nicht Bestandteil der Psychotherapie oder der psychosomatischen Grundversorgung nach dieser Richtlinie sind.

Bei der Behandlung von Kindern und Jugendlichen gehören Maßnahmen, die zur beruflichen Anpassung oder der Berufsförderung dienen, sowie Erziehungs-, Paar- und Familien- und Sexualberatung nicht zur Leistungspflicht der gesetzlichen Krankenkassen. Zudem sind ärztliche Beratungsleistungen zu vorbeugenden und diätetischen Maßnahmen sowie zu übenden und therapiefördernden Begleitmaßnahmen kein Bestandteil von Psychotherapie oder der psychosomatischen Grundversorgung nach der PT-RL.

§ 1 Psychotherapie als Leistung der GKV (PT-RL)

(5) [1]Psychotherapie ist keine Leistung der GKV und gehört nicht zur vertragsärztlichen Versorgung, wenn sie nicht dazu dient, eine Krankheit zu erkennen, zu heilen, ihre Verschlimmerung zu verhüten oder Krankheitsbeschwerden zu lindern. [2]Dies gilt ebenso für Maßnahmen, die ausschließlich zur beruflichen Anpassung oder zur Berufsförderung bestimmt sind, für Erziehungsberatung, Paar- und Familienberatung, Sexualberatung, körperbezogene Therapieverfahren, darstellende Gestaltungstherapie sowie heilpädagogische oder ähnliche Maßnahmen.

(6) Die ärztliche Beratung über vorbeugende und diätetische Maßnahmen wie auch die Erläuterungen und Empfehlungen von übenden, therapiefördernden Begleitmaßnahmen sind ebenfalls nicht Psychotherapie und sind auch nicht Bestandteil der psychosomatischen Grundversorgung.

(7) Psychotherapieverfahren, -methoden und -techniken, die den in den §§ 1 bis 10 und Abschnitt C genannten Erfordernissen nicht entsprechen, oder therapeutisch nicht hinreichend erprobt und wissenschaftlich begründet wurden, sind nicht Bestandteil der vertragsärztlichen Versorgung

In der Anlage der PT-RL unter II. werden einzelne Methoden und Techniken genannt, welche nicht als psychotherapeutische Leistungen im Sinne der PT-RL für die Arbeit mit Kindern und Jugendlichen anerkannt sind (s. Kapitel 3.5.3): EMDR (Eye-Movement-Desensitization and Reprocessing) ist in allen Verfahren für Kinder und Jugendliche nicht zugelassen – anders als in Therapien mit Erwachsenen (vgl. Anlage PT-RL, I. Nr. 3).

Anlage (PT-RL)

II. Die folgenden Psychotherapieverfahren, Psychotherapiemethoden und psychotherapeutischen Techniken können keine Anwendung finden, da die Erfordernisse der Psychotherapie-Richtlinie nicht erfüllt werden:

1. Gesprächspsychotherapie
2. Gestalttherapie
3. Logotherapie
4. Psychodrama
5. Respiratorisches Biofeedback
6. Transaktionsanalyse

5.1 Fachliche Befähigung von Psychotherapeutinnen und Psychotherapeuten für psychotherapeutische Leistungen bei Kindern und Jugendlichen

Das Wichtigste in Kürze

- Alle psychotherapeutischen Leistungen der PT-RL für Kinder und Jugendliche dürfen nur von Psychotherapeutinnen und Psychotherapeuten erbracht werden, die eine spezifische, auf Kinder und Jugendliche bezogene Aus- oder Weiterbildung nachgewiesen haben und über eine entsprechende Genehmigung der zuständigen KV verfügen.
- Psychotherapeutinnen und Psychotherapeuten, deren Fachkundenachweis auf die Psychotherapie von Kindern und Jugendlichen beschränkt ist, dürfen keine Erwachsenen behandeln.
- Eine die Therapie von Kindern und Jugendlichen begleitende Einbeziehung von relevanten Bezugspersonen ist zulässig.

§ 1 Abs. 2 PT-RL definiert, wer als Psychotherapeutin oder als Psychotherapeut im Sinne der PT-RL gelten kann. Die fachliche Befähigung für die Behandlung von Kindern und Jugendlichen haben ärztliche Kinder- und Jugendpsychotherapeutinnen und -therapeuten, ärztliche Psychotherapeutinnen und -therapeuten, Kinder- und Jugendlichenpsychotherapeutinnen und -therapeuten, Fachpsychotherapeutinnen und -therapeuten und Psychologische Psychotherapeutinnen und -therapeuten.

Voraussetzung ist, dass diese Psychotherapeutinnen und Psychotherapeuten für Kinder und Jugendliche über eine Genehmigung der jeweils zuständigen KV zur Abrechnung und Ausführung der Verfahren nach § 15 PT-RL (Richtlinientherapie) mit Kindern und Jugendlichen als persönliche Leistung verfügen.

§ 1 Psychotherapie als Leistung der Gesetzlichen Krankenversicherung (GKV) (PT-RL)

(2) Psychotherapeutinnen und Psychotherapeuten im Sinne dieser Richtlinie sind entsprechend der jeweiligen fachlichen Befähigung die ärztliche Psychotherapeutin oder der ärztliche Psychotherapeut, die ärztliche Kinder- und Jugendpsychotherapeutin oder der ärztliche Kinder- und Jugendpsychotherapeut, die Psychologische Psychotherapeutin oder der Psychologische Psychotherapeut oder die Kinder- und Jugendlichenpsychotherapeutin oder der Kinder- und Jugendlichenpsychotherapeut, die Fachpsychotherapeutin für Erwachsene oder der Fachpsychotherapeut für Erwachsene oder die Fachpsychotherapeutin für Kinder und Jugendliche oder der Fachpsychotherapeut für Kinder und Jugendliche, die gemäß der Psychotherapie-Vereinbarung in der Fassung vom 2. Februar 2017, zuletzt geändert am 7. März 2024 und in Kraft getreten am 1. Juli 2024, über die Genehmigung zur Ausführung und Abrechnung psychotherapeutischer Leistungen nach § 15 als persönliche Leistung verfügen.

(3) Leistungen dieser Richtlinie mit Ausnahme der psychosomatischen Grundversorgung nach Abschnitt C können nur von Psychotherapeutinnen und Psychotherapeuten erbracht werden, die über eine Genehmigung gemäß der Psychotherapie-Vereinbarung in der Fassung vom 2. Februar 2017, zuletzt geändert am 7.März 2024 und in Kraft getreten am 1.Juli 2024, zur Ausführung und Abrechnung psychotherapeutischer Leistungen nach § 15 als persönliche Leistung verfügen.

Das Nähere zu den Qualifikationsvoraussetzungen zur Durchführung psychotherapeutischer Leistungen mit Kindern und Jugendlichen regelt die PT-V. Darin ist insbesondere festgelegt, dass diejenigen Psychotherapeutinnen und Psychotherapeuten, die durch ihre fachliche Befähigung auf die psychotherapeutische Arbeit mit Kindern und Jugendlichen beschränkt sind, nur bei Kindern und Jugendlichen, nicht aber bei Erwachsenen tätig werden dürfen. Eine Ausnahme davon ist die Arbeit mit Bezugspersonen im Rahmen einer Kinder- und Jugendlichenpsychotherapie.

§ 1 Gegenstand und Allgemeine Bestimmungen (PT-V)

(3) [1]Fachärztinnen oder Fachärzte und Psychotherapeutinnen oder Psychotherapeuten, die durch ihren Fachkundenachweis oder ihre Gebietsdefinition auf die Behandlung von Kindern und Jugendlichen beschränkt sind, dürfen nur bei Kindern und Jugendlichen tätig werden. [2]Die Regelungen zur Einbeziehung von relevanten Bezugspersonen bleiben davon unberührt.

Zur Durchführung von psychotherapeutischen Leistungen bei Kindern und Jugendlichen nach der PT-RL sind spezifische, auf Kinder und Jugendliche bezogene, psychotherapeutische Aus- und Weiterbildungen notwendig.

In der PT-V ist jeweils für die unterschiedlichen Berufsgruppen festgelegt, welche Nachweise der beruflichen Aus- und Weiterbildung vorgelegt werden müssen, damit die fachliche Befähigung zur Durchführung und Abrechnung der jeweiligen psychotherapeutischen Leistungen für Kinder und Jugendliche als erfüllt gelten kann.

§ 4 Fachliche Befähigung [...] sowie der Kinder- und Jugendlichenpsychotherapeutinnen und Kinder- und Jugendlichenpsychotherapeuten (PT-V)

(2) Die fachliche Befähigung für ein Psychotherapieverfahren bei Kindern und Jugendlichen als Einzeltherapie und als Gruppentherapie wird nachgewiesen durch:

1. Approbation als Kinder- und Jugendlichenpsychotherapeutin oder Kinder- und Jugendlichenpsychotherapeut mit Fachkundenachweis gemäß § 95c Abs. 2 SGB V aufgrund einer vertieften Ausbildung im entsprechenden Psychotherapieverfahren

und

2. Ausbildungszeugnisse, die eine Ausbildung im entsprechenden Psychotherapieverfahren bei Kindern und Jugendlichen als Einzeltherapie und als Gruppentherapie belegen.

(3) [1]Sofern Gruppentherapie nicht Bestandteil der Ausbildung nach Absatz 1 oder Absatz 2 ist, wird die Genehmigung nur für den Bereich der Einzeltherapie erteilt. [2]Der Nachweis der fachlichen Befähigung für den Bereich der Gruppentherapie erfolgt in diesen Fällen nach § 8.

§ 5 Fachliche Befähigung der Fachpsychotherapeutinnen und Fachpsychotherapeuten (PT-V)

(2) Die fachliche Befähigung für ein Psychotherapieverfahren bei Kindern und Jugendlichen als Einzeltherapie und als Gruppentherapie wird nachgewiesen durch die Berechtigung zum Führen der Gebietsbezeichnung Psychotherapie für Kinder und Jugendliche und die Berechtigung zum Führen der entsprechenden verfahrensspezifischen Zusatzbezeichnung.

§ 3 Fachliche Befähigung der Fachärztinnen und Fachärzte (PT-V)

(2) [1]Die fachliche Befähigung für ein Psychotherapieverfahren bei Kindern und Jugendlichen als Einzeltherapie und als Gruppentherapie wird nachgewiesen durch:

1. Facharztanerkennung im Gebiet Kinder- und Jugendpsychiatrie und -psychotherapie oder

   Facharztanerkennung im Gebiet der Kinder- und Jugendmedizin mit Zusatzbezeichnung Psychotherapie

und

2. Weiterbildungszeugnisse, die eine Weiterbildung im entsprechenden Psychotherapieverfahren bei Kindern und Jugendlichen als Einzeltherapie und als Gruppentherapie belegen.

[2]Für die Analytische Psychotherapie bei Kindern und Jugendlichen als Einzeltherapie und Gruppentherapie ist darüber hinaus die Berechtigung zum Führen der Zusatzbezeichnung Psychoanalyse erforderlich.

(3) [1]Sofern Gruppentherapie nicht Bestandteil der Weiterbildung nach Absatz 1 oder Absatz 2 ist, wird die Genehmigung nur für den Bereich der Einzeltherapie erteilt. [2]Der Nachweis der fachlichen Befähigung für den Bereich der Gruppentherapie erfolgt in diesen Fällen nach § 8.

§ 8 Fachliche Befähigung für Gruppentherapie (PT-V)

[1]Ist Gruppentherapie nicht Bestandteil der Aus- oder Weiterbildung, kann die fachliche Befähigung durch Erfüllung der nachfolgend genannten Voraussetzungen nachgewiesen werden:

1. Mindestens 48 Stunden eingehende theoretische Kenntnisse in der Gruppenpsychotherapie und Gruppendynamik, einschließlich der verfahrens- und altersspezifischen Anwendung psychotherapeutischer Methoden und Techniken,

2. mindestens 40 Doppelstunden Gruppenselbsterfahrung im jeweiligen Psychotherapieverfahren,
3. mindestens 60 Therapieeinheiten eingehende praktische Erfahrungen und Fertigkeiten durch Patientenbehandlungen in kontinuierlicher Gruppenbehandlung im jeweiligen Psychotherapieverfahren, auch in mehreren Gruppen, und
4. mindestens 30 Stunden Supervision der Patientenbehandlungen nach Nr. 3.

[2]Die fachliche Befähigung für Gruppentherapie kann ausschließlich für dasjenige Psychotherapieverfahren bei Kindern und Jugendlichen oder für dasjenige Psychotherapieverfahren bei Erwachsenen festgestellt werden, für das die Erfüllung der in diesem Paragrafen geforderten Voraussetzungen nachgewiesen wurde; eine fachliche Befähigung in demselben Psychotherapieverfahren bei Kindern und Jugendlichen als Einzeltherapie oder in demselben Psychotherapieverfahren bei Erwachsenen als Einzeltherapie wird vorausgesetzt. 3Die entsprechende Zusatzqualifikation für Gruppentherapie in einem Psychotherapieverfahren bei Kindern und Jugendlichen oder in einem Psychotherapieverfahren bei Erwachsenen muss an oder über zugelassene Weiterbildungsstätten oder Ausbildungsstätten nach § 28 Psychotherapeutengesetz erworben worden sein.

§ 9 Fachliche Befähigung zur Behandlung von Kindern und Jugendlichen durch Zusatzqualifikation (PT-V)

[1]Fachärztinnen und Fachärzte gemäß § 3 Abs. 1 und Psychologische Psychotherapeutinnen oder Psychologische Psychotherapeuten gemäß § 4 Abs. 1, die in der Psychotherapie von Kindern und Jugendlichen als Einzeltherapie tätig werden wollen, können die entsprechende fachliche Befähigung durch Erfüllung der nachfolgend genannten Voraussetzungen nachweisen:

1. Mindestens 200 Stunden eingehende theoretische Kenntnisse und Erfahrungen in der Einzelpsychotherapie, einschließlich der Entwicklungspsychologie, der Lernpsychologie, der verfahrensspezifischen Grundlagen psychischer Störungen und Psychodiagnostik bei Kindern und Jugendlichen und der verfahrensspezifischen Anwendung psychotherapeutischer Methoden und Techniken,
2. mindestens 200 Therapieeinheiten eingehende praktische Erfahrungen und Fertigkeiten durch Patientenbehandlungen bei Kindern und Jugendlichen in mindestens drei Behandlungsfällen, davon mindestens ein Behandlungsfall in Langzeittherapie mit einer Mindestbehandlungsdauer entsprechend dem ersten Bewilligungsschritt für eine Langzeittherapie gemäß § 30 Psychotherapie-Richtlinie für das jeweilige Psychotherapieverfahren und mindestens ein Behandlungsfall in Kurzzeittherapie und

3. mindestens 50 Stunden Supervision der Patientenbehandlungen nach Nr. 2.

[2]Die fachliche Befähigung kann ausschließlich für dasjenige Psychotherapieverfahren bei Kindern und Jugendlichen als Einzeltherapie festgestellt werden, für das die Erfüllung der in diesem Paragrafen geforderten Voraussetzungen sowie das Vorliegen einer fachlichen Befähigung in demselben Psychotherapieverfahren bei Erwachsenen als Einzeltherapie nachgewiesen wurde. 2Die entsprechende Zusatzqualifikation muss an oder über entsprechend anerkannte Weiterbildungsstätten oder Ausbildungsstätten nach § 28 Psychotherapeutengesetz für Kinder- und Jugendlichenpsychotherapie erworben worden sein.

Die spezifischen Regelungen zur fachlichen Befähigung von Psychotherapeutinnen und Psychotherapeuten für Kinder und Jugendliche gelten nicht nur für die Richtlinientherapie nach § 15 PT-RL, sondern entsprechend auch für die weiteren Versorgungsangebote der PT-RL, d. h. für die Psychotherapeutische Sprechstunde, die Psychotherapeutische Akutbehandlung, die Rezidivprophylaxe und die Gruppenpsychotherapeutische Grundversorgung. Psychologische Psychotherapeutinnen und Psychologische Psychotherapeuten sowie Ärztinnen und Ärzte ohne fachliche Befähigung für Psychotherapien mit Kindern und Jugendlichen sind auch bei Psychotherapeutischen Sprechstunden und Psychotherapeutischen Akutbehandlungen gemäß § 3 PT-V auf die Behandlung Erwachsener beschränkt.

§ 2 Genehmigung zur Ausführung und Abrechnung psychotherapeutischer Leistungen (PT-V)

(6) [1]Mit der Genehmigung zur Ausführung und Abrechnung in einem Psychotherapieverfahren als Einzeltherapie geht auch die Berechtigung zur Ausführung und Abrechnung der Psychotherapeutischen Sprechstunde, der probatorischen Sitzungen im Einzelsetting und der Psychotherapeutischen Akutbehandlung einher. [2]Mit der Genehmigung zur Ausführung und Abrechnung in einem Psychotherapieverfahren als Gruppentherapie geht auch die Berechtigung zur Ausführung und Abrechnung der Gruppenpsychotherapeutischen Grundversorgung und probatorischen Sitzungen im Gruppensetting einher.

Die spezifischen Regelungen zur psychosomatischen Grundversorgung bei Kindern und Jugendlichen sind in Kapitel 7 dargestellt.

5.2 Definition der Altersbereiche für die Behandlung von Kindern und Jugendlichen im Sinne der Psychotherapie-Richtlinie

Das Wichtigste in Kürze

Festlegung der Altersbereiche:

- Kinder: Personen, die noch nicht 14 Jahre alt sind.
- Jugendliche: Personen, die 14 Jahre, aber noch nicht 21 Jahre alt sind.
- Ab einem Alter von 18 Jahren besteht grundsätzlich ein Anspruch auf Erwachsenenpsychotherapie.
- Ausnahme: Wenn eine zuvor als Jugendlichenpsychotherapie begonnene Behandlung erst nach Vollendung des 21. Lebensjahres abgeschlossen werden kann und die Fortführung zur Sicherung des Therapieerfolgs notwendig ist.

In der PT-RL werden die Altersbereiche für Kinderpsychotherapien einerseits und für Jugendlichenpsychotherapien andererseits festgelegt. Damit wird präzisiert, welche Altersgruppe mit dem Begriff „Kind" und welche Altersgruppe mit dem Begriff „Jugendliche" im Sinne der PT-RL gemeint ist und auf welche Altersbereiche sich die Regelungen für Behandlungen mit Kindern oder mit Jugendlichen jeweils beziehen.

In § 1 Abs. 4 PT-RL wird festgelegt:

§ 1 Psychotherapie als Leistung der Gesetzlichen Krankenversicherung (GKV) (PT-RL)

(4) [1]Im Sinne dieser Richtlinie sind Kinder Personen, die noch nicht 14 Jahre alt sind und Jugendliche Personen, die 14 Jahre, aber noch nicht 21 Jahre alt sind. [2]Kinder- und Jugendlichenpsychotherapie ist ausnahmsweise auch dann zulässig, wenn zur Sicherung des Therapieerfolgs bei Jugendlichen eine vorher mit Mitteln der Kinder- und Jugendlichenpsychotherapie begonnene psychotherapeutische Behandlung erst nach Vollendung des 21. Lebensjahres abgeschlossen werden kann. [3]Grundsätzlich haben Patientinnen und Patienten ab 18 Jahren Anspruch auf eine Erwachsenentherapie. [4]In diesen Fällen gelten die Regelungen für Erwachsene. […]

Die Festlegung der Altersgrenze für die Behandlung von Kindern erfolgte gemäß den entsprechenden Vorgaben in § 1 Abs. 1 des Jugendschutzgesetzes. Die Definition in der PT-RL, bis zu welchem Alter Personen als Jugendliche gelten können, wurde unter Berücksichtigung der berufsrechtlichen Vorgaben für Kinder- und Jugendlichenpsychotherapeuten im PsychThG (jetzt § 26 PsychThG 2019) festgelegt:

„Die Berechtigung zur Ausübung des Berufs der Kinder- und Jugendlichenpsychotherapeutin und des Kinder- und Jugendlichenpsychotherapeuten erstreckt sich auf Patientinnen und Patienten, die das 21. Lebensjahr noch nicht vollendet haben. Ausnahmen von Satz 2 sind zulässig, wenn zur Sicherung des Therapieerfolgs eine gemeinsame psychotherapeutische Behandlung von Kindern und Jugendlichen mit Erwachsenen erforderlich ist oder bei Jugendlichen eine zuvor mit Mitteln der Kinder- und Jugendlichenpsychotherapie begonnene psychotherapeutische Behandlung erst nach Vollendung des 21. Lebensjahres abgeschlossen werden kann.“

Demnach ist die Berechtigung zur Ausübung des Berufs der Kinder- und Jugendlichenpsychotherapeutin und des Kinder- und Jugendlichenpsychotherapeuten auf Kinder und Jugendliche beschränkt, die das 21. Lebensjahr noch nicht vollendet haben. Davon gibt es aber berufsrechtliche Ausnahmen zur Sicherung eines zuvor erreichten Therapieerfolges und zum Abschluss der Behandlung.

Die PT-RL legt in § 1 Abs. 4 (s. o.) die sozialrechtlichen Vorgaben fest: Gesetzlich Krankenversicherte sind ab ihrem 14. Geburtstag und bis zum letzten Tag vor ihrem 21. Geburtstag im Sinne der PT-RL als Jugendliche zu betrachten. In dieser Zeitspanne können sie mit den Mitteln einer Jugendlichenpsychotherapie von einer Psychotherapeutin oder einem Psychotherapeuten für Kinder und Jugendliche behandelt werden. Über den 21. Geburtstag einer Patientin oder eines Patienten hinaus ist eine Fortführung einer psychotherapeutischen Behandlung als Jugendlichenpsychotherapie nur noch „ausnahmsweise“ (s. o.) möglich, und zwar nur dann, wenn die Fortführung der Behandlung mit den Mitteln einer Jugendlichenpsychotherapie notwendig ist, um die Therapie erfolgreich abzuschließen und den Therapieerfolg zu sichern. Das bedeutet, dass der überwiegende Teil der Behandlungsstunden einer Jugendlichenpsychotherapie bis zum 21. Geburtstag einer Patientin oder eines Patienten durchgeführt sein muss. Sofern bei Fortführungsanträgen, die über das 21. Lebensjahr hinausgehen, von der Krankenkasse eine gutachterliche Stellungnahme eingeholt wird, ist im Bericht an die Gutachterin oder den Gutachter zu begründen, warum die Behandlung bisher nicht beendet werden konnte und eine Fortführung über das 21. Lebensjahr hinaus zur Sicherung des Therapieerfolges notwendig erscheint. Das Ende der Jugendlichenpsychotherapie muss auf jeden Fall zeitnah zum 21. Geburtstag geplant werden.

In der PT-RL (§ 1 Abs. 4) wird auch klargestellt, dass Patientinnen und Patienten ab 18 Jahren einen Anspruch auf eine Therapie bei einer Psychotherapeutin oder einem Psychotherapeuten für Erwachsene haben. Damit ist auch die untere Altersgrenze für die Behandlung Erwachsener präzisiert.

Bei Patientinnen und Patienten im Alter von mindestens 18 Jahren und noch nicht 21 Jahren sollte daher immer sorgfältig geprüft werden, ob die Grundlagen für eine Behandlung mit den Mitteln einer Jugendlichenpsychotherapie noch gegeben sind. Thematisch ist dabei zu prüfen, ob es sich bei der Behandlung noch um Adoleszenz typische Themen wie erste Ablösungsprozesse von den Eltern, Entwicklungsblockaden, Identitätsfragen, Schwellenängste zu nächsten Entwicklungsschritten, Probleme mit der Peer-Group usw. handelt und ob diese Themen in der Behandlungsplanung fokussiert werden können. Zu den Mitteln einer Jugendlichenpsychotherapie gehört in diesem Kontext evtl. auch noch Arbeit mit relevanten Bezugspersonen – trotz des Alters der Patientinnen und Patienten.

Die Regelungen zu den Altersgrenzen beziehen sich auf alle Behandlungs- und Anwendungsformen gemäß Teil B der PT-RL (Psychotherapeutische Sprechstunde, Psychotherapeutische Akutbehandlung, Rezidivprophylaxe und Gruppenpsychotherapeutische Grundversorgung). Damit ist festgelegt, dass Psychotherapeutische Sprechstunden und Psychotherapeutische Akutbehandlungen sowie Rezidivprophylaxe und Gruppenpsychotherapeutische Grundversorgung von Psychotherapeutinnen und Psychotherapeuten für Erwachsene erst bei Patientinnen und Patienten ab dem vollendeten 18. Lebensjahr durchgeführt werden dürfen. Andererseits gilt die Altersgrenze für Jugendlichenpychotherapien bis zum vollendeten 21. Lebensjahr, wie oben ausführlich dargestellt, auch für die vorgenannten Leistungen der PT-RL.

In den folgenden vier Fallbeispielen wird davon ausgegangen, dass die psychische Erkrankung der Patientinnen und Patienten infolge eines Adoleszenzkonflikts oder einer Adoleszenzproblematik entstanden und die Indikation für eine Jugendlichenpsychotherapie gegeben ist:

Beispiel 1
Bei einem 20-jährigen Patienten wurde von einer Kinder- und Jugendlichenpsychotherapeutin eine tiefenpsychogisch fundierte KZT 1 und KZT 2 mit 24 Therapieeinheiten durchgeführt. Der Patient stellt auf Anraten seiner Psychotherapeutin einen Monat vor Erreichen des 21. Lebensjahres einen Umwandlungsantrag in eine tiefenpsychologisch fundierte LZT mit 66 Therapieeinheiten als Jugendlichenpsychotherapie. Da die wesentlichen Therapieziele bei Jugendlichenpsychotherapien bis zum 21. Geburtstag erreicht sein sollten, kann ein Kontingent als Jugendlichenpsychotherapie darüber hinaus nach § 1 Abs. 4 der PT-RL nur zur weiteren Sicherung des Therapieerfolges und zur Beendigung der Psychotherapie beantragt werden. Dieses Kontingent sollte aber nicht höher sein als die Anzahl der bereits vor dem vollendeten 21. Lebensjahr erbrachten Therapieeinheiten – kann also in diesem Fall 12 bis max. 24 Therapieeinheiten umfassen.

Beispiel 2
Eine 20-jährige Frau hat bei einem Kinder- und Jugendlichenpsychotherapeuten eine Verhaltenstherapie mit 40 Therapieeinheiten acht Monate vor Erreichen des 21. Lebensjahres beendet. Danach können (innerhalb des beantragten Kontingents von 60 TE) bei Jugendlichentherapien zehn Therapieeinheiten zur Rezidivprophylaxe in Anspruch genommen werden. Entweder werden diese bis zum vollendeten 21. Lebensjahr in den verbliebenen 8 Monaten durchgeführt oder es kommt die Ausnahmeregelung für Jugendlichentherapien zum Tragen, dass über das 21. Lebensjahr hinaus zur Sicherung des vorher erreichten Therapieerfolges die Rezidivprophylaxe in dem zur Verfügung stehenden Zeitraum von zwei Jahren in Anspruch genommen werden kann – in diesem Beispiel dann bis die Patientin 22 Jahre und 4 Monate alt ist.

Beispiel 3
Eine 20-jährige Patientin stellt zwei Monate vor Erreichen ihres 21. Lebensjahres einen Erstantrag für eine tiefenpsychologisch fundierte Psychotherapie als LZT mit 90 Therapieeinheiten bei einem Facharzt für Kinder- und Jugendpsychiatrie und -psychotherapie. Der Antrag muss abgelehnt werden. Berufsrechtlich darf der ausgewählte Psychotherapeut nur Kinder oder Jugendliche psychotherapeutisch behandeln, also nur noch zwei Monate mit der Patientin arbeiten. Nach § 1 Abs. 4 PT-RL müsste bereits vor dem 21. Lebensjahr ein Therapierfolg erreicht und festgestellt worden sein. Dazu könnte noch eine KZT 1 als Jugendlichentherapie mit zwei Wochenstunden für einen Zeitraum von 6 Wochen beantragt werden. Wenn das Kontingent der KZT 1 zur Stabilisierung der Pat. und zur Beendigung nicht ausreicht, kann letztmalig noch eine KZT 2 über das 21. Lebensjahr hinaus zur Sicherung des Therapieerfolges und gegebenenfalls zur Überleitung in eine Therapie bei einem Erwachsenenpsychotherapeuten beantragt und befürwortet werden.

Beispiel 4
Ein 20-jähriger Patient wird seit eineinhalb Jahren mit einer analytischen Psychotherapie mit zwei bis drei Wochenstunden bei einer Kinder- und Jugendlichenpsychotherapeutin mit insgesamt bisher 90 Therapieeinheiten behandelt. Drei Monate vor Erreichen des 21. Lebensjahres wird ein Fortführungsantrag mit weiteren 90 Therapieeinheiten bis zur Höchstgrenze für Jugendlichenpsychotherapien mit insgesamt 180 Therapieeinheiten gestellt. Der Behandlungsplan sieht weiter eine hochfrequente Behandlung vor. Wenn von der zuständigen Krankenkasse eine Gutachterin oder ein Gutachter mit der Prüfung des Antrages beauftragt wird, liegt es im Ermessen der Gutachterin oder des Gutachters, ob zur Sicherung des Therapieerfolges und zur Beendigung der Therapie das gesamte Kontingent oder ein reduziertes Kontingent über das 21. Lebensjahr hinaus notwendig erscheint und befürwortet wird.

5.3 Einbeziehung des sozialen Umfeldes

Das Wichtigste in Kürze

Eine Einbeziehung von relevanten Bezugspersonen

- ist bei allen psychotherapeutischen Leistungen für Kinder und Jugendliche zur Sicherung des Behandlungserfolges möglich,
- darf nicht ohne eine parallele Behandlung des Kindes oder des Jugendlichen erfolgen,
- ist bei der Psychotherapeutischen Sprechstunde und der Psychotherapeutischen Grundversorgung bis zu 100 Min. (auch ohne Anwesenheit des Kindes/des Jugendlichen) möglich,
- ist in der Regel im Verhältnis von einer Therapieeinheit für Bezugspersonen zu vier Therapieeinheiten des Kindes oder Jugendlichen bei Psychotherapeutischen Akutbehandlungen und bei Richtlinientherapie nach § 15 PT-RL als zusätzliches Stundenkontingent möglich,

- ist mit Personen möglich, die primär aus dem familiären Umfeld (z. B. Eltern, Geschwister) stammen, aber auch mit solchen aus dem sozialen Umfeld, die für die Behandlung der Erkrankung wichtig sind (z. B. Heimerzieherin oder Heimerzieher, Lehrerin oder Lehrer, Freundinnen und Freunde),
- ist keine eigenständige Psychotherapie der Bezugsperson und kann eine solche auch nicht ersetzen.

§ 9 Einbeziehung des sozialen Umfeldes (PT-RL)

Im Rahmen einer Psychotherapie kann es notwendig werden, zur Erreichung eines ausreichenden Behandlungserfolges für die Behandlung der psychischen Störung relevante Bezugspersonen aus dem sozialen Umfeld der Patientin oder des Patienten in die Behandlung einzubeziehen.

Bei allen psychotherapeutischen Leistungen mit Kindern und Jugendlichen können „relevante" Bezugspersonen einbezogen werden. Damit sind primär Bezugspersonen aus dem familiären Umfeld, wie Eltern und Geschwister eines Kindes oder Jugendlichen, gemeint. Für die diagnostische Einschätzung und Behandlung der Erkrankung können aber auch andere Bezugspersonen aus dem sozialen Umfeld eines Kindes oder Jugendlichen, z. B. Erzieherinnen und Erzieher oder Lehrerinnen und Lehrer, wichtig sein und einbezogen werden, oder Kinder bzw. Jugendliche, die im sozialen Umfeld der Patientin oder des Patienten, beispielsweise in der Peer-Group oder in therapeutischen Gruppen, wichtig sind und regelmäßig Kontakt mit den Patientinnen oder Patienten haben.

Wesentliche Voraussetzung dafür, dass zusätzliche Bezugspersonen aus dem sozialen Umfeld als „relevant" angesehen werden können, ist die Tatsache, dass solche Personen direkt und kontinuierlich mit der Krankheit des Kindes oder Jugendlichen konfrontiert sind und damit umgehen müssen. Exemplarisch dafür seien Erzieherinnen oder Erzieher bzw. Lehrerinnen oder Lehrer aus einem Heim genannt, die in vielen Fällen häufiger als Eltern oder andere Familienmitglieder mit den Krankheitsbildern von in Heimen untergebrachten Kindern oder Jugendlichen konfrontiert sind. Solche Bezugspersonen in den therapeutischen Prozess einzubeziehen – unter Berücksichtigung aller Regelungen zur Schweigepflicht und mit Einverständnis der Sorgeberechtigten und gegebenenfalls der Jugendlichen – kann zur Erreichung eines Behandlungserfolges wesentlich und notwendig sein. Wenn möglich, empfiehlt es sich, diese Bezugspersonen bei Therapien mit Kindern gemeinsam mit mindestens einer oder einem Sorgeberechtigten und bei Jugendlichen gemeinsam mit den Jugendlichen und/oder Sorgeberechtigten einzubeziehen. Aber auch Kinder oder Jugendliche können direkt und kontinuierlich mit der Erkrankung eines Kindes oder Jugendlichen konfrontiert sein und müssen lernen, die Krankheit ihrer Freunde oder Freundinnen einzuschätzen und damit umzugehen. Auch kann in Einzelfällen bei länger andauernden Gruppen, z. B.

wenn die Gruppengröße von mindestens drei Teilnehmerinnen und Teilnehmern nicht erfüllt ist, ein Gruppenmitglied als Bezugsperson einbezogen werden.

Bei Einbezug der Familie oder relevanter Bezugspersonen aus dem sozialen Umfeld bleibt aber immer das Kind oder der Jugendliche der zu behandelnde Patient – es handelt sich dann nicht um eine Familientherapie, sondern es bleibt eine individuelle Therapie einer Patientin oder eines Patienten. In der PT-RL wurde dazu z. B. in § 28 Abs. 4 der Begriff der Indexpatientin bzw. des Indexpatienten eingeführt:

§ 28 Behandlungsumfang und -begrenzung (PT-RL)

(4) [1]Im Rahmen der tiefenpsychologisch fundierten Psychotherapie, der Verhaltenstherapie und der Systemischen Therapie können Behandlungen als Einzeltherapie der Indexpatientin oder des Indexpatienten auch in Doppelstunden bei intensiver Einbeziehung von relevanten Bezugspersonen nach § 9 durchgeführt werden. [2]Bei der Psychotherapie von Erwachsenen mit Ausnahme von Menschen mit einer geistigen Behinderung werden die entsprechenden Stunden auf das Gesamtkontingent angerechnet.

Bei der Arbeit mit relevanten Bezugspersonen während der Behandlung eines Kindes oder Jugendlichen als Indexpatientin oder als Indexpatient können laut § 28 Abs. 4 PT-RL bei Verhaltenstherapie, tiefenpsychologisch fundierter Therapie und Systemischer Therapie auch Doppelstunden durchgeführt werden.

Im Unterschied zu der Einbeziehung von Bezugspersonen bei Therapien mit Erwachsenen kann bei Richtlinientherapien nach § 15 PT-RL, die für die Behandlung mit Kindern und Jugendlichen zugelassen sind, ein eigenes Stundenkontingent für die therapeutische Arbeit mit Bezugspersonen zusätzlich zum Kontingent des Kindes oder Jugendlichen beantragt werden. § 18 Abs. 3 PT-V regelt das Nähere dazu:

§ 18 Einbeziehung des sozialen Umfelds (PT-V)

(3) [1]Die für diese Einbeziehung im Rahmen der Richtlinientherapie vorgesehene Anzahl der Therapieeinheiten ist bei der Angabe des Behandlungsumfangs im PTV 2 entsprechend zu berücksichtigen. [2]Sie soll ein Verhältnis von 1:4 zur Anzahl der Therapieeinheiten der Versicherten oder des Versicherten möglichst nicht überschreiten. [3]Die bis zu diesem Verhältnis für die Einbeziehung der Bezugspersonen bewilligte Anzahl der Therapieeinheiten ist in der Kinder- und Jugendlichenpsychotherapie der Anzahl der Therapieeinheiten für die Behandlung der Versicherten oder des Versicherten hinzuzurechnen. [4]Ist eine höhere Anzahl für die Einbeziehung der Bezugspersonen therapeutisch geboten, ist dies bei gutachtenpflichtigen Anträgen im Bericht an die Gutachterin oder den Gutachter zu begründen. [5]Wird hierfür eine höhere Anzahl bewilligt, so redu-

ziert sich die Anzahl der Therapieeinheiten für die Behandlung der Versicherten oder des Versicherten entsprechend.

(4) Stellt sich im Verlauf der Einbeziehung von Bezugspersonen heraus, dass eine Psychotherapie der Bezugsperson notwendig ist, kann diese nicht mit Therapieeinheiten für die Einbeziehung von Bezugspersonen erfolgen.

(5) Die Einbeziehung von Bezugspersonen im Einzelsetting bei der Behandlung von Kindern und Jugendlichen gemäß Absatz 3 ist auch bei ausschließlicher Gruppentherapie der Versicherten oder des Versicherten zulässig.

(6) [1]Die Einbeziehung der Bezugsperson bzw. Bezugspersonen gemäß Absatz 3 kann auch in Gruppen durchgeführt werden. [2]Im Falle eines Einbezugs von Bezugspersonen in Gruppen ergibt sich die Gruppengröße nach § 21 Abs. 1 Nr. 2 Psychotherapie-Richtlinie i. V. m. § 11 Abs. 4 dieser Vereinbarung aus der Anzahl der Indexpatientinnen oder -patienten; dies gilt für die Abrechnung entsprechend.

(7) Die Einbeziehung der Bezugsperson bzw. Bezugspersonen ist zulässig, wenn sie im unmittelbaren Zusammenhang zu einer laufenden oder gerade abgeschlossenen Behandlung der Versicherten oder des Versicherten steht; die Einbeziehung von Bezugspersonen ohne eine in denselben Zeitabschnitt fallende Behandlung der Versicherten oder des Versicherten ist nicht zulässig

Im Regelfall kann nach vier durchgeführten Therapieeinheiten mit einem Kind oder Jugendlichen eine Therapieeinheit mit Bezugspersonen erfolgen. Die zusätzlichen Behandlungsstunden für Bezugspersonen können bei jedem Therapieverfahren nach § 15 PT-RL, unabhängig vom Setting, sowie bei der Psychotherapeutischen Akutbehandlung beantragt werden. Die Einbeziehung von Bezugspersonen kann in Form von Einzelsitzungen oder als Gruppensitzung zusammen mit anderen Bezugspersonen oder auch zusammen mit der Indexpatientin oder dem Indexpatienten erfolgen. Die Form der Einbeziehung der Bezugspersonen kann unabhängig vom Behandlungssetting des Kindes oder der bzw. des Jugendlichen gewählt werden. Es sollte dasjenige Setting zur Anwendung kommen, das am besten geeignet erscheint, zum Erfolg der Behandlung des Kindes oder der bzw. des Jugendlichen beizutragen.

Beispiel 1
Bei Umwandlung einer tiefenpsychologisch fundierten Psychotherapie mit einem Kind von einer KZT 2 in eine LZT können für das Kind 46 Therapieeinheiten und für Bezugspersonen 11 Therapieeinheiten beantragt werden. Häufig werden 12 Therapieeinheiten für Bezugspersonen beantragt, dazu müssten aber mindestens 48 Therapieeinheiten für ein Kind geplant bzw. erbracht worden sein.

In der Begründung eines Antrags auf Bewilligung einer gutachterpflichtigen LZT sollte sich die Behandlungsplanung bei Kindern und, soweit erforderlich, bei Jugendlichen auch auf die Arbeit mit den Bezugspersonen beziehen. Die Arbeit mit relevanten Bezugspersonen bei Erwachsenen nach vollendetem 18. Lebensjahr (noch Jugendliche nach § 1 Abs. 4 der PT-RL) muss von Psychotherapeutinnen und Psychotherapeuten für Kinder- und Jugendliche inhaltlich ausführlich begründet werden. Wenn bei Jugendlichentherapien über das 21. Lebensjahr hinaus zur Sicherung des Therapieerfolges und zur Beendigung weiterhin auch begleitende Therapieeinheiten für Bezugspersonen benötigt werden, müssen diese dem Kontingent der Patientin oder des Patienten entnommen werden – analog zur Regelung bei Psychotherapien mit Erwachsenen.

Nur mit ausführlicher Begründung kann das Verhältnis der Therapieeinheiten für Bezugspersonen zu denjenigen des Kindes oder Jugendlichen phasenweise über das in der PT-V festgelegte Verhältnis von 1:4 erhöht werden. Dabei muss berücksichtigt werden, dass die zusätzlichen Einheiten für Bezugspersonen das für die Behandlung des Kindes oder Jugendlichen zur Verfügung stehende Therapiekontingent entsprechend reduzieren. Auch das ist bei der Behandlungsplanung zu reflektieren.

Beispiel 2
Bei der Beantragung einer LZT als TP für ein zehnjähriges Mädchen mit ausgeprägter Zwangssymptomatik begründet die Therapeutin oder der Therapeut im Bericht an die Gutachterin oder den Gutachter, warum begleitend intensiver als üblich mit den Eltern im Verhältnis 1:3 gearbeitet werden muss. Deshalb werden statt 70 Therapieeinheiten für das Mädchen und 17 Therapieeinheiten für die begleitende Elternarbeit (insgesamt 87 Therapieeinheiten) nun 64 Therapieeinheiten für das Mädchen und 23 Therapieeinheiten für die Eltern (insgesamt ebenfalls 87 Therapieeinheiten) beantragt und befürwortet.

Die begleitenden Stunden mit Bezugspersonen zur Therapie eines Kindes oder Jugendlichen können eine eigene notwendige Psychotherapie einer Bezugsperson nicht ersetzen. Sollte die Bezugsperson unter einer behandlungsbedürftigen psychischen Erkrankung leiden und eine Psychotherapie benötigen, so ist diese mit einer eigenen Psychotherapie durch eine Psychotherapeutin oder einen Psychotherapeuten mit der fachlichen Befähigung zur Behandlung der jeweiligen Altersgruppe zu behandeln. Die Einbeziehung von Bezugspersonen dient der Unterstützung der Psychotherapie des Kindes oder Jugendlichen und bedeutet nicht, dass allein mit den Bezugspersonen ohne eine Psychotherapie des Kindes oder Jugendlichen psychotherapeutisch gearbeitet werden darf (vgl. § 18 Abs. 4 PT-V).

Ein Sonderfall kann eine parallele Behandlung von Familienmitgliedern, z. B. von Geschwistern, sein. Auch wenn eine Parallelbehandlung aus inhaltlichen Gründen vor allem in den psychoanalytisch begründeten Verfahren sehr kritisch zu sehen ist, lässt die PT-V Ausnahmefälle nach besonders sorgfältiger Prüfung zu:

§ 17 Ablauf der Behandlung (PT-V)

(4) Eine gleichzeitige psychotherapeutische Behandlung von Partnerinnen oder Partnern oder nahen Familienangehörigen durch dieselbe Psychotherapeutin oder denselben Psychotherapeuten ist von der Psychotherapeutin oder dem Psychotherapeuten mit besonderer Sorgfalt zu prüfen; die Regelungen zur Einbeziehung von Bezugspersonen bleiben hiervon unberührt.

5.4 Einverständnis der Sorgeberechtigten für alle psychotherapeutischen Leistungen mit Kindern und Jugendlichen

Das Wichtigste in Kürze

Alle psychotherapeutischen Leistungen mit Kindern und Jugendlichen

- setzen in der Regel eine rechtswirksame Einwilligung (Abschluss eines Behandlungsvertrags) beider Sorgeberechtigten voraus, Ausnahmen sind Krisensituationen, wie z. B. akute Suizidalität.

Alle psychotherapeutischen Leistungen mit Jugendlichen

- bedürfen auch der Einwilligung von Jugendlichen. Dazu muss ihre Einwilligungsfähigkeit geprüft werden, insbesondere wenn das Einverständnis der Sorgeberechtigten nicht vorliegt.

Bei allen psychotherapeutischen Leistungen der PT-RL ist darauf zu achten, dass es sich bei Kindern und Jugendlichen um einen Personenkreis handelt, bei dem Besonderheiten im Hinblick auf die Geschäftsfähigkeit und im Umgang mit den gesetzlichen Vertretern (in der Regel den Eltern als Sorgeberechtigten) bestehen. Zu beachten ist in diesem Zusammenhang § 12 der Muster-Berufsordnung der Psychotherapeut*innen, der den Umgang mit minderjährigen Patientinnen und Patienten vorgibt.[31] Ärztinnen und Ärzte haben die Vorgaben der ärztlichen Berufsordnung ihrer Ärztekammer zu beachten. Diese geben zusätzlich gute Hinweise für einen sensiblen Umgang mit diesem Personenkreis und Angehörigen sowie Bezugspersonen.

Das Sorgerecht für ein Kind steht in der Regel beiden Eltern gemeinsam zu. Nach §§ 1626, 1629 BGB umfasst die elterliche Sorge die Vertretung des Kindes. Die sorgeberechtigten Eltern schließen mit der Psychotherapeutin oder dem Psychotherapeuten einen Behandlungsvertrag nach § 630a BGB, aus dem Kinder nach § 328 BGB (Vertrag zugunsten Dritter) berechtigt werden, also Nutznießer des Behandlungsvertrages sind. Daher muss auch schon zur Psychotherapeutischen Sprechstunde, an der behandlungsbedürftige Kinder teilnehmen, die rechtswirksame Einwilligung von beiden sorgeberechtigten Eltern gemeinsam vorliegen. Nur in besonderen Eil- und Notfällen kann ein Elternteil auch die Aufgaben des anderen Elternteils übernehmen. Dies gilt bei der Durchführung psychotherapeutischer Leistungen in der Regel nicht, da nur in besonders gelagerten Fällen (z. B. bei akuter Suizidgefahr eines Jugendlichen) eine Eil- und Notmaßnahme vor-

31 Stellpflug/Berns: Musterberufsordnung für die Psychotherapeuten. 4. Aufl. 2020, § 12 MBO mit einer Übersicht über die Berufsordnungen der Landeskammern.

liegt.[32] Die Psychotherapeutin oder der Psychotherapeut müssen sich daher die Gewissheit verschaffen, dass der nicht erschienene Elternteil mit der vorgesehenen Behandlung des Kindes einverstanden ist, z. B. durch ein persönliches Telefonat mit dem nicht erschienenen Elternteil. Dies sollte in der Dokumentation festgehalten werden.

Bei Jugendlichen ist deren Alter entscheidend. Erst ab dem 18. Lebensjahr ist eine Person volljährig und unbeschränkt geschäftsfähig, d. h. Rechtsgeschäfte können selbstständig vollwirksam vorgenommen werden. Mit dem vollendeten 15. Lebensjahr (15. Geburtstag) kann eine gesetzlich krankenversicherte Jugendliche oder ein gesetzlich krankenversicherter Jugendlicher nach § 36 Abs. 1 SGB I Anträge auf Sozialleistungen stellen, d. h. er oder sie kann auch selbstständig eine psychotherapeutische Behandlung in Anspruch nehmen. Die gesetzlichen Vertreter sollen in diesem Fall von der Psychotherapeutin oder dem Psychotherapeuten informiert werden.[33]

Von der Frage der Geschäftsfähigkeit ist die Frage der Einwilligungsfähigkeit in die Maßnahme zu unterscheiden. § 630d BGB regelt, dass vor jeder Behandlung die Einwilligung einzuholen ist. Entscheidend für die Einwilligungsfähigkeit ist die Willensfähigkeit der Patientin oder des Patienten. Sie müssen die Möglichkeit und Fähigkeit haben, die Aufklärung der Psychotherapeutin oder des Psychotherapeuten zu verstehen, um eine eigenverantwortliche Entscheidung treffen zu können. Grundsätzlich ist davon auszugehen, dass eine Volljährige oder ein Volljähriger ab dem 18. Geburtstag einwilligungsfähig ist. Bei Jugendlichen ab dem 14. Geburtstag kommt es auf die Umstände des Einzelfalles an, hier lässt sich keine starre Altersgrenze ziehen, ab welcher die oder der Minderjährige selbst einwilligen kann oder die Einwilligung der Sorgeberechtigten einzuholen ist. Nach der Rechtsprechung kommt es darauf an, ob die oder der Jugendliche zwischen dem 14. und 18. Geburtstag nach seiner geistigen und sittlichen Reife die Bedeutung des Eingriffs (hier des psychotherapeutischen Leistungsangebots) zu ermessen vermag. Zudem kommt es auf die Schwere des Eingriffs an, ob die Sorgeberechtigten in den Eingriff einwilligen müssen. Bei Zweifeln empfiehlt es sich gemäß § 12 Abs. 2 Muster-Berufsordnung (siehe oben), dass sich Psychotherapeutinnen und Psychotherapeuten der Einwilligung der Sorgeberechtigten vergewissern. Zudem ist eine sorgfältige Dokumentation der Feststellungen zur Einsichtsfähigkeit wichtig.

---

32 Stellpflug/Berns: Musterberufsordnung für die Psychotherapeuten. 4. Aufl. 2020, § 12 MBO, Rn. 10.

33 Stellpflug/Berns: Musterberufsordnung für die Psychotherapeuten. 4. Aufl. 2020, § 12 MBO, Rn. 1.

5.5 Erreichbarkeit der Psychotherapeutinnen und Psychotherapeuten

Das Wichtigste in Kürze

Eine telefonische persönliche Erreichbarkeit ist zu gewährleisten und der KV mitzuteilen:

- Psychotherapeutinnen und Psychotherapeuten mit vollem Versorgungsauftrag haben mindestens 200 Min. pro Woche in Einheiten von mindestens 25 Min. vorzuhalten und anzugeben.
- Psychotherapeutinnen und Psychotherapeuten mit hälftigem Versorgungsauftrag haben mindestens 100 Min. pro Woche in Einheiten von mindestens 25 Min. vorzuhalten und anzugeben.
- Die Erreichbarkeit darf nicht ausschließlich durch einen Anrufbeantworter (hier sind Hinweise auf die Erreichbarkeitszeiten zulässig) gewährleistet werden, sondern muss von der Psychotherapeutin oder vom Psychotherapeuten selbst oder durch Praxispersonal sichergestellt werden.

Die in Kapitel 2 dargestellten Regelungen zur telefonischen Erreichbarkeit gelten für alle Psychotherapeutinnen und Psychotherapeuten, somit auch für die Berufsgruppen der Kinder- und Jugendpsychotherapie. Bei der Meldung der Daten (s. Kapitel 2.2) an die zuständige KV muss auch die spezifische Qualifikation für die Behandlung von Kindern und Jugendlichen im Einzel- und/oder Gruppensetting angeben werden.

Es gelten folgende Regeln zur telefonischen Erreichbarkeit:

§ 1 Psychotherapie als Leistung der Gesetzlichen Krankenversicherung (PT-RL)

(8) [1]Eine telefonische persönliche Erreichbarkeit zur Terminkoordination ist von allen Psychotherapeutinnen und Psychotherapeuten unter Beachtung von berufs- und vertragsarztrechtlichen Vorgaben zu definierten und zu veröffentlichenden Zeiten zu gewährleisten; insgesamt ist bei einem vollen Versorgungsauftrag eine telefonische persönliche Erreichbarkeit durch die Psychotherapeutin oder den Psychotherapeuten oder das Praxispersonal von 200 Minuten pro Woche in Einheiten von mindestens 25 Minuten sicherzustellen. [2]Entsprechend gelten 100 Minuten pro Woche in Einheiten von mindestens 25 Minuten bei einem hälftigen Versorgungsauftrag. [3]Die Psychotherapeutin oder der Psychotherapeut teilt die Erreichbarkeit der zuständigen Kassenärztlichen Vereinigung zur Information der Patientinnen oder Patienten mit.

Die telefonische Erreichbarkeit kann durch die Psychotherapeutin oder den Psychotherapeuten selbst oder durch Praxispersonal gewährleistet werden. In Praxiskooperationen (Gemeinschaftspraxen oder Praxisgemeinschaften) oder bei Zusammenschluss mehrerer Einzelpraxen kann die Mindesterreichbarkeit von 200 bzw. 100 Minuten pro Woche durch eine angestellte Person für verschiedene Psychotherapeutinnen und Psychotherapeuten erfüllt werden (weitere Ausführungen dazu s. Kapitel 2.2). Die Erreichbarkeit darf aber nicht nur über einen Anrufbeantworter angeboten werden. Auf diesem dürfen nur die Erreichbarkeitszeiten für jede Psychotherapeutin oder jeden Psychotherapeuten angekündigt werden.

5.6 Psychotherapeutische Sprechstunde

Das Wichtigste in Kürze

- Verpflichtung der Psychotherapeutinnen und Psychotherapeuten, regelmäßig Sprechstunden anzubieten:
  - Bei vollem Versorgungsauftrag ist ein Angebot von mindestens 100 Min. pro Woche erforderlich.
  - Bei hälftigem Versorgungsauftrag ist ein Angebot von mindestens 50 Min. pro Woche erforderlich.
- Bei Kindern und Jugendlichen kann die Sprechstunde als Einzelbehandlung in Einheiten von mindestens 25 Min. höchstens 10 x je Krankheitsfall (insgesamt bis zu 250 Min.) erbracht werden. Davon können bis zu 100 Min. mit relevanten Bezugspersonen ohne Anwesenheit des Kindes oder Jugendlichen durchgeführt werden.
- Ein Konsiliarbericht ist für die Sprechstunde nicht erforderlich.
- Der Patientin oder dem Patienten bzw. den Sorgeberechtigten sind die Allgemeine (PTV 10) und die Individuelle Patienteninformation (PTV 11) verpflichtend auszuhändigen.

Auch bei der Durchführung der Psychotherapeutischen Sprechstunden mit Kindern, Jugendlichen und ihren relevanten Bezugspersonen gelten die in Kapitel 3.1 genannten allgemeinen Regeln. Besonderheiten bei Psychotherapeutischen Sprechstunden mit Kindern und Jugendlichen werden im Folgenden dargestellt.

§ 11 PT-RL legt in Abs. 5 und 6 die besonderen Zeitvorgaben bei Psychotherapeutischen Sprechstunden mit Kindern und Jugendlichen fest:

§ 11 Psychotherapeutische Sprechstunde (PT-RL)

(5) [1]Die Sprechstunde kann als Einzelbehandlung bei Erwachsenen in Einheiten von mindestens 25 Minuten höchstens sechsmal je Krankheitsfall (insgesamt bis zu 150 Minuten) durchgeführt werden; bei Kindern und Jugendlichen als Einzelbehandlung in Einheiten von mindestens 25 Minuten höchstens zehnmal je Krankheitsfall (insgesamt bis zu 250 Minuten). [2]Der 2. Halbsatz gilt entsprechend für die Behandlung von Menschen mit einer geistigen Behinderung. [3]Voraussetzung für eine weitergehende Behandlung nach den §§ 11a, 12, 13 und 15 ist eine Sprechstunde von mindestens 50 Minuten Dauer.

(6) [1]Sprechstunden finden im persönlichen Kontakt der Patientin oder des Patienten mit den Psychotherapeutinnen und Psychotherapeuten statt. [2]Bei Kindern und Jugendlichen kann die Sprechstunde bis zu 100 Minuten auch mit relevanten Bezugspersonen ohne Anwesenheit des Kindes oder Jugendlichen stattfinden. [3]Satz 2 gilt entsprechend für die Behandlung von Menschen mit einer geistigen Behinderung.

Bei der Arbeit mit Kindern und Jugendlichen haben Psychotherapeutinnen und Psychotherapeuten für die Psychotherapeutischen Sprechstunden insgesamt 250 Minuten in Einheiten von mindestens 25 Minuten zur Verfügung. Dabei ist zusätzlich zum persönlichen Kontakt von Psychotherapeutin oder Psychotherapeut zu einem Kind oder Jugendlichen auch der Kontakt allein mit Bezugspersonen ohne Anwesenheit eines Kindes oder einer bzw. eines Jugendlichen für eine Zeit bis zu 100 Minuten vorgesehen. Somit können sorgeberechtigte Bezugspersonen beispielsweise zunächst allein ihre Sorgen und die Beschwerden ihres Kindes aus ihrer eigenen Sicht in einer Psychotherapeutischen Sprechstunde schildern und prüfen, ob sie Vertrauen zu der Psychotherapeutin oder dem Psychotherapeuten entwickeln können. Auch können sie eine erste Einschätzung über die Möglichkeiten, aber auch die Grenzen einer psychotherapeutischen Versorgung und Informationen zu den notwendigen Formalien erhalten. Gerade formale Fragen, die Psychotherapie betreffend, langweilen Kinder oft sehr und können ihnen die Motivation für eine Psychotherapie nehmen. Das Verhältnis zu den Eltern/Sorgeberechtigten und die Kontaktaufnahme zu Psychotherapeutinnen und Psychotherapeuten sollte so wenig wie möglich belastet werden.

Eingangsdiagnostik, Indikationsstellung und Aufklärung bei Kindern und Jugendlichen erfordern grundsätzlich den unmittelbaren persönlichen Kontakt mit der Psychotherapeutin oder dem Psychotherapeuten (§ 21Abs. 2 PT-V). Psychotherapeutische Sprechstunden sind nach § 21 Abs. 3 PT-V in einem Umfang von 50 Minuten grundsätzlich im persönlichen Kontakt durchzuführen. Es wird empfohlen, dass die erste Psychotherapeutische Sprechstunde im unmittelbaren persönlichen Kontakt stattfinden soll. Von dieser Regelung kann aber in begründeten Fällen, auf Wunsch der Patientin oder des Patienten oder, wenn medizinisch erforderlich, abgewichen werden. Der Einbezug von Bezugspersonen über Videositzungen ist möglich.

§ 21 Psychotherapie in Videositzungen (PT-V)

(2) [1]Eingangsdiagnostik, Indikationsstellung und Aufklärung erfordern grundsätzlich den unmittelbaren persönlichen Kontakt zwischen Psychotherapeutin oder Psychotherapeut und Versicherter oder Versicherten. [2]Die Einbeziehung von Bezugspersonen in Videositzungen ist unabhängig der Anforderungen nach Absatz 3 zulässig.

(3) [1]Psychotherapeutische Sprechstunden nach § 11 Psychotherapie-Richtlinie finden in einem Umfang von mindestens 50 Minuten grundsätzlich im unmittelbaren persönlichen Kontakt statt. [2]Probatorische Sitzungen nach § 12 Psychotherapie-Richtlinie finden in einem Umfang von mindestens 50 Minuten grundsätzlich im unmittelbaren persönlichen Kontakt statt. [3]Es wird empfohlen, dass die erste Psychotherapeutische Sprechstunde sowie die erste probatorische Sitzung im unmittelbaren persönlichen Kontakt stattfinden. [4]Von den Sätzen 1 bis 3 kann in begründeten Fällen, insbesondere wenn dies die Patientin oder der Patient wünscht oder wenn dies medizinisch erforderlich ist, abgewichen werden.

Die Psychotherapeutischen Sprechstunden dienen der diagnostischen und differenzialdiagnostischen Einordnung des Krankheitsbildes eines Kindes oder Jugendlichen und der Indikationsstellung für weitere medizinisch notwendige Maßnahmen. Es wird in der PT-RL ausdrücklich darauf hingewiesen, dass bei Verdacht auf eine seelische Erkrankung eine verfahrensunspezifische diagnostische Untersuchung erfolgen soll. Diese soll vor der Indikationsstellung für eine therapeutische Maßnahme in der Regel mit Einsatz standardisierter diagnostischer Instrumente durchgeführt werden. Diese Möglichkeit sollte bei Kindern und Jugendlichen mit Entwicklungs- und Lernschwierigkeiten zur Abklärung von Entwicklungsrückständen, Intelligenz- und Teilleistungsschwächen und -störungen unbedingt genutzt werden. Auch zur differenzialdiagnostischen Einschätzung von emotionalen und psychosozialen Auffälligkeiten bei Kindern und Jugendlichen sind psychodiagnostische Untersuchungen, bezogen auf die Fragestellung im Rahmen der Sprechstunden, sehr hilfreich.

§ 10 Verbindung von Diagnostik und Therapie (PT-RL)

(2) [1]Bei Verdacht auf eine seelische Krankheit findet im Rahmen der Sprechstunde nach § 11 eine Orientierende Diagnostische Abklärung (ODA) und, sofern erforderlich, eine Differenzialdiagnostische Abklärung (DDA) statt. [2]Beide haben die Diagnostik vor Indikationsstellung für eine therapeutische

Maßnahme zur Zielsetzung. [3]Hierbei sind in der Regel standardisierte diagnostische Instrumente einzusetzen. [4]Die Ergebnisse sind in die Beratung der Patientinnen und Patienten nach § 11 Absatz 3 Satz 2 einzubringen. [5]Bei der ODA handelt es sich nicht um eine verfahrensgebundene Diagnostik zur Überprüfung der Eignung für ein Psychotherapieverfahren nach § 15, sondern um eine Abklärung vor der Indikationsstellung, die auch andere Maßnahmen zur Folge haben kann.

Mit einer frühzeitigen diagnostischen Abklärung soll eine erste Einschätzung des Behandlungsbedarfes von Kindern und Jugendlichen erfolgen, um ihnen und ihren Bezugspersonen ein geeignetes Behandlungsangebot empfehlen zu können. Dabei kann es sich sowohl um eine Empfehlung für ein spezifisches Psychotherapieverfahren als auch um alternative Versorgungsangebote (z. B. stationäre Behandlung, psychiatrische Behandlung, Jugendhilfe etc.) handeln. ODA und – sofern erforderlich – DDA sollten bei Kindern und Jugendlichen unter Nutzung standardisierter Instrumente und auch verfahrensspezifisch (beispielsweise mit projektiven Verfahren bei Prüfung der Eignung für psychodynamische Verfahren) zur Diagnosestellung eingesetzt werden. Aus den Ergebnissen sollten in den Psychotherapeutischen Sprechstunden gemeinsam mit Bezugspersonen und Kindern oder Jugendlichen unterschiedliche Interventionsentscheidungen entwickelt werden, bis hin zur Indikationsstellung für eine spezifische Therapie. Dabei ist die Einschätzung der Prognose einer bestimmten Therapieform, z. B. im Hinblick auf den weiteren Verlauf, die Remission der Symptomatik und das mögliche Rückfallrisiko, die Feststellung möglicher Kontraindikationen sowie gegebenenfalls eine Planung von begleitenden Maßnahmen notwendig. Bei einer Indikationsstellung für eine Richtlinientherapie erfolgt die verfahrensspezifische Beurteilung der Psychotherapiefähigkeit des Kindes oder Jugendlichen, der Umstellungsfähigkeit der Bezugspersonen und der Passung zwischen Patientin bzw. Patient, Bezugspersonen, Psychotherapeutin bzw. Psychotherapeut und dem gewählten Psychotherapieverfahren während der probatorischen Sitzungen.

Unter Nutzung der diagnostischen Ergebnisse im Rahmen der Psychotherapeutischen Sprechstunden können unterschiedliche Behandlungsangebote für Kinder und Jugendliche bei der Indikationsstellung für therapeutische Angebote ausgewählt werden:

Zusätzlich zu den psychotherapeutischen Leistungen der PT-RL gibt es für Kinder und Jugendliche eine ganze Reihe weiterer Behandlungsmöglichkeiten und -angebote zulasten der GKV im ambulanten, teilstationären und stationären Bereich. In kinder- und jugendpsychiatrischen Praxen werden psychiatrische (bei Bedarf auch medikamentöse), sozialpsychiatrische und heilpädagogische Behandlungen für psychisch kranke Kinder und Jugendliche bis zum vollendeten 21. Lebensjahr durchgeführt. Dabei werden Familien, Eltern, Kinder und Jugendliche im Einzelsetting und in Gruppen mit meist integrativen und störungsspezifischen Zielsetzungen behandelt. Zur Behandlung von Entwicklungsdefiziten und Wahrnehmungsbesonderheiten bei Kindern und Jugendlichen stehen ambulant Ergotherapie, Logopädie, Physiotherapie und sozialpädiatrische Zentren an Kinderkliniken zur Diagnostik und Behandlung zur Verfügung. Im teilstationären und stationären Bereich gibt es die kinder- und jugendpsychiatrischen Einrichtungen mit Psychiatrischen Institutsambulanzen, Tageskliniken und stationären Einrichtungen. Diese therapeutischen Angebote, die im Rahmen der GKV zur Verfügung stehen, werden durch Maßnahmen der Jugendhilfe ergänzt – wie einen Erziehungsbeistand, Familienhelferinnen und Familienhelfer, Tagesgruppen, stationäre Einrichtungen. Die regionale Verfügbarkeit einer Maßnahme und die Erreichbarkeit des therapeutischen Angebots für Familien, Kinder oder Jugendliche müssen im Einzelfall immer überprüft werden. Dazu ist es notwendig, dass Psychotherapeutinnen und Psychotherapeuten sich bezüglich regionaler Angebote und freier Kapazitäten in den verschiedenen Praxen und Einrichtungen informieren und mit den anderen Anbietern zusammenarbeiten. Um eine passgenaue und zeitnahe sinnvolle therapeutische Maßnahme für Kinder und Jugendliche nach der Psychotherapeutischen Sprechstunde mit Diagnostik und Indikationsstellung zu gewährleisten, wird es notwendig sein, bestehende Vernetzungen und die Kommunikation und Kooperation zwischen verschiedenen Praxen und Institutionen weiter auszubauen.

Beispiel 1
Ein 8-jähriger Junge zieht sich sozial zurück, leidet unter Schlafproblemen, morgendlicher Übelkeit und zunehmenden Ängsten vor dem Schulbesuch. Bei ODA und DDA stellt sich eine umschriebene Entwicklungsstörung schulischer Fertigkeiten (ICD 10 F81.0) im Sinne einer ausgeprägten Lese-Rechtschreibstörung als Teilleistungsstörung heraus. Bezüglich seiner psychosozialen und psychosomatischen Symptome kann im Rahmen der Sprechstunde noch nicht differenzierend festgestellt werden, ob es sich um eine reaktive Anpassungsproblematik oder eine primäre emotionale Störung des Kindesalters handelt. Dem Jungen können zunächst Hilfen zur Bewältigung der Lese-Rechtschreib-Störung in der Schule und durch Lerntherapie oder evtl. Logopädie eine emotionale Entlastung bringen. Die Indikation für eine psychotherapeutische Maßnahme im Einzel- oder Gruppensetting kann dann im weiteren Verlauf geprüft werden.

Beispiel 2
Eine 14-jährige Jugendliche wird von ihren Eltern wegen einer ausgeprägten Anorexia nervosa mit akuter Nahrungsverweigerung in der Sprechstunde eines Kinder- und Jugendlichenpsychotherapeuten vorgestellt. Eine orientierende Diagnostik bestätigt die Notwendigkeit einer psychotherapeutischen Behandlung. Die konsiliarärztliche Untersuchung der körperlichen Vitalfunktionen und des Gewichts der Jugendlichen ergibt keinen somatisch auffälligen Befund, aber einen BMI (Body-Mass-Index) von 15. Wegen des bedrohlichen Untergewichts und der anhaltenden Nahrungsrestriktion wird zunächst eine Psychotherapeutische Akutbehandlung (maximal 12 Therapieeinheiten für die Jugendliche und drei für ihre Eltern) durchgeführt. Zielsetzung der therapeutischen Interventionen in der Akutbehandlung soll eine Erhöhung der Nahrungsaufnahme und eine erste Gewichtszunahme sein. Falls dies im ambulanten Setting nicht möglich ist und eine Richtlinientherapie deshalb noch nicht in Frage kommt, sollte eine akute stationäre Aufnahme in eine Klinik für Kinder- und Jugendmedizin oder für Kinder- und Jugendpsychiatrie und Psychotherapie in die Wege geleitet werden.

Beispiel 3
Eine 18-jährige junge Frau kommt nach Gewalterfahrung im Elternhaus, Selbstverletzungen, Suizidversuch und zwei Klinikaufenthalten mit aktuell depressiver Verstimmung, Schlafstörung und seit beginnender Pubertät latenter anorektischer Entwicklung mit dem Wunsch nach einer psychodynamischen Psychotherapie in die Psychotherapeutische Sprechstunde. Sie ist vom Psychiater medikamentös auf ein Antidepressivum und ein Neuroleptikum eingestellt. Im Verlauf stellt sich heraus, dass sie täglich Drogen (Benzodiazepine, Ketamin, Speed) konsumiert und die Kriterien einer Abhängigkeit erfüllt. Da eine Richtlinientherapie nur im Stadium der Abstinenz durchgeführt werden kann (siehe § 27 Abs. 2 PT-RL) kann der Patientin zur Erreichung der Abstinenz zunächst nur eine KZT 1 angeboten werden. Sollte das Kontingent nicht ausreichen, ist noch eine KZT 2 möglich, um das Abstinenzziel zu erreichen (vgl. Kapitel 2.3). Ist Abstinenz nachweislich nicht erreicht worden, muss über andere Maßnahmen im Suchthilfesystem informiert werden. Nach Erreichen des Abstinenzziels durch andere Suchthilfemaßnahmen sollte eine Umwandlung in eine LZT bei vorliegender Indikation in Aussicht gestellt werden. Dem notwendigen Bericht an eine Gutachterin oder einen Gutachter ist dann der Abstinenznachweis beizulegen.

Wird im Rahmen der Psychotherapeutischen Sprechstunden die Indikation für eine Psychotherapeutische Akutbehandlung oder eine Richtlinientherapie gestellt, so gilt auch für Kinder und Jugendliche und ihre Bezugspersonen die Voraussetzung, dass Psychotherapeutische Sprechstunden mit mindestens 50 Minuten Dauer im Zeitraum eines Krankheitsfalles vorausgegangen sein müssen (Beispiele dazu s. Kapitel 3.1).

§ 14 Psychotherapeutische Sprechstunde (PT-V)

(3) [1]Bedarf eine Versicherte oder ein Versicherter einer Behandlung nach den §§ 11a (Gruppenpsychotherapeutische Grundversorgung), 12 (Probatorische Sitzung), 13 (Psychotherapeutische Akutbehandlung) und/oder 15 (Richtlinienpsychotherapie) Psychotherapie-Richtlinie, müssen im Quartal der ersten Behandlung und/oder den drei vorherigen Quartalen insgesamt mindestens 50 Minuten Psychotherapeutische Sprechstunde erbracht worden sein. [2]Die in § 11 Abs. 7 Psychotherapie-Richtlinie aufgeführten Ausnahmen bleiben von der Regelung in Satz 1 unberührt.

Ein Psychotherapeutenwechsel führt nicht zu der Notwendigkeit, dass Kinder oder Jugendliche erneut eine Psychotherapeutische Sprechstunde bei der neuen Psychotherapeutin oder dem neuen Psychotherapeuten in Anspruch nehmen müssen. Die in § 11 Abs. 7 PT-RL genannten Ausnahmen besagen, dass sie direkt eine Psychotherapeutische Akutbehandlung oder probatorische Sitzungen bei neuen Psychotherapeutinnen oder Psychotherapeuten erhalten können. Das Gleiche gilt für Kinder und Jugendliche, die aus einer stationären Behandlung oder einer Rehaklinik kommen.

§ 11 Psychotherapeutische Sprechstunde (PT-RL)

(7) Sofern ein Therapeutenwechsel nach der Sprechstunde oder im Rahmen einer laufenden Therapie stattgefunden hat oder eine Patientin oder ein Patient aus stationärer Krankenhausbehandlung nach § 39 SGB V oder rehabilitativer Behandlung nach § 40 Absatz 1 oder 2 SGB V aufgrund einer Diagnose nach § 27 entlassen wurde, können die Gruppenpsychotherapeutische Grundversorgung nach § 11a, probatorische Sitzungen nach § 12 und die Akutbehandlung nach § 13 ohne Sprechstunde beginnen.

5.6.1 Formale Anforderungen im Rahmen der Psychotherapeutischen Sprechstunden

Am Ende der Psychotherapeutischen Sprechstunden muss die Psychotherapeutin oder der Psychotherapeut eine individuelle Patienteninformation („Ihre individuelle Information zur Psychotherapeutischen Sprechstunde") im Sinne eines Befundberichts ausfüllen und den sorgeberechtigten Eltern bzw. der jugendlichen Patientin oder dem jugendlichen Patienten (s. Kapitel 5.4) übergeben. Darin wird das Ergebnis der bisherigen Behandlung mit diagnostischer und differenzialdiagnostischer Einordnung mitgeteilt. Es wird festgestellt, ob es Anhaltspunkte für eine psychische Störung bei dem untersuchten Kind oder Jugendlichen gibt und es werden gegebenenfalls eine oder mehrere Diagnosen gestellt. Dabei können auch ergänzende Informationen angegeben werden, ggf. mit Einzelbefunden aus der Diagnostik. Für Kinder oder Jugendliche mit einer psychischen Störung oder einem entsprechenden Verdacht werden mögliche weitere Maßnahmen benannt, welche noch durch individuelle oder besondere Empfehlungen ergänzt werden können. Die Psychotherapeutin oder der Psychotherapeut muss außerdem angeben, ob die vorgeschlagene psychotherapeutische Behandlung in der eigenen Praxis durchgeführt werden kann. Bei Fortsetzung der Behandlung sind die nächsten geplanten Termine anzugeben. Diese Terminangaben beziehen sich ausschließlich auf eine psychotherapeutische Behandlung im Sinne der PT-RL.

Die sorgeberechtigten Eltern von Kindern und Jugendlichen müssen mit ihrer Unterschrift bestätigen, dass sie mit der Weiterleitung einer Kopie der Patienteninformation an die Hausärztin bzw. den Hausarzt oder an mitbehandelnde Ärztinnen und Ärzte einverstanden sind oder nicht.

Im Rahmen der Psychotherapeutischen Sprechstunden wird den Eltern oder den Jugendlichen auch die „Information für Patient*innen und Patient*en" mit Informationen zur ambulanten Psychotherapie in der Gesetzlichen Krankenversicherung spätestens in der letzten Sitzung ausgehändigt. Diese Patienteninformation ist nicht speziell für Kinder und Jugendliche verfasst, sondern beinhaltet allgemeine Informationen zu formalen und inhaltlichen Aspekten von Psychotherapie. Insbesondere werden die derzeit in der PT-RL zulasten der GKV finanzierten Psychotherapieverfahren dargestellt.

Ergibt sich aus der diagnostischen Abklärung in den Psychotherapeutischen Sprechstunden, dass die empfohlene Behandlung zeitnah erforderlich ist, vermerkt die Psychotherapeutin oder der Psychotherapeut dies auf der individuellen Patienteninformation, damit gegebenenfalls auch die Vermittlungsleistung der Terminservicestellen in Anspruch genommen werden kann.

5.7 Gruppenpsychotherapeutische Grundversorgung

Das Wichtigste in Kürze

Gruppenpsychotherapeutische Grundversorgung

- ist ein niedrigschwelliges Angebot u. a. zur Vorbereitung einer Gruppenpsychotherapie
- erfordert eine Gruppentherapie-Genehmigung der Psychotherapeuten nach § 8 PT-V,
- ist anzeige-, antrags- und genehmigungsfrei,
- erfordert keinen Konsiliarbericht,
- darf nur mit einer Psychotherapeutin oder einem Psychotherapeuten durchgeführt werden,
- kann mindestens drei und höchstens neun Gruppenmitglieder haben,
- kann mindestens 400 Min. im Krankheitsfall durchgeführt werden, in Einheiten von 50 Min. oder 100 Min.,
- kann bei Behandlung von Kindern und Jugendlichen um zusätzlich bis zu 100 Min. erhöht werden, wenn mit Bezugspersonen nach § 9 PT-RL gearbeitet werden muss.

Die Gruppenpsychotherapeutische Grundversorgung kann von Psychotherapeutinnen und Psychotherapeuten bei Kindern und Jugendlichen nur mit einer Genehmigung für die Durchführung von Gruppentherapien mit Kindern und Jugendlichen nach § 8 PT-V angeboten werden. Wie Psychotherapeutische Sprechstunden und probatorische Sitzungen ist die Gruppenpsychotherapeutische Grundversorgung weder anzeige- noch antrags- und genehmigungspflichtig. Sie ist keine Richtlinientherapie und wird nicht auf die Kontingente einer Richtlinientherapie angerechnet. Sie kann mit Kindern, Jugendlichen und ihren Bezugspersonen nach mindestens einer Psychotherapeutischen Sprechstunde von 50 Minuten Dauer (Ausnahmen siehe § 1 Abs. 7 PT-RL) durchgeführt werden, wenn eine Indikation zur Anwendung von Psychotherapie nach § 27 PT-RL festgestellt wurde und eine Arbeit mit Kindern oder Jugendlichen im Gruppensetting empfohlen werden kann.

§ 11a Gruppenpsychotherapeutische Grundversorgung (PT-RL)

(4) [1]Die Gruppenpsychotherapeutische Grundversorgung ist keine Richtlinientherapie und wird nicht auf die Therapiekontingente gemäß § 29 und § 30 angerechnet. [2]Sie ist anzeige-, antrags- und genehmigungsfrei.

Die Entscheidung für das Gruppensetting einer Richtlinientherapie mit Kindern und Jugendlichen soll bei Nutzung der Gruppenpsychotherapeutischen Grundversorgung nicht vorweggenommen werden. Es kann aber in der Gruppenpsychotherapeutischen Grundversorgung eine Vorbereitung für eine ambulante Psychotherapie nach § 15 im Gruppensetting erfolgen. Zielsetzung der Gruppenpsychotherapeutischen Grundversorgung ist es, über psychische Erkrankungen bei den Gruppenmitgliedern zu informieren sowie zusätzlich Fragen von Kindern, Jugendlichen und Bezugspersonen zu Entstehungsmodellen, Umgang mit Symptomen und Möglichkeiten zur psychotherapeutischen Behandlung, insbesondere in einer Gruppe, zu beantworten. Dabei sollen individuelle Hemmschwellen und generelle Vorbehalte gegenüber einer ambulanten Psychotherapie, insbesondere in Gruppen, abgebaut und die Motivation bei Kindern und Jugendlichen und Bezugspersonen zur Teilnahme an einer Gruppentherapie gestärkt werden. Im Rahmen dieses Gruppenangebots ist keine Bearbeitung ätiopathogenetischer Einflussfaktoren auf die psychische Symptomatik und Erkrankung eines Kindes oder Jugendlichen vorgesehen, wie in einer Richtlinientherapie, sondern ein strukturierendes Vorgehen der Psychotherapeutin oder des Psychotherapeuten bzgl. des interaktiven Austausches und der Informationsvermittlung an die Gruppe. Bei einem solchen strukturierten Vorgehen können bei der Arbeit mit Kindern und Jugendlichen weitere wertvolle diagnostische Informationen gesammelt werden, da sich in der Gruppe bei Kindern und Jugendlichen mit Störungen des Sozialverhaltens oder der sozialen Kompetenz die Interaktion mit den anderen Gruppenmitgliedern beobachten und die Gruppenfähigkeit der Kinder prüfen lässt. Hieraus ergeben sich wichtige Informationen für die Indikationsstellung für ein Verfahren, das Setting in Einzel- oder Gruppentherapie und beispielsweise die geplante Gruppengröße.

§ 11a Gruppenpsychotherapeutische Grundversorgung (PT-RL)

(3) [1]Die Gruppenpsychotherapeutische Grundversorgung kann viermal je Krankheitsfall mit jeweils 100 Minuten Dauer (insgesamt bis zu 400 Minuten), auch in Einheiten von 50 Minuten mit entsprechender Vermehrung der Gesamtsitzungszahl, erbracht werden. [2]Für den Fall der Einbeziehung von relevanten Bezugspersonen gemäß § 9 bei Kindern und Jugendlichen kann die

Gruppenpsychotherapeutische Grundversorgung zusätzlich bis zu 100 Minuten je Krankheitsfall (insgesamt bis zu 500 Minuten) erbracht werden; die Einbeziehung der Bezugspersonen kann auch ohne Anwesenheit des Kindes oder Jugendlichen stattfinden. [3]Satz 2 gilt entsprechend für die Behandlung von Menschen mit einer geistigen Behinderung.

Bei Kindern und Jugendlichen kann die Gruppenpsychotherapeutische Grundversorgung mit 500 Minuten im Krankheitsfall bei Einbeziehung relevanter Bezugspersonen nach § 9 PT-RL durchgeführt werden. Es sind auch Therapieeinheiten von 50 Minuten mit entsprechender Erhöhung der Anzahl an Sitzungen für Kinder, Jugendliche und Bezugspersonen möglich. Die Gruppenpsychotherapeutische Grundversorgung kann nur mit einer Psychotherapeutin oder einem Psychotherapeuten durchgeführt werden und umfasst eine Gruppengröße von mindestens drei bis höchstens neun Patientinnen und Patienten. Ein Konsiliarbericht muss zu Beginn der Gruppenpsychotherapeutischen Grundversorgung noch nicht obligatorisch vorliegen. Wegen ihrer abweichenden Zielsetzung kann die Gruppenpsychotherapeutische Grundversorgung probatorische Sitzungen nicht ersetzen, in denen die Passung mit einem bestimmten Verfahren und in einer bestimmten Gruppe geprüft wird.

§ 11a Gruppenpsychotherapeutische Grundversorgung (PT-RL)

(5) [1]Die Gruppenpsychotherapeutische Grundversorgung kann aufgrund ihrer von den probatorischen Sitzungen abweichenden inhaltlichen Zielsetzung diese nicht ersetzen. [2]Vor dem Beginn einer sich anschließenden Richtlinientherapie nach § 15 sind mindestens zwei probatorische Sitzungen gemäß § 12 zu erbringen.

(6) Der Konsiliarbericht oder eine unmittelbar vorausgegangene somatische Abklärung sind nicht obligatorisch zur Inanspruchnahme der Gruppenpsychotherapeutischen Grundversorgung.

(7) Die Gruppengröße umfasst mindestens drei bis höchstens neun Patientinnen und Patienten; die Regelungen in § 21 Absatz 1 Nummer 2 Satz 2 bis 5 gelten für die Gruppenpsychotherapeutische Grundversorgung nicht.

5.8 Probatorische Sitzungen

Das Wichtigste in Kürze

Probatorische Sitzungen

- sind vor Beginn einer Richtlinientherapie verpflichtend durchzuführen und dienen der Einleitung und Vorbereitung einer Richtlinientherapie,
- umfassen mindestens zwei und höchstens sechs Sitzungen,
- können auch mit Bezugspersonen und im Einzel- oder Gruppensetting erfolgen,
- dürfen vor Einzeltherapien nur als Einzelbehandlung durchgeführt werden,
- sind bei Gruppentherapien und Kombinationsbehandlungen auch im Gruppensetting möglich; es muss aber mindestens eine Einzelsitzung stattgefunden haben. Beim Gruppensetting können auch Einheiten von 50 Min. mit entsprechender Verdoppelung der genehmigten Sitzungszahl durchgeführt werden,
- werden nicht auf das genehmigte Therapiekontingent angerechnet.

Auch bei der Behandlung von Kindern und Jugendlichen und ihren relevanten Bezugspersonen gelten die Vorgaben zu den Inhalten probatorischer Sitzungen laut § 12 PT-RL (siehe Kapitel 3.4). Diese dienen der Einleitung und Vorbereitung einer Richtlinientherapie, der weiteren diagnostischen und differenzialdiagnostischen Abklärung mit den Mitteln des gewählten Richtlinienverfahrens sowie der Feststellung der Eignung des Kindes oder der bzw. des Jugendlichen und seiner Bezugspersonen für das gewählte Richtlinienverfahren.

Die PT-RL beschreibt differenziert die inhaltlichen und formalen Vorgaben für die Durchführung probatorischer Sitzungen mit Kindern, Jugendlichen und Bezugspersonen:

§ 12 Probatorische Sitzungen (PT-RL)

(1) [1]Probatorische Sitzungen sind Gespräche, die zur weiteren diagnostischen Klärung des Krankheitsbildes, zur weiteren Indikationsstellung und zur Feststellung der Eignung der Patientin oder des Patienten für ein bestimmtes Psychotherapieverfahren sowie für die Anwendungsformen unter Berücksichtigung der Ausschlüsse gemäß § 27 Absatz 3 dienen. [2]Dabei sind auch weitere differenzialdiagnostische Abgrenzungen des Krankheitsbildes und eine Einschätzung der Prognose vorzunehmen. [3]In den probatorischen Sitzungen erfolgt auch eine Klärung der Motivation, der Kooperations- und Beziehungsfähigkeit der Patientin oder des Patienten. [4]Darüber hinaus dienen sie einer Abschätzung

der persönlichen Passung, d. h. einer tragfähigen Arbeitsbeziehung von Patientin oder Patient und Psychotherapeutin oder Psychotherapeut. [5]Entscheidungen zu weiteren Behandlungen sollten nach entsprechender Information der Patientin oder des Patienten mit diesem gemeinsam getroffen werden.

(2) [1]Probatorische Sitzungen dienen der Einleitung einer ambulanten Psychotherapie nach § 15. [2]Sie sind keine Richtlinientherapie und werden nicht auf die Therapiekontingente angerechnet.

(3) [1]Vor einer Richtlinientherapie finden mindestens zwei und bis zu vier probatorische Sitzungen statt. [2]Die probatorische Sitzung umfasst im Einzelsetting 50 Minuten und im Gruppensetting 100 Minuten. [3]Probatorische Sitzungen im Gruppensetting können auch in Einheiten von 50 Minuten mit entsprechender Vermehrung der Gesamtsitzungszahl Anwendung finden. [4]Bei Kindern und Jugendlichen können darüber hinaus zwei weitere probatorische Sitzungen durchgeführt werden. [5]Satz 4 gilt entsprechend für die Behandlung von Menschen mit einer geistigen Behinderung.

(4) [1]Probatorische Sitzungen finden im Einzelsetting statt, wenn sich eine Einzeltherapie anschließen soll. [2]Sofern sich eine Gruppentherapie oder eine Kombinationsbehandlung aus Einzel- und Gruppentherapie gemäß § 22 anschließen soll, können probatorische Sitzungen auch im Gruppensetting stattfinden. [3]Mindestens eine probatorische Sitzung muss im Einzelsetting stattfinden. [4]Abweichend von Satz 3 müssen mindestens zwei probatorische Sitzungen im Einzelsetting durchgeführt werden, wenn bei derselben Psychotherapeutin oder bei demselben Psychotherapeuten keine psychotherapeutische Sprechstunde mit insgesamt mindestens 50 Minuten nach § 11 Absatz 7 durchgeführt wurde. [5]Bei Kindern und Jugendlichen ist auch eine Einbeziehung der relevanten Bezugspersonen nach § 9 möglich. [6]Satz 5 gilt entsprechend für die Behandlung von Menschen mit einer geistigen Behinderung.

(5) In der Systemischen Therapie können auch probatorische Sitzungen im Mehrpersonensetting stattfinden.

(6) Sofern sich nach einer Krankenhausbehandlung eine ambulante psychotherapeutische Behandlung anschließen soll, können erforderliche probatorische Sitzungen bereits frühzeitig auch in den Räumen des Krankenhauses durchgeführt werden.

Probatorische Sitzungen finden statt, wenn eine Richtlinientherapie nach § 15 PT-RL geplant ist. Sie werden nicht vor einer Psychotherapeutischen Akutbehandlung oder einer Gruppenpsychotherapeutischen Grundversorgung durchgeführt. Sie sind aber im Anschluss an eine Gruppenpsychotherapeutische Grundversorgung und an eine Psychotherapeutische Akutbehandlung notwendig, wenn danach eine Richtlinientherapie nach § 15 PT-RL folgen soll. Bei Kindern und Jugendlichen können bis zu sechs Sitzungen durchgeführt werden; es sind – wie bei Erwachsenen – mindestens zwei probatorische Sitzungen notwendig. Ausdrücklich wird in der PT-RL festgelegt, dass die Einbeziehung von Bezugspersonen nach § 9 PT-RL bei probatorischen Sitzungen vor Richtlinientherapien mit Kindern und Jugendlichen möglich ist. Die PT-RL legt die Anzahl probatorischer Sitzungen mit Bezugspersonen im Rahmen der sechs möglichen probatorischen Sitzungen mit Kindern und Jugendlichen nicht fest. Bezugspersonen können je nach Bedarf miteinbezogen werden.

Zur Überprüfung der Therapiefähigkeit eines Kindes oder Jugendlichen ist es fachlich geboten, mit diesen mindestens eine probatorische Sitzung allein durchzuführen. Die Klärung der Frage, ob sowie in welchem Umfang und Setting Bezugspersonen zur Erreichung der Therapieziele in die Behandlung einbezogen werden, sollte dann in zumindest einer weiteren probatorischen Sitzung, je nach Krankheitsbild und Alter der Kinder oder Jugendlichen, mit den Bezugspersonen allein oder mit diesen und der Patientin oder dem Patienten zusammen erfolgen. Die Antragsstellung für ein Richtlinienverfahren als KZT oder LZT kann frühestens nach der Terminierung der zweiten probatorischen Sitzung erfolgen. Probatorische Sitzungen können auch nach der Antragsstellung für eine Richtlinientherapie nach § 15 durchgeführt werden. Die restlichen probatorischen Sitzungen können bis zur Befürwortung einer KZT 1 oder KZT 2 (nach Psychotherapeutischer Akutbehandlung) oder einer gutachterpflichtigen LZT durch die zuständige Krankenkasse für die Weiterbehandlung genutzt werden.

§ 16 Probatorische Sitzungen (PT-V)

[1]Probatorische Sitzungen können bis zur Höchstgrenze gemäß § 12 Abs. 3 Psychotherapie-Richtlinie auch nach Antragsstellung bis zum Beginn der Richtlinientherapie durchgeführt werden. [2]Die Regelungen nach § 21 Abs. 1 Nr. 2 Psychotherapie-Richtlinie gelten auch für die Durchführung von probatorischen Sitzungen im Gruppensetting.

Vor Einzelpsychotherapien müssen alle probatorischen Sitzungen mit Kindern oder Jugendlichen im Einzelsetting durchgeführt werden. Relevante Bezugspersonen können hinzugezogen werden. Vor Gruppenpsychotherapien und Kombinationsbehandlungen mit Einzel- und Gruppensetting muss mindestens eine probatorische Sitzung von 50 Minuten bei der die Behandlung durchführenden Psychotherapeutin oder dem Psychotherapeuten im Einzelsetting stattfinden. Die restlichen probatorischen Sitzungen können als Gruppensitzungen durchgeführt werden. Wenn Psychotherapeutische Sprechstunden bei anderen Psychotherapeutinnen oder Psychotherapeuten erbracht wurden oder bei den möglichen Ausnahmen nach § 11 Abs. 7 nicht stattgefunden haben, müssen mindestens zwei probatorische Sitzungen im Einzelsetting bei der behandelnden Psychotherapeutin oder bei dem behandelnden Psychotherapeuten durchgeführt werden.

Behandelnde Psychotherapeutinnen und Psychotherapeuten sollten also das Kind oder den Jugendlichen (auch mit Bezugspersonen) vor Gruppentherapien oder Kombinationsbehandlungen mindestens zweimal für 50 Minuten einzeln gesehen haben.

Bei Systemischen Therapien können probatorische Sitzungen auch im Mehrpersonensetting durchgeführt werden (§ 12 Abs. 5 PT-RL s. o.) unter Beachtung der Regelungen in § 12 Abs. 4 PT-RL.

Wenn mit Kindern und Jugendlichen im Anschluss an eine Krankenhausbehandlung eine ambulante Psychotherapie durchgeführt werden soll, können die erforderlichen probatorischen Sitzungen mit Kindern, Jugendlichen und Bezugspersonen während der Krankenhausbehandlung in den Räumen des Krankenhauses (§ 12 Abs. 6 PT-RL s. o.) oder in der Praxis der Psychotherapeutin oder des Psychotherapeuten durchgeführt werden (§ 92 Abs. 6a Satz 2 SGB V).

5.9 Psychotherapeutische Akutbehandlung

Das Wichtigste in Kürze

Psychotherapeutische Akutbehandlung

- erfordert eine vorherige Feststellung des akuten Behandlungsbedarfs in Psychotherapeutischen Sprechstunden von insgesamt mindestens 50 Min. Dauer (entweder 1 x 50 Min. oder 2 x 25 Min.),
- muss zeitnah, möglichst innerhalb von zwei Wochen nach Indikationsstellung begonnen werden,
- ist anzeigepflichtig, spätestens bei Beginn,
- ist nur als Einzelbehandlung mit mindestens 25 Min. Dauer und maximal 24 x je Krankheitsfall zulässig. Für eine Einbeziehung der Bezugspersonen können im Verhältnis 1:4 Therapieeinheiten zusätzlich in Anspruch genommen werden,
- wird im Falle einer sich anschließenden Richtlinientherapie bei derselben Psychotherapeutin bzw. bei demselben Psychotherapeuten auf das Therapiekontingent angerechnet,
- ist neben einer laufenden Richtlinientherapie gemäß § 15 Abs. 4 PT-V ausgeschlossen,
- ist innerhalb von sechs Monaten nach Beendigung einer Richtlinientherapie gemäß § 15 Abs. 4 PT-V grundsätzlich nicht vorgesehen.

Die Psychotherapeutische Akutbehandlung ist eine zeitnahe Behandlungsmaßnahme zur Besserung von akuten psychischen Krisen und Ausnahmezuständen. Sie wird mit spezifischen Interventionen für Kinder und Jugendliche aus den Verfahren nach § 15 PT-RL durchgeführt. Die Psychotherapeutische Akutbehandlung mit Kindern und Jugendlichen sollte zeitnah, wöchentlich oder höherfrequent, durchgeführt werden, um Kinder oder Jugendliche mit akuter psychischer Symptomatik, z. B. Panikattacken, Erregungszuständen, suizidalen Impulsen, akuten Traumata etc. kurzfristig zu entlasten. Gleichzeitig muss in der Psychotherapeutischen Akutbehandlung eine Überprüfung der Indikationsstellung für weitere therapeutische Maßnahmen, auch außerhalb einer Richtlinientherapie, insbesondere für eine notwendige teilstationäre oder stationäre Maßnahme, überprüft und gegebenenfalls eingeleitet werden.

Auch für die Psychotherapeutische Akutbehandlung mit Kindern und Jugendlichen gelten die Vorgaben gemäß § 13 Abs. 1 PT-RL, wie in Kapitel 3.3 dargestellt.

In § 13 Abs. 2 bis 5 PT-RL werden für die Behandlung von Kindern und Jugendlichen relevante Aspekte geregelt:

§ 13 Psychotherapeutische Akutbehandlung (PT-RL)

(1) [1]Die Akutbehandlung ist eine zeitnahe psychotherapeutische Intervention im Anschluss an die Sprechstunde zur Vermeidung von Fixierungen und Chronifizierung psychischer Symptomatik. [2]Sie hat zum Ziel, Patientinnen oder Patienten von akuter Symptomatik mit ambulanten psychotherapeutischen Mitteln zu entlasten. [3]Die psychotherapeutische Akutbehandlung ist auf eine kurzfristige Verbesserung der Symptomatik der Patientin oder des Patienten ausgerichtet. [4]Sie strebt dabei keine umfassende Bearbeitung der zugrundeliegenden ätiopathogenetischen Einflussfaktoren der psychischen Erkrankung an, sondern dient der Besserung akuter psychischer Krisen- und Ausnahmezustände. [5]Die Patientinnen oder Patienten, für die die Akutbehandlung nicht ausreicht, sollen so stabilisiert werden, dass sie auf eine Behandlung nach § 15 vorbereitet sind oder dass ihnen andere ambulante (z. B. psychiatrische, psychosomatische, kinder- und jugendpsychiatrische Behandlung, Sozialpsychiatrischer Dienst, Jugendhilfe), teilstationäre oder stationäre Maßnahmen empfohlen werden können.

(2) [1]Die Akutbehandlung ist als Einzeltherapie in Einheiten von mindestens 25 Minuten bis zu 24mal je Krankheitsfall (insgesamt bis zu 600 Minuten) durchzuführen; gegebenenfalls unter Einbeziehung von relevanten Bezugspersonen gemäß § 9. [2]Bei Anwendung des Mehrpersonensettings gemäß § 4 Absatz 4 Nummer 3 beträgt die Mindestdauer 50 Minuten mit entsprechender Verminderung der Gesamtsitzungszahl.

(3) Die Akutbehandlung ist anzeigepflichtig gemäß § 33.

(4) Die erbrachten Stunden der Akutbehandlung sind Bestandteil des Therapiekontingents nach § 29.

(5) Sofern nach der Akutbehandlung das Erfordernis für eine Richtlinientherapie besteht, sind zuvor mindestens zwei probatorische Sitzungen gemäß § 12 zu erbringen.

Der Satz in § 13 Abs. 2 der PT-RL „gegebenenfalls unter Einbeziehung von relevanten Bezugspersonen" wird in der PT-V Abs. 18 Abs. 2 präzisiert.

§ 18 Einbeziehung des sozialen Umfelds (PT-V)

(2) [1]Die für diese Einbeziehung im Rahmen der Akutbehandlung vorgesehene Anzahl der Einheiten soll ein Verhältnis von 1:4 zur Anzahl der Einheiten der Versicherten oder des Versicherten möglichst nicht überschreiten. [2]Die bis zu diesem Verhältnis für die Einbeziehung der Bezugspersonen vorgesehene Anzahl der Einheiten ist in der Behandlung von Kindern und Jugendlichen der Anzahl der Einheiten für die Akutbehandlung der Versicherten oder des Versicherten hinzuzurechnen.

Analog zur möglichen Einbeziehung von Bezugspersonen in der Richtlinientherapie nach § 15 PT-RL können auch bei einer Akutbehandlung mit Kindern und Jugendlichen Therapieeinheiten für Bezugspersonen dem Kontingent eines Kindes oder einer oder eines Jugendlichen hinzugezählt werden, wenn die Einbeziehung von Bezugspersonen zur Erreichung des Therapieziels notwendig ist. Die Anzahl der Therapieeinheiten für Bezugspersonen soll das Verhältnis 1:4 nicht überschreiten.

Das in § 13 Abs. 2 PT-RL genannte „Mehrpersonensetting" kann bei Systemischen Kinder- und Jugendlichenpsychotherapien angewendet werden. Dann beträgt die Mindestdauer für eine Therapieeinheit einer Psychotherapeutischen Akutbehandlung 50 Minuten bei insgesamt möglichen 12 Therapieeinheiten.

Wenn nach einer Psychotherapeutischen Akutbehandlung mit einer bestimmten Stundenzahl eine Richtlinientherapie erfolgen soll, wird die Anzahl der tatsächlich erbrachten Therapieeinheiten auf das Kontingent einer Richtlinientherapie nach § 29 PT-RL angerechnet, wenn die Richtlinientherapie bei derselben Psychotherapeutin oder demselben Psychotherapeuten fortgeführt wird (§ 13 Abs. 4 PT-RL).

Beispiel 1
Mit einem Kind wurde eine Psychotherapeutische Akutbehandlung mit acht Therapieeinheiten und zusätzlich zwei Therapieeinheiten für die Bezugspersonen durchgeführt. Erfolgt anschließend eine Richtlinientherapie, so können nach den zwei obligatorischen probatorischen Sitzungen vier Therapieeinheiten einer KZT 1 mit einer Therapieeinheit für Bezugspersonen und 12 Therapieeinheiten einer KZT 2 mit 3 Therapieeinheiten für Bezugspersonen beantragt werden.

Beispiel 2
Bei einer Jugendlichen wurde unter Einbeziehung von Eltern und Lehrern eine Psychotherapeutische Akutbehandlung mit insgesamt sechs Therapieeinheiten (fünf für die Jugendliche und eine für Bezugspersonen) durchgeführt. Nach zwei obligatorischen probatorischen Sitzungen wird eine KZT 1 mit den verbleibenden sieben Therapieeinheiten für die Jugendliche beantragt. Zusätzlich kann noch eine Therapieeinheit für Bezugspersonen beantragt werden.

In der PT-V ist in § 15 Abs. 4 geregelt, dass eine Psychotherapeutische Akutbehandlung nicht parallel zu einer Richtlinientherapie (KZT, LZT oder Rezidivprophylaxe) durchgeführt werden darf und dass sie auch grundsätzlich nicht innerhalb von sechs Monaten nach Beendigung einer Richtlinientherapie vorgesehen ist.

§ 15 Psychotherapeutische Akutbehandlung (PT-V)

(4) [1]Eine Akutbehandlung parallel zu einer laufenden Richtlinientherapie gemäß § 15 Psychotherapie-Richtlinie ist ausgeschlossen. [2]Eine Akutbehandlung innerhalb von sechs Monaten nach Beendigung einer Richtlinientherapie ist grundsätzlich nicht vorgesehen.

5.9.1 Formale Anzeige einer Psychotherapeutischen Akutbehandlung

Die Psychotherapeutische Akutbehandlung ist die einzige Leistung der PT-RL, die einer Anzeige bei der zuständigen Krankenkasse bedarf. Die Formalien dazu sind in § 15 PT-V geregelt.

§ 15 Psychotherapeutische Akutbehandlung (PT-V)

(1) [1]Die Psychotherapeutin oder der Psychotherapeut zeigt der Krankenkasse eine Akutbehandlung spätestens mit ihrem Beginn auf dem Formular PTV 12 an. [2]In dem Formular PTV 12 werden Versichertennummer, Datum des Behandlungsbeginns und Diagnose (endständig) angegeben. [3]Zudem wird angegeben, dass vor Beginn der Akutbehandlung mindestens 50 Minuten Psychotherapeutische Sprechstunde innerhalb der letzten vier Quartale durchgeführt wurden oder Ausnahmetatbestände nach § 11 Abs. 7 der Psychotherapie-Richtlinie vorliegen.

Bei der Anzeige einer Psychotherapeutische Akutbehandlung („Anzeige einer Akutbehandlung“) sind neben den Angaben zum versicherten Kind oder der bzw. dem Jugendlichen auch die Angaben zum Mitglied bzw. Stammversicherten bei Kindern und Jugendlichen unter 18 Jahren anzugeben. Außerdem müssen die

Diagnosen mit den endständigen[34] ICD 10-Codes sowie das Datum des Behandlungsbeginns und das Ausstellungsdatum von der Psychotherapeutin oder dem Psychotherapeuten vermerkt werden.

5.10 Richtlinientherapie gemäß § 15 PT-RL

Das Wichtigste in Kürze

Richtlinientherapie

- kann mit Kindern und Jugendlichen in allen laut PT-RL zugelassenen Behandlungsverfahren durchgeführt werden,
- kann auch bei Kindern und Jugendlichen folgende Methoden beinhalten: katathymes Bilderleben bei TP, Rational Emotive Therapie bei VT,
- darf bei Kindern und Jugendlichen nicht mit der Methode EMDR durchgeführt werden,
- kann als Einzeltherapie, als Gruppentherapie oder als Kombinationsbehandlung (bei Systemischer Therapie auch im Mehrpersonensetting) erfolgen,
- ist als Kombination aus psychoanalytisch begründeten Verfahren, Verhaltenstherapie und Systemischer Therapie nicht zulässig,
- ist als Kurzzeittherapie (KZT 1 und KZT 2), jeweils antragspflichtig, erbringbar,
- ist als Langzeittherapie im Einzelsetting und bei Kombinationsbehandlungen mit überwiegender Einzeltherapie antrags-, genehmigungs- und gutachterpflichtig,
- ist im Gruppensetting und bei Kombinationsbehandlungen mit überwiegender Gruppentherapie antrags- und genehmigungspflichtig,
- setzt voraus, dass mindestens zwei probatorische Sitzungen erfolgt sind,
- ist dann zu beenden, wenn die sozialrechtlichen Voraussetzungen nicht mehr gegeben sind (beispielsweise, wenn keine seelische Erkrankung mehr vorliegt oder wenn die Weiterbehandlung keine Aussicht auf eine hinreichend günstige Prognose im Sinne der Therapieziele zulässt),
- ist bei Beendigung in der Abrechnung kenntlich zu machen.

Als Richtlinienverfahren mit Kindern und Jugendlichen nach § 15 PT-RL sind die psychoanalytisch begründeten Verfahren (tiefenpsychologisch fundierte Psycho-

34 Die Kodierung muss „endständig“ erfolgen, d. h. mit Kodiertiefe nach vorliegendem Kenntnisstand (bis zur fünften Stelle).

therapie und analytische Psychotherapie), die Verhaltenstherapie und die Systemische Therapie in der vertragsärztlichen Versorgung der GKV zugelassen.

Nur wenige Psychotherapiemethoden sind in der PT-RL explizit genannt:

Nach Anlage der PT-RL unter Nr. I kann bei allen Altersgruppen katathymes Bilderleben im Rahmen eines übergeordneten tiefenpsychologisch fundierten Therapiekonzeptes (§ 16a PT-RL) Anwendung finden.

Im Rahmen eines umfassenden verhaltenstherapeutischen Behandlungskonzepts kann auch Rational Emotive Therapie (RET) als Methode der kognitiven Umstrukturierung (§ 17 Abs. 2 Nr. 4 PT-RL) bei allen Altersgruppen durchgeführt werden.

Eye-Movement-Desensitization and Reprocessing (EMDR) ist bei Richtlinientherapien mit Kindern und Jugendlichen als Methode nicht zulässig.

Nach Anlage der PT-RL unter Nr. I erfüllen Gesprächspsychotherapie (bei Kindern und Jugendlichen auch klientenzentrierte Spieltherapie), Gestalttherapie, Logotherapie, Psychodrama, Respiratorisches Biofeedback und Transaktionsanalyse nicht die Erfordernisse der PT-RL.

Wegen der inhaltlichen Relevanz für Richtlinientherapien mit Kindern und Jugendlichen sollen die nach §§ 15 bis 17 PT-RL anerkannten Verfahren hier mit ihren Definitionen in der PT-RL kurz dargelegt werden (vgl. auch Kapitel 3.5):

§ 15 Behandlungsformen (PT-RL)

[1]Folgende Behandlungsformen sind anerkannte Psychotherapieverfahren im Sinne dieser Richtlinie. [2]Ihnen liegt ein umfassendes Theoriesystem der Krankheitsentstehung zugrunde, und ihre spezifischen Behandlungsmethoden sind in ihrer therapeutischen Wirksamkeit belegt:

1. Psychoanalytisch begründete Verfahren,
2. Verhaltenstherapie,
3. Systemische Therapie.

§ 16 Psychoanalytisch begründete Verfahren (PT-RL)

(1) [1]Diese Verfahren stellen Formen einer ätiologisch orientierten Psychotherapie dar, welche die unbewusste Psychodynamik neurotischer Störungen mit psychischer oder somatischer Symptomatik zum Gegenstand der Behandlung machen. [2]Zur Sicherung ihrer psychodynamischen Wirksamkeit sind bei diesen Verfahren übende und suggestive Interventionen auch als Kombinationsbehandlung grundsätzlich ausgeschlossen.

(2) Als psychoanalytisch begründete Psychotherapieverfahren gelten im Rahmen dieser Richtlinie die tiefenpsychologisch fundierte Psychotherapie und die analytische Psychotherapie.

§ 16 der PT-RL fasst weiterhin die tiefenpsychologisch fundierte Psychotherapie und die analytische Psychotherapie als psychoanalytisch begründete Verfahren zusammen. Bei diesen beiden Verfahren sind übende und suggestive Interventionen auch als Kombinationsbehandlung grundsätzlich ausgeschlossen, und zwar zur Sicherung der psychodynamischen Wirksamkeit beider Verfahren. Als psychoanalytisch begründete Verfahren können beide Verfahren auch nicht mit Verhaltenstherapie kombiniert werden (§ 19 PT-RL), es ist aber bei einer Kombinationsbehandlung gemäß § 22 PT-RL eine Kombination aus tiefenpsychologisch fundierter und analytischer Psychotherapie nicht ausgeschlossen.

Bei der tiefenpsychologisch fundierten Psychotherapie ist das Vorgehen laut PT-RL folgendermaßen definiert:

§ 16a Tiefenpsychologisch fundierte Psychotherapie (PT-RL)

(1) Die tiefenpsychologisch fundierte Psychotherapie umfasst ätiologisch orientierte Therapieformen, mit welchen die unbewusste Psychodynamik aktuell wirksamer neurotischer Konflikte und struktureller Störungen unter Beachtung von Übertragung, Gegenübertragung und Widerstand behandelt werden.

(2) [1]Eine Konzentration des therapeutischen Prozesses wird durch Begrenzung des Behandlungszieles, durch ein vorwiegend konfliktzentriertes Vorgehen und durch Einschränkung regressiver Prozesse angestrebt. [2]Die tiefenpsychologisch fundierte Psychotherapie gelangt auch in jenen Fällen zur Anwendung, in denen eine längerfristige therapeutische Beziehung erforderlich ist.

(3) Als Sonderformen der tiefenpsychologisch fundierten Psychotherapie können folgende Psychotherapiemethoden zur Anwendung kommen:

1. Kurztherapie,
2. Fokaltherapie,
3. Dynamische Psychotherapie,
4. Niederfrequente Therapie in einer längerfristigen, Halt gewährenden therapeutischen Beziehung.

Damit wird in der PT-RL klar dargelegt, dass im Verfahren der tiefenpsychologisch fundierten Psychotherapie unter „Beachtung“ von Übertragung, Gegenübertragung und Widerstand an aktuellen Konflikten oder strukturellen Störungen gearbeitet wird. Es soll eine „Konzentration“ des therapeutischen Prozesses angestrebt werden, welche durch Begrenzung des Behandlungszieles, vorwiegend konfliktzentriertes Vorgehen und durch Einschränkung regressiver Prozesse erreicht werden kann. Die Arbeit mit strukturellen Störungen wird neben der Arbeit an aktuellen Konflikten ausdrücklich genannt. Die PT-RL sieht diesbezüglich keine anderen Vorgaben für tiefenpsychologisch fundierte Psychotherapien mit Kindern und Jugendlichen vor.

§ 16b Analytische Psychotherapie (PT-RL)

Die analytische Psychotherapie umfasst jene Therapieformen, die zusammen mit der neurotischen Symptomatik den neurotischen Konfliktstoff und die zugrundeliegende neurotische Struktur der Patientin oder des Patienten behandeln und dabei das therapeutische Geschehen mit Hilfe der Übertragungs-, Gegenübertragungs- und Widerstandsanalyse unter Nutzung regressiver Prozesse in Gang setzen und fördern.

Auch bei Kindern und Jugendlichen wird die analytische Psychotherapie „mit Hilfe" – und nicht „unter Beachtung" wie bei der tiefenpsychologisch fundierten Psychotherapie – der Analyse von Übertragung, Gegenübertragung und Widerstand durchgeführt und das therapeutische Geschehen „unter Nutzung" regressiver Prozesse in Gang gesetzt und phasenweise gefördert. Da Kinder und Jugendliche sich mit zum Teil komplexen und immer wieder neuen Entwicklungsherausforderungen in einem ständigen Entwicklungsprozess befinden, können bei Kindern und Jugendlichen Phasen einer analytischen Arbeit mit Phasen einer tiefenpsychologisch fundierten Arbeit durch unterschiedliche Interventionstechniken abwechseln. Diese Überlegungen haben ursprünglich dazu geführt, dass die Kontingente für tiefenpsychologisch fundierte Psychotherapie und analytische Psychotherapie bei Kindern und Jugendlichen, anders als die Kontingente für Erwachsene, gleich sind.

§ 17 Verhaltenstherapie (PT-RL)

(1) [1]Die Verhaltenstherapie als Krankenbehandlung umfasst Therapieverfahren, die vorwiegend auf der Basis der Lern- und Sozialpsychologie entwickelt worden sind. [2]Unter den Begriff „Verhalten" fallen dabei beobachtbare Verhaltensweisen sowie kognitive, emotionale, motivationale und physiologische Vorgänge. [3]Verhaltenstherapie im Sinne dieser Richtlinie erfordert die Analyse der ursächlichen und aufrechterhaltenden Bedingungen des Krankheitsgeschehens (Verhaltensanalyse). [4]Sie entwickelt ein entsprechendes Störungsmodell und eine übergeordnete Behandlungsstrategie, aus der heraus die Anwendung spezifischer Interventionen zur Erreichung definierter Therapieziele erfolgt.

(2) Aus dem jeweiligen Störungsmodell können sich folgende Schwerpunkte der therapeutischen Interventionen ergeben:

1. Stimulusbezogene Methoden (z. B. systematische Desensibilisierung),

2. Responsebezogene Methoden (z. B. operante Konditionierung, Verhaltensübung),
3. Methoden des Modelllernens,
4. Methoden der kognitiven Umstrukturierung (z. B. Problemlösungsverfahren, Immunisierung gegen Stressbelastung),
5. Selbststeuerungsmethoden (z. B. psychologische und psychophysiologische Selbstkontrolltechniken).

Genauso wie die in § 17 PT-RL beschriebenen Grundlagen der Verhaltenstherapie (s. o.) gelten auch die in § 18 PT-RL beschriebenen Grundlagen der Systemischen Therapie für Richtlinientherapien für Kinder und Jugendliche und ihre Bezugspersonen.

§ 18 Systemische Therapie (PT-RL)

(1) [1]Die Systemische Therapie fokussiert den sozialen Kontext psychischer Störungen und misst dem interpersonellen Kontext eine besondere ätiologische Relevanz bei. [2]Symptome werden als kontraproduktiver Lösungsversuch psychosozialer und psychischer Probleme verstanden, die wechselseitig durch intrapsychische (kognitiv-emotive), biologisch-somatische sowie interpersonelle Prozesse beeinflusst sind. [3]Theoretische Grundlage sind insbesondere die Kommunikations- und Systemtheorien, konstruktivistische und narrative Ansätze und das biopsychosoziale Systemmodell. [4]Grundlage für Diagnostik und Therapie von psychischen Störungen im Sinne dieser Richtlinie ist die Analyse der Elemente der jeweiligen relevanten Systeme und ihrer wechselseitigen Beziehungen, sowohl unter struktureller als auch generationaler Perspektive und eine daraus abgeleitete Behandlungsstrategie. [5]Der Behandlungsfokus liegt in der Veränderung von symptomfördernden, insbesondere familiären und sozialen Interaktionen, narrativen und intrapsychischen Mustern hin zu einer funktionaleren Selbst-Organisation der Patientin oder des Patienten und des für die Behandlung relevanten sozialen Systems, wobei die Eigenkompetenz der Betroffenen genutzt wird.

(2) Schwerpunkte der systemischen Behandlungsmethoden sind insbesondere

- Methoden der systemischen Gesprächsführung und systemische Fragetechniken
- Narrative Methoden
- Lösungs- und ressourcenorientierte Methoden
- Strukturell-strategische Methoden
- Aktionsmethoden

- Methoden für die Arbeit am inneren System
- Methoden zur Affekt- und Aufmerksamkeitsregulation
- Symbolisch- metaphorische und expressive Methoden.

(3) Systemische Therapie kann nach dieser Richtlinie als Krankenbehandlung bei Erwachsenen, Kindern und Jugendlichen zur Anwendung kommen.

Bei Systemische Psychotherapie mit Kindern und Jugendlichen nach § 18 PT-RL kann sowohl in Einzeltherapien als auch in Gruppentherapien ein Mehrpersonensetting zur Anwendung kommen (vgl. § 21 Abs. 1 Nr. 3 PT-RL).

Psychoanalytisch begründete Verfahren dürfen bei Kombinationsbehandlungen nicht mit Verhaltenstherapie oder Systemischer Therapie kombiniert werden (§ 19 PT-RL), ebenso nicht Verhaltenstherapie und Systemische Therapie. Es ist aber bei einer Kombinationsbehandlung mit Einzel- und Gruppensetting eine Kombination aus tiefenpsychologisch fundierter und analytischer Psychotherapie nicht ausgeschlossen.

§ 19 Kombination von Psychotherapieverfahren

Psychoanalytisch begründete Verfahren, Verhaltenstherapie und Systemische Therapie sind nicht kombinierbar, weil die Kombination der Verfahren zu einer Verfremdung der methodenbezogenen Eigengesetzlichkeit des therapeutischen Prozesses führen kann.

5.10.1 Behandlungsfrequenz

In allen vier Therapieverfahren ist für die Behandlungsplanung die Wahl der im individuellen Fall notwendigen Behandlungsfrequenz bedeutsam. Die Angabe der Behandlungsfrequenz ist in Berichten an Gutachterinnen und Gutachter wesentlicher Teil der Behandlungsplanung, da bei einer Therapieplanung immer eine ausreichende Behandlungsfrequenz und Behandlungsdauer zur Beurteilung des Gesamtbehandlungsplans und einer prognostischen Einschätzung darzustellen ist. Die PT-RL regelt die obere Grenze der Behandlungsfrequenz mit drei Therapieeinheiten in der Woche. Teile eines Behandlungsabschnitts, aber nicht das ganze Kontingent, können mit höherer Behandlungsfrequenz durchgeführt werden, wenn das im Bericht an die Gutachterin oder den Gutachter differenziert begründet wird.

§ 23 Behandlungsfrequenz (PT-RL)

(1) Psychotherapie nach § 15 ist auf maximal drei Behandlungsstunden in der Woche zu begrenzen, um eine ausreichende Therapiedauer im Rahmen der Kontingentierung zu gewährleisten.

(2) [1]Eine durchgehend hochfrequente Psychotherapie kann im Rahmen dieser Richtlinie keine Anwendung finden. [2]Bei der Therapieplanung oder im Verlauf der Behandlung kann es sich jedoch als notwendig erweisen, gegebenenfalls einen Abschnitt der Psychotherapie in einer höheren Wochenfrequenz durchzuführen, um eine größere Effektivität der Therapie zu gewährleisten. [3]Der entsprechende Abschnitt darf nicht das gesamte Kontingent eines Bewilligungsschrittes umfassen. [4]Die Notwendigkeit einer abschnittsweisen höheren Wochenfrequenz ist in der Antragstellung differenziert zu begründen.

In der PT-RL finden sich keine Festlegungen zu einer mindestens einzuhaltenden Behandlungsfrequenz bei den vier anerkannten Psychotherapieverfahren für Kinder und Jugendliche. In der Regel ist davon auszugehen, dass bei einer tiefenpsychologisch fundierten Psychotherapie und bei einer Verhaltenstherapie, jedenfalls in einer ersten Phase einer Psychotherapie, mit einer Wochenstunde behandelt wird. Außer bei der niederfrequent haltgebenden Sonderform ist bei tiefenpsychologisch fundierter Psychotherapie eine wöchentliche Frequenz notwendig, damit die Übertragungs-, Gegenübertragungs- und Widerstandsanalyse überhaupt erfolgen kann. Eine kontinuierlich zweistündige Behandlungsfrequenz über den gesamten Behandlungszeitraum entspricht in der Regel nicht einer tiefenpsychologisch fundierten Arbeit, in der regressive Prozesse begrenzt werden sollen. Wenn eine höhere Behandlungsfrequenz doch über einen längeren Behandlungszeitraum notwendig erscheint, so ist diese immer im Bericht an die Gutachterin oder den Gutachter differenziert zu begründen. Eine analytische Psychotherapie wird in der Regel mit einer Frequenz von zwei bis drei Wochenstunden durchgeführt, wobei drei Wochenstunden bei Kindern und Jugendlichen selten zu realisieren sind. Bei modifizierter Technik und wenn die Arbeit in der Übertragungsbeziehung mit dem Kind oder der bzw. dem Jugendlichen auch bei niedrigerer Behandlungsfrequenz gelingt, kann eine Wochenstunde ausreichend sein. In der Verhaltenstherapie mit Kindern und Jugendlichen wird in der Regel mit wöchentlicher oder vierzehntägiger Frequenz mit Kind oder Jugendlichen gearbeitet. Wird in der Verhaltenstherapie über einen begrenzten Zeitraum eine Expositionsbehandlung durchgeführt, kann es zur Sicherung des Therapieerfolgs während einer Expositionsbehandlung notwendig sein, höhere Frequenzen als drei Einheiten pro Woche durchzuführen. In der Systemischen Therapie ist eine kontinuierliche Behandlungsfrequenz mit wöchentlicher oder vierzehntägiger Arbeit mit Kind oder Jugendlichen zu gewährleisten, im Mehrpersonensetting kann die Behandlungsfrequenz geringer sein und variieren.

5.10.2 Anwendungsformen und Therapiekontingente

Für die bei Psychotherapien mit Kindern und Jugendlichen zugelassenen Richtlinienverfahren gelten alle Anwendungsformen wie in Kapitel 3.5 ausgeführt. KZT 1, KZT 2 und LZT können als Einzeltherapien, Gruppentherapien oder in der Kombination beider Settings unter Nutzung altersspezifischer Bedingungen gemäß § 21 Abs. 1 und 2 PT-RL durchgeführt werden. Zusätzlich zu den Therapieeinheiten für Kinder und Jugendliche sind gegebenenfalls bei Richtlinientherapien immer Therapieeinheiten für Bezugspersonen möglich, wie in Kapitel 5.3 beschrieben.

§ 30 Bewilligungsschritte für die Verfahren gemäß § 15 (PT-RL)

[1]Die folgenden Bewilligungsschritte sind möglich. [2]Eine Überschreitung des mit den jeweiligen Bewilligungsschritten festgelegten Therapieumfangs ist für die folgenden Verfahren nur zulässig, wenn mit der Beendigung des Bewilligungsschrittes das Behandlungsziel nicht erreicht werden kann, aber begründete Aussicht auf Erreichung des Behandlungsziels bei Fortführung der Therapie besteht. [3]Es sind grundsätzlich die zugehörigen Höchstgrenzen einzuhalten:

[...]

5. Psychotherapie von Kindern bei analytischer und tiefenpsychologisch fundierter Psychotherapie

- Bewilligungsschritte: bei Einzeltherapie bis 70 Stunden, bei Gruppentherapie bis 60 Doppelstunden
- Höchstgrenzen: bei Einzeltherapie 150 Stunden, bei Gruppentherapie 90 Doppelstunden

6. Verhaltenstherapie von Kindern

- Bewilligungsschritte: bis 60 Stunden, einschließlich Gruppentherapie in Doppelstunden
- Höchstgrenzen: 80 Stunden, einschließlich Gruppentherapie in Doppelstunden

7. Systemische Therapie bei Kindern

- Bewilligungsschritte: bis 36 Stunden, einschließlich Gruppentherapie in Doppelstunden
- Höchstgrenzen: 48 Stunden, einschließlich Gruppentherapie in Doppelstunden

8. Psychotherapie von Jugendlichen bei analytischer und tiefenpsychologisch fundierter Psychotherapie

- Bewilligungsschritte: bei Einzeltherapie bis 90 Stunden, bei Gruppentherapie bis 60 Doppelstunden
- Höchstgrenzen: bei Einzeltherapie 180 Stunden, bei Gruppentherapie 90 Doppelstunden

9. Verhaltenstherapie bei Jugendlichen

- Bewilligungsschritte: bis 60 Stunden, einschließlich Gruppentherapie in Doppelstunden
- Höchstgrenzen: 80 Stunden, einschließlich Gruppentherapie in Doppelstunden

10. Systemische Therapie bei Jugendlichen

- Bewilligungsschritte: bis 36 Stunden einschließlich Gruppentherapie in Doppelstunden
- Höchstgrenze: 48 Stunden einschließlich Gruppentherapie in Doppelstunden.

Folgende Kontingentschritte (bei Umwandlungen abzüglich der Kontingente einer Akutbehandlung, einer KZT 1 oder KZT 2) sind bei den vier Verfahren für Einzeltherapien mit Kindern und Jugendlichen vorgesehen:

Analytische Psychotherapie	**Tiefenpsychologisch fundierte Psychotherapie**	**Verhaltenstherapie**	**Systemische Therapie**
Einzeltherapie (Jugendliche)			
90	90	60	36
180	180	80	48
Einzeltherapie (Kinder)			
70	70	60	36
150	150	80	48

Nach dem ersten Bewilligungsschritt einer LZT kann bei Fortführung von Langzeittherapien direkt das Kontingent bis zur Höchstgrenze beantragt werden. Wenn sich die Krankenkasse bei einer Fortführung dafür entscheidet, das Gutachterverfahren einzuleiten, teilt sie dies der Psychotherapeutin oder dem Psychotherapeuten unverzüglich mit (§ 11 Abs. 67 Satz 3 PT-V, s. a. Kapitel 4.4). Bei Jugendlichen können bei TP und AP nach 90 Therapieeinheiten einer Einzeltherapie weitere 90 Therapieeinheiten und bei VT nach 60 Therapieeinheiten weitere 20 Therapieeinheiten beantragt werden. Bei der Arbeit mit Systemischer Therapie (ST) können nach 36 Therapieeinheiten noch 12 weitere beantragt werden. Bei Kindern können nach 70 Therapieeinheiten einer Einzeltherapie in

TP und AP weitere 80 Therapieeinheiten und nach 60 Therapieeinheiten einer Einzeltherapie in VT weitere 20 Therapieeinheiten beantragt werden. Bei Systemischer Therapie (ST) können auch bei Kindern nach 36 Therapieeinheiten weitere 12 Therapieeinheiten beantragt werden.

5.10.3 Gruppentherapie mit Kindern und Jugendlichen

Das Wichtigste in Kürze

Gruppentherapie

- ist als alleinige Behandlung oder in Kombination mit Einzeltherapie möglich,
- ist als KZT oder LZT oder im Rahmen der Rezidivprophylaxe bei LZT zulässig,
- ist antrags- und genehmigungspflichtig sowie als Kombinationsbehandlung mit überwiegender Einzeltherapie zusätzlich gutachterpflichtig,
- erfordert mit einer Psychotherapeutin oder einem Psychotherapeuten eine Mindestpatientenzahl von drei und eine Höchstzahl von neun, wobei nicht gesetzlich versicherte Patientinnen und Patienten mitzählen,
- erfordert mit zwei Psychotherapeutinnen oder Psychotherapeuten eine Mindestpatientenzahl von sechs und eine Höchstzahl von 14, wobei nicht gesetzlich versicherte Patientinnen und Patienten mitzählen,
- erfordert mit zwei Psychotherapeutinnen oder Psychotherapeuten die Zuordnung von Bezugspatientinnen oder Bezugspatienten, wobei jede Psychotherapeutin und jeder Psychotherapeut mindestens drei und höchstens neun Bezugspatientinnen oder Bezugspatienten haben kann,
- dauert 100 Min. pro Therapieeinheit, kann halbiert werden,
- kann bei ausschließlicher Gruppentherapie auch durch erforderliche Einzeltherapieeinheiten, die nicht beantragt wurden, im Verhältnis von einer Therapieeinheit auf zehn Therapieeinheiten in einer Gruppe ohne Antragstellung ergänzt werden,
- ist als Kombinationsbehandlung durch denselben oder durch zwei unterschiedliche Therapeutinnen oder Therapeuten durchführbar,
- kann als Kombinationsbehandlung mit einem überwiegenden Anteil Einzeltherapie oder mit einem überwiegenden Anteil Gruppentherapie angewendet werden (Änderungen sind bei KZT der Krankenkasse formlos anzuzeigen, bei LZT ist ein gutachterpflichtiger Änderungsantrag notwendig),
- sieht die Möglichkeit zu einer Einbeziehung von Bezugspersonen parallel zur Behandlung des Kindes oder Jugendlichen im Verhältnis 1:4 im Einzel- oder Gruppensetting vor.

Für Gruppentherapien mit Kindern und Jugendlichen gelten die allgemeinen Regeln für Gruppentherapien und Kombinationsbehandlungen, wie in Kapitel 3.7 und §§ 21 sowie 22 PT-RL geregelt. Bei ausschließlichen Gruppentherapien kann nach zehn Gruppeneinheiten für ein Kind oder eine bzw. einen Jugendlichen eine Therapieeinheit einzeln ohne zusätzliche Beantragung zusätzlich zum Gruppenkontingent durchgeführt werden (§ 19 Abs. 1 PT-V).

Bei allen Formen der Gruppentherapien (KZT 1, KZT 2, LZT) und bei Kombinationsbehandlungen gelten die Regeln zur Einbeziehung von Bezugspersonen, wie in Kapitel 5.3 dargestellt und in § 21 Abs. 2 PT-RL geregelt. Bezugspersonen können parallel zur Richtlinientherapie nach § 15 PT-RL eines Kindes oder einer bzw. eines Jugendlichen im Verhältnis von 1:4 Therapieeinheiten auch in Gruppen behandelt werden. Auch die Behandlung im Mehrpersonensetting ist bei Systemischer Therapie mit Kindern und Jugendlichen zugelassen.

Beispiel

Ein 16-jähriger Jugendlicher mit einer Störung des Sozialverhaltens und der Emotionen (ICD-10 F92) soll von zwei Verhaltenstherapeuten mit einer Kombinationsbehandlung mit überwiegender Gruppentherapie behandelt werden. Sie einigen sich auf 40 Therapieeinheiten in einer Gruppe und 20 Therapieeinheiten für die Einzeltherapie mit dem Jugendlichen. Der Gruppentherapeut kann dann zusätzlich zehn Therapieeinheiten für Bezugspersonen und der Einzeltherapeut fünf Therapieeinheiten für Bezugspersonen (im Verhältnis 1:4) beantragen.

Die mögliche Gruppengröße bei Gruppentherapien mit Kindern und Jugendlichen entspricht derjenigen für Gruppentherapien mit Erwachsenen und ist in § 21 Abs. 1 Nr. 2 PT-RL ausgeführt.

§ 21 Anwendungsformen (PT-RL)

(1) Psychotherapie gemäß § 15 dieser Richtlinie kann in folgenden Formen Anwendung finden:

[...]

2. Gruppentherapie mit mindestens drei bis höchstens neun Patientinnen und Patienten, sofern die Interaktion zwischen mehreren Patientinnen und Patienten therapeutisch förderlich ist und die gruppendynamischen Prozesse entsprechend genutzt werden sollen. Gruppentherapie kann ab sechs Patientinnen oder Patienten gemeinsam durch zwei Therapeutinnen oder Therapeuten mit ihnen jeweils fest zugeordneten Patientinnen oder Patienten (Bezugspatientinnen oder Bezugspatienten) durchgeführt werden. Bei gemeinsamer Durchführung der Gruppentherapie durch zwei Therapeutinnen oder Therapeuten ist eine Gruppengröße bis höchstens 14 Patientinnen oder Patienten zulässig. Eine Therapeutin oder ein Therapeut hat mindestens drei und maximal neun Bezugspatientinnen oder Bezugspatienten in hauptverantwortlicher Behandlung; aus den Bezugspatientinnen oder Bezugspatienten je Therapeutin oder Therapeut ergibt sich die Gruppengröße gemäß

> Absatz 1 Nummer 2 Satz 1. Die hauptverantwortliche Behandlung umfasst neben der Gruppenbehandlung insbesondere die Tätigkeit als Ansprechpartnerin oder Ansprechpartner in allen Fragen zur Behandlung, die Durchführung der probatorischen Sitzungen, die Unterstützung bei der Entscheidungsfindung und der Beantragung der Behandlung sowie die schriftliche Dokumentation.
>
> [...]
>
> (2) Die Anwendung von Einzel- und Gruppentherapie und des Mehrpersonensettings erfolgt unter Berücksichtigung der alters- und entwicklungsspezifischen Bedingungen, gegebenenfalls unter Einbeziehung von relevanten Bezugspersonen gemäß § 9.

In § 16 PT-V wird festgelegt, dass die Regelungen nach § 21 Abs. 1 Nr. 2 PT-RL auch für die Durchführung von probatorischen Sitzungen im Gruppensetting gelten. Außerdem ist in § 19 Abs. 15 PT-V festgelegt, dass die Durchführung von Gruppenpsychotherapeutischer Grundversorgung, Gruppentherapie und probatorischen Sitzungen im Gruppensetting auch außerhalb der eigenen Praxisräume der Psychotherapeutin oder des Psychotherapeuten in anderen Räumlichkeiten stattfinden kann.

> **§ 19 Besonderheiten bei gruppenpsychotherapeutischen Leistungen (PT-V)**
>
> (5) [4]Die Durchführung von Gruppenpsychotherapeutischer Grundversorgung, Gruppentherapie und probatorischen Sitzungen im Gruppensetting kann auch außerhalb der eigenen Praxisräume der Psychotherapeutin oder des Psychotherapeuten in anderen geeigneten Räumlichkeiten, bei gemeinsamer Durchführung der Gruppentherapie oder probatorischen Sitzungen nach § 21 Absatz 1 Nr. 2 Psychotherapie-Richtlinie insbesondere in den Praxisräumen der Beteiligten, erfolgen.

Kinder und Jugendliche, die eine Gruppentherapie als Richtlinientherapie genehmigt bekommen haben, und solche, die probatorische Sitzungen machen, können gemeinsam in einer Gruppe behandelt werden (§ 19 Abs. 6 Satz 1 PT-V). Es ist aber nicht zulässig bei demselben Patienten in einer Sitzung eine probatorische Sitzung und Gruppentherapie als Richtlinientherapie abzurechnen. Kinder und Jugendliche, die eine Gruppenpsychotherapeutische Grundversorgung bekommen, können wegen der anderen Zielsetzung nicht gemeinsam mit diesen Kindern und Jugendlichen in einer Gruppe behandelt werden,

§ 19 Besonderheiten bei gruppenpsychotherapeutischen Leistungen (PT-V)

(6) [1]Die Durchführung und Abrechnung von Gruppenbehandlungen, bei denen in derselben Sitzung bei verschiedenen Patientinnen und Patienten entweder Gruppentherapie oder probatorische Sitzungen im Gruppensetting zeitgleich angewendet wird, ist zulässig. [2]Die gleichzeitige Anwendung von Gruppentherapie und probatorischen Sitzungen im Gruppensetting bei derselben Patientin oder bei demselben Patienten in derselben Sitzung ist unzulässig.

Folgende Kontingentschritte (bei Umwandlungen unter Anrechnung der Kontingente einer Akutbehandlung, einer KZT 1 oder KZT 2) sind bei den vier Verfahren für Gruppenbehandlungen mit Kindern und Jugendlichen vorgesehen:

Analytische Psychotherapie	Tiefenpsychologisch fundierte Psychotherapie	Verhaltenstherapie	Systemische Therapie
Gruppentherapie (Jugendliche) in Therapieeinheiten von 100 Min.			
60	60	60	36
90	90	80	48
Gruppentherapie (Kinder) in Therapieeinheiten von 100 Min.			
60	60	60	36
90	90	80	48

5.10.4 Rezidivprophylaxe

Das Wichtigste in Kürze

Rezidivprophylaxe

- kann im Anschluss an eine Langzeittherapie (LZT) mit einem Teilkontingent durchgeführt werden und ist bereits bei Beantragung der LZT, sofern absehbar, auf Formblatt PTV 2 anzugeben,
- setzt voraus, dass das Ende der Richtlinientherapie in der Abrechnung mit kodierten Zusatzziffern angezeigt wurde,
- ist innerhalb eines Zeitraums von zwei Jahren nach Abschluss einer LZT durchzuführen,
- kann als Einzel- oder Gruppentherapie angewendet werden,

- besteht aus einem Teilkontingent des bewilligten Grundkontingents: Im Falle der Hinzuziehung der Bezugspersonen sind bei LZT mit Kindern und Jugendlichen bei einer Behandlungsdauer von 40 oder mehr Therapieeinheiten maximal zehn Therapieeinheiten Rezidivprophylaxe, bei 60 oder mehr Therapieeinheiten maximal 20 Therapieeinheiten Rezidivprophylaxe möglich,
- kann nicht als alleinige Maßnahme beantragt werden.

Rezidivprophylaxe kann zur Erhaltung und Stabilisierung der zuvor erreichten Therapieerfolge nach Beendigung einer Langzeittherapie in einem Richtlinienverfahren durchgeführt werden Es gelten die allgemeinen Grundlagen zur Rezidivprophylaxe (s. Kapitel 3.6 und § 14 PT-RL). Die möglichen Therapieeinheiten zur Rezidivprophylaxe bei einer LZT mit Kindern und Jugendlichen sind in § 14 Abs. 3 und 4 PT-RL festgelegt. Die Berechnung der Stunden für eine Rezidivprophylaxe bezieht sich auf die Therapieeinheiten mit den Kindern oder Jugendlichen ohne die Therapieeinheiten mit Bezugspersonen:

§ 14 Rezidivprophylaxe (PT-RL)

(3) [1]Bei einer Behandlungsdauer von 40 oder mehr Stunden können maximal 8 Stunden und bei einer Behandlungsdauer von 60 oder mehr Stunden maximal 16 Stunden für die Rezidivprophylaxe genutzt werden. [2]Bei Kindern und Jugendlichen können im Falle der Hinzuziehung von relevanten Bezugspersonen bei einer Behandlungsdauer von 40 oder mehr Stunden maximal 10 Stunden und bei einer Behandlungsdauer von 60 oder mehr Stunden maximal 20 Stunden für die Rezidivprophylaxe genutzt werden. [3]Satz 2 gilt entsprechend für die Behandlung von Menschen mit einer geistigen Behinderung. [4]Sie sind Bestandteil des bewilligten Gesamtkontingents. [5]Die Beantragung einer alleinigen Rezidivprophylaxe ist nicht zulässig.

(4) Für Rezidivprophylaxe vorgesehene Stunden können bis zu zwei Jahre nach Abschluss der Langzeittherapie in Anspruch genommen werden.

Bei Kindern und Jugendlichen können nach 40 Stunden einer Therapie mit einem Kind oder Jugendlichen maximal zehn Stunden und nach 60 Stunden mit einem Kind oder Jugendlichen maximal 20 Stunden zur Rezidivprophylaxe mit einem Kind oder Jugendlichen und relevanten Bezugspersonen durchgeführt werden.

Stunden einer Rezidivprophylaxe können erst geltend gemacht werden, wenn das Ende der Richtlinientherapie der zuständigen Krankenkasse angezeigt worden ist. Dazu regelt die PT-V in § 10 Abs. 5:

§ 20 Rezidivprophylaxe (PT-V)

(3) Voraussetzung für die Erbringung einer Rezidivprophylaxe ist die Anzeige der Beendigung der Richtlinientherapie gemäß § 15 Psychotherapie-Richtlinie gegenüber der Krankenkasse gemäß § 17 Abs. 7

(4) Die Zwei-Jahres-Frist gemäß § 11 Abs. 5 Satz 7 beginnt mit der gemäß § 17 Abs. 7 angezeigten Beendigung der Langzeittherapie und gilt unabhängig von den in diesem Zeitraum in Anspruch genommenen Leistungen der Rezidivprophylaxe.

(5) Die parallele psychotherapeutische Behandlung neben einer Rezidivprophylaxe ist nicht zulässig.

Auch für die Durchführung der Therapieeinheiten der Rezidivprophylaxe gilt die berufsrechtlich und sozialrechtlich vorgegebene Altersgrenze für Jugendlichenpsychotherapien bis zur Vollendung des 21. Lebensjahre (siehe Kap. 2.2). In begründeten Ausnahmefällen können Stunden zur Rezidivprophylaxe über diese Altersgrenze hinaus notwendig werden, wenn zur Sicherung des Therapieerfolges eine Rezidivprophylaxe mit den Mitteln der Jugendlichenpsychotherapie notwendig erscheint. Die Notwendigkeit ist im Bericht an den Gutachter ausführlich zu begründen; maximal gilt für die Durchführung der Therapieeinheiten zur Rezidivprophylaxe der Zweijahreszeitraum nach § 14 Abs. 4 der PT-RL.

5.10.5 Antragsverfahren

Das Wichtigste in Kürze

- Zur Beantragung von psychotherapeutischen Leistungen für Kinder und Jugendliche sind dieselben Formblätter wie für die Behandlung von Erwachsenen zu verwenden.
- Der Antrag auf Leistungspflicht ist bei Kindern von den Sorgeberechtigten auszufüllen und zu unterzeichnen, bei Jugendlichen in der Regel von dem bzw. der Jugendlichen selbst und ihren bzw. seinen Sorgeberechtigten.
- Kontingente für die Einbeziehung von Bezugspersonen bei KZT oder LZT müssen für Richtlinientherapien gesondert beantragt werden.

Das Antrags- und Genehmigungsverfahren ist mit seinen rechtlichen Grundlagen und inhaltlichen Vorgaben in Kapitel 4.3 ausführlich dargestellt. Es gilt für alle Richtlinientherapien mit Kindern und Jugendlichen in gleicher Weise wie bei Erwachsenen. Hier soll nur auf die formalen Vorgaben zur Ausfüllung der Formblätter eingegangen werden.

Alle prozessualen Vorgaben der PT-RL und PT-V, die das Antrags- und Gutachterberfahren betreffen, gelten auch für Psychotherapien mit Kindern und Jugendlichen, es gibt aber auch einige Besonderheiten:

Der Antrag auf Leistungspflicht bei der zuständigen Krankenkasse muss bei Kindern von den Sorgeberechtigten ausgefüllt und unterschrieben werden. Bei Jugendlichen vom 14. Geburtstag bis zu einem Tag vor dem 18. Geburtstag sollte der Antrag von den Sorgeberechtigten oder gemeinsam mit der bzw. dem Jugendlichen gestellt und unterschrieben werden, denn bei einem Kind oder Jugendlichen unter 18 Jahren hängt die Wirksamkeit eines Vertrages von der Einwilligung der Sorgeberechtigten (in der Regel beider Elternteile) für eine Behandlung ab. Gesetzlich krankenversicherte Jugendliche können zwar eine Behandlung selbst in Anspruch nehmen und ab dem vollendeten 15. Lebensjahr Anträge auf Sozialleistungen (hier Behandlung zulasten der GKV) nach § 36 SGB I stellen und diese auch entgegennehmen. Die Psychotherapeutin oder der Psychotherapeut ist aber grundsätzlich gemäß § 36 Abs. 1 SGB I verpflichtet, die gesetzlichen Vertreterinnen und Vertreter über die Antragstellung zu unterrichten. Bei Kindern und Jugendlichen unter 18 Jahren sind daher im Antrag auch die persönlichen Daten sowie die Versichertennummer der oder des Stammversicherten anzugeben (zum Beispiel der Mutter oder des Vaters, bei dem das Kind oder die bzw. der Jugendliche mitversichert ist).

Psychotherapeutinnen und Psychotherapeuten müssen bei der Arbeit mit Kindern und Jugendlichen das zusätzliche Kontingent für Bezugspersonen gesondert beantragen. Für den Einbezug der Bezugspersonen und das vorgesehene Kontingent sind die Anzahl der Therapieeinheiten und die Abrechnungsziffern anzugeben, die schon auf dem Formblatt mit einem „B“ versehen worden sind. Obwohl es sich bei der Begleitbehandlung mit Bezugspersonen in beiden psychodynamischen Verfahren um ein fokussiertes tiefenpsychologisch fundiertes Vorgehen handelt, sollte bei analytischen Psychotherapien auch die EBM-Nummer für analytische Psychotherapien für die Bezugspersonen eingetragen werden.

Bei Psychotherapeutischen Sprechstunden und probatorischen Sitzungen können bei der Arbeit mit Kindern und Jugendlichen keine zusätzlichen Therapieeinheiten mit Bezugspersonen beantragt werden, da diese bereits Bestandteil der vorgegebenen Leistungsmenge sind. Wird bei diesen psychotherapeutischen Leistungen daher mit Bezugspersonen gearbeitet, so dürfen diese Therapieeinheiten in der Abrechnung nicht mit einem „B“ gekennzeichnet werden.

Bei der Angabe des bisherigen Behandlungsumfangs der Patientin oder des Patienten sind nur die bisherigen Therapieeinheiten mit der Patientin oder dem Patienten, also der Kinder oder Jugendlichen, anzugeben. Die bisherigen Therapieeinheiten mit relevanten Bezugspersonen in einer Akutbehandlung, KZT 1 oder KZT 2 sollen dabei nicht angegeben werden.

§ 18 Einbeziehung des sozialen Umfelds (PT-V)

(9) Die Abrechnung der für die Einbeziehung von Bezugspersonen bewilligten Therapieeinheiten erfolgt zu Lasten der Krankenkasse der Versicherten oder des Versicherten.

(10) Leistungen der Einbeziehung von Bezugspersonen sind hinter der Abrechnungsposition mit einem „B" zu kennzeichnen.

5.11 Konsiliarärztinnen und -ärzte

Das Wichtigste in Kürze

Konsiliarärztinnen und -ärzte zur somatischen Abklärung bei Kindern können nur sein:

- Fachärztinnen und Fachärzte
  - für Kinder- und Jugendmedizin,
  - für Kinder- und Jugendpsychiatrie und -psychotherapie,
  - für innere Medizin und für Allgemeinmedizin,
- praktische Ärztinnen und Ärzte.

Für Kinder- und Jugendlichenpsychotherapeutinnen und -psychotherapeuten, Fachpsychotherapeutinnen und -psychotherapeuten sowie Psychologische Psychotherapeutinnen und -Psychotherapeuten mit Berechtigung zur Durchführung von Kinder- und Jugendlichenpsychotherapien gelten die allgemeinen Regeln zum Konsiliarverfahren, s. Kapitel 2.4.

Hinsichtlich der Qualifikation der Konsiliarärzte sieht § 32 Abs. 4 Satz 2 PT-RL jedoch bei Kindern (nicht bei Jugendlichen!) eine abweichende Regelung gegenüber den Regelungen bei Psychotherapien mit Erwachsenen vor. Die somatische Abklärung vor Beginn einer Richtlinientherapie und im Rahmen einer Akutbehandlung (s. Kapitel 2.4) mit Kindern soll nur bei den genannten Ärzten erfolgen:

§ 32 Konsiliarverfahren und Qualifikation der den Konsiliarbericht abgebenden Ärztinnen und Ärzte (PT-RL)

(4) [...] [2]Abweichend hiervon sind für die Abgabe eines Konsiliarberichts vor einer psychotherapeutischen Behandlung von Kindern folgende Vertragsärztinnen und Vertragsärzte berechtigt: Fachärztinnen und Fachärzte für Kinder- und Jugendmedizin, für Kinder- und Jugendpsychiatrie und -psychotherapie, für Innere Medizin und für Allgemeinmedizin sowie Praktische Ärztinnen und Ärzte.

5.12 Bericht an die Gutachterin oder den Gutachter bei Therapien mit Kindern und Jugendlichen

Das Wichtigste in Kürze

Das Gutachterverfahren für Richtlinientherapie mit Kindern und Jugendlichen

- hat dieselben Grundlagen und formalen Vorgaben wie bei der Behandlung Erwachsener,
- unterscheidet sich jedoch inhaltlich hinsichtlich der Angaben, die im Bericht an die Gutachterin oder den Gutachter notwendig sind.

Eine ausführliche Darstellung der Grundlagen und Formalien zum Gutachterverfahren findet sich in Kapitel 4.4.

An dieser Stelle werden zusätzlich einige Besonderheiten bei Richtlinientherapien mit Kindern und Jugendlichen im Bericht zu Erst-, Umwandlungs- und Fortführungsanträgen an die Gutachterin oder den Gutachter dargestellt. Der Bericht wird anhand des „Leitfadens zum Erstellen des Berichts an die Gutachterin oder den Gutachter" (s. PTV 3 im Anhang) persönlich und in freier Form von Psychotherapeutinnen und Psychotherapeuten erstellt. Berichte sind mit dem Datum und der Unterschrift der Verfasserin oder des Verfassers zu versehen. Psychotherapeutische Behandlungen, die im Rahmen der Ausbildung nach § 117 Abs. 3 SGB V durchgeführt werden, sind zusätzlich von der Supervisorin oder dem Supervisor zu unterschreiben. Die Unterpunkte im Formblatt PTV 3 sind als Hilfestellung für die Gliederung des Berichts gedacht. Der Bericht soll auf die relevanten Informationen für die Behandlung und das Verständnis der psychischen Störung begrenzt sein und in der Regel zwei Seiten umfassen (s. Kapitel 4.4.2).

Unter Punkt 1 sollen in den Berichten an die Gutachterin oder den Gutachter für Richtlinientherapien mit Kindern und Jugendlichen (auch in Stichworten) die Angaben zur Lebenssituation, das heißt zur familiären Situation (leibliche Eltern, Pflege- oder Adoptiveltern, andere Wohnsituation) gemacht werden, zum Kindergarten- oder Schulbesuch, gegebenenfalls zum Schulabschluss oder der Arbeitsstelle sowie zur Geschwisterzahl und -position und zum Alter und Beruf der Eltern (oder anderer relevanter Bezugspersonen). Anamnestische Daten gehören nicht zu den Angaben der Lebenssituation in Punkt 1, sondern sollen in Punkt 4 beschrieben werden, auch damit der ätiologische Zusammenhang von relevanten anamnestischen Daten und psychodynamischen Überlegungen oder Verhaltensanalyse und systemischer Genese deutlich wird.

Unter Punkt 2 zur Symptomatik und zum psychischen Befund sind Angaben der Eltern und Bezugspersonen (gern auch in wörtlicher Rede) zusätzlich zu denen des Kindes oder der bzw. des Jugendlichen hilfreich und gegebenenfalls auch

Informationen aus der Schule. Auffälligkeiten bei der Kontaktaufnahme sind bei Kindern und Jugendlichen auch im Kontext mit relevanten Bezugspersonen informativ, sowohl bezüglich des Erscheinungsbildes der Familie als auch in der Interaktion der Familienmitglieder untereinander. Zur Einordnung der Symptomatik und des psychischen Befundes eines Kindes oder einer bzw. eines Jugendlichen und zur Indikationsstellung für eine psychotherapeutische Maßnahme sollte nicht nur auf das Krankheitsverständnis des Kindes oder der bzw. des Jugendlichen, sondern auch auf das seiner engen und relevanten Bezugspersonen eingegangen werden.

Die Ergebnisse testpsychologischer Untersuchungen sollten vor allem bei Störungen der schulischen Fertigkeiten im Kindesalter nicht fehlen, bei Jugendlichen ist eine Suchtanamnese notwendig. Wenn Berichte von Vorbehandlungen vorliegen, sollten diese nach Möglichkeit dem Antrag und Bericht im verschlossenen Umschlag beigefügt werden.

Außerdem sollen beim psychischen Befund eines Kindes (und evtl. auch bei Jugendlichen) nach Möglichkeit Bewertungen und Interpretationen von Bildern und Spielmaterialien oder Spielszenen einbezogen werden. Bei psychodynamischen Verfahren sollten Hinweise auf Widerstände und Abwehrmechanismen gegeben werden.

Unter Punkt 3 des Berichts soll der somatische Befund stichwortartig auf der Grundlage des Konsiliarberichts wiedergegeben werden. Es muss deutlich werden, dass die Psychotherapeutin oder der Psychotherapeut die somatischen Erkrankungen eines Kindes oder einer bzw. eines Jugendlichen kennt, diese bzgl. Ihrer Ausprägung und Schwere einordnen kann und Belastungen und Auswirkungen einer somatischen Erkrankung, Teilleistungsstörung oder Behinderung in seine Überlegungen zum Gesamtbehandlungsplan einbezogen hat. Insbesondere sollen dabei die aktuell vom Kind oder Jugendlichen eingenommenen Psychopharmaka genannt werden. An dieser Stelle sollen auch Vorbehandlungen und frühere Diagnosen mitgeteilt und bezüglich der erreichten Behandlungsziele eingeordnet und gegebenenfalls kritisch reflektiert werden. Vorhandene Vorbefunde sollten beigefügt werden.

Unter Punkt 4 des Berichts sollen die anamnestischen Angaben auf die störungsrelevanten Angaben zur Lebensgeschichte von Kindern oder Jugendlichen konzentriert werden und gegebenenfalls auch mit den behandlungsrelevanten Aspekten der Lebensgeschichte der leiblichen Eltern und engen Bezugspersonen zur Krankheitsanamnese und zum verfahrensspezifischen Krankheitsmodell (funktionales Bedingungsmodell bei VT, Psychodynamik bei TP und AP, Kommunikations- und Systemanalyse bei ST) in Beziehung gesetzt werden.

Die Beschreibung des funktionalen Bedingungsmodells, der individuellen Psychodynamik eines Krankheitsgeschehens oder der Kommunikations- und Systemanalyse eines individuellen Falles bezieht sich auf die Vorgaben zu den Grundlagen der Richtlinientherapien in der PT-RL (Kapitel 3.5.1 und Kapitel 5.10) und die in Kapitel 4.4.2 ausführlicher dargestellten Inhalte. Bei Richtlinientherapien mit Kindern und Jugendlichen sollten auch transgenerationale Aspekte eines Störungsbildes herausgearbeitet werden.

Unter Punkt 5 sollen die aus den Punkten 2, 3 und 4 des Berichtes ableitbaren ICD-Diagnosen endständig aufgelistet werden und durch differenzialdiagnostische Überlegungen ergänzt werden. Bei psychodynamischen Verfahren ist zusätzlich eine neurosenpsychologische Diagnose mit Beschreibung der Konfliktebenen und des strukturellen Störungsniveaus notwendig.

Der Behandlungsplan als Punkt 6 soll sich auf die Behandlung des Kindes oder der bzw. des Jugendlichen und zusätzlich auf die geplante Arbeit mit relevanten Bezugspersonen beziehen. Dabei sind wörtliche Zitate der von Kindern, Jugendlichen und ihren Bezugspersonen angegebenen Behandlungsziele sehr hilfreich. Die Therapieziele müssen individuell für den geplanten Behandlungsprozess dargestellt werden. Die stichwortartige Auflistung allgemeiner Ziele reicht nicht aus. Ohne Angabe der Behandlungsfrequenz ist eine Behandlungsplanung unvollständig. Bei Gruppentherapien und Kombinationsbehandlungen muss begründet werden, warum das Setting gewählt wird und eine kurze Darstellung des Gruppenkonzepts mit Zusammensetzung der Gruppe erfolgen. Die Prognose für die Behandlung ist mit Blick auf die Motivation und Umstellungsfähigkeit eines Kindes oder einer bzw. eines Jugendlichen, aber auch unter Berücksichtigung der voraussichtlichen Zusammenarbeit mit den Bezugspersonen und ihrer Veränderungsbereitschaft zu formulieren.

Bei Umwandlungs- und Fortführungsanträgen ist vor allem der bisherige Verlauf der Behandlungen sowohl bei der Arbeit mit Kindern oder Jugendlichen als auch mit Bezugspersonen darzustellen und gegebenenfalls durch psychodiagnostische Befunde zu ergänzen. Außerdem soll auf die Erreichung oder Nichterreichung von Therapiezielen eingegangen werden und von gegebenenfalls geänderten Behandlungszielen und -techniken, dem geplanten Behandlungsumfang sowie gegebenenfalls einem geplanten Behandlungsende berichtet werden.

Bei Fortführungsanträgen wird nach formaler Antragstellung der Psychotherapeutin oder des Psychotherapeuten unverzüglich von der zuständigen Krankenkasse mitgeteilt, ob eine Gutachterin oder ein Gutachter eingeschaltet werden soll oder nicht (siehe Kapitel 4.3 Antragsverfahren). Daher sollten Fortführungsanträge rechtzeitig vor dem Ende des ersten Behandlungsabschnitts einer LZT gestellt werden, um noch genügend Zeit zur Abfassung des Berichts ohne erzwungene Behandlungspause mit der Patientin oder dem Patienten zu haben.

Weitere Informationen zur Erstellung des Berichts an die Gutachterin oder den Gutachter finden sich auf dem „Leitfadens zum Erstellen des Berichts an die Gutachterin oder den Gutachter“ (PTV 3 siehe Anlage) oder in Kapitel 4.4.2.

6 Behandlung im Videosetting

Die Regelungen zur Behandlung von Patientinnen und Patienten per Video haben in den letzten Jahren einige Änderungen erfahren. Die ersten Regelungen sahen vor, dass der Erstkontakt persönlich erfolgen soll, um leichter ein Vertrauensverhältnis aufbauen zu können. Diese Regelungen wurden vom Gesetzgeber als nicht weitreichend genug angesehen, so dass mit dem Gesetz zur Beschleunigung der Digitalisierung des Gesundheitswesens (Digital-Gesetz – DigiG) in § 87 Absatz 2p SGB V der Auftrag an die Gemeinsame Selbstverwaltung erging, die Regelungen auszuweiten:

„Die Partner der Bundesmantelverträge vereinbaren bis zum 31. Dezember 2024 die erforderlichen Vorgaben für die Erbringung psychotherapeutischer Sprechstunden und probatorischer Sitzungen im Rahmen einer Videosprechstunde. Der Bewertungsausschuss überprüft auf Grundlage der Vereinbarung nach Satz 1 den einheitlichen Bewertungsmaßstab für ärztliche Leistungen und beschließt über erforderliche Anpassungen.“

In der Folge wurden u. a. die Regelungen in der Psychotherapie-Vereinbarung angepasst und die Möglichkeit geschaffen, Psychotherapeutische Sprechstunden und probatorische Sitzungen teilweise per Video erbringen zu können. Psychotherapeutische Sprechstunde und probatorische Sitzungen finden in einem Umfang von mindestens 50 Minuten grundsätzlich im persönlichen Kontakt statt. Abgewichen werden kann von dieser Regelung, wenn die Patientin oder der Patient dies wünscht und medizinische Gründe gegen einen unmittelbaren Kontakt sprechen (bspw. bei Immunsuppression). Sicherlich ist es sinnvoll, dass es sich bei den Präsenzsitzungen jeweils um die ersten Kontakte handelt, dort können dann auch die Rahmenbedingungen für die Videobehandlung abgesprochen werden.

§ 21 Videokonferenzen (PT-V)

(1) [1]Psychotherapeutische Leistungen können abweichend von § 1 Abs. 5 über Videositzungen erbracht werden, wenn die Leistung nicht den unmittelbaren persönlichen Kontakt erforderlich macht. [2]Die fachliche Entscheidung zur Durchführung einer psychotherapeutischen Leistung in einer Videositzung erfolgt durch die Psychotherapeutin oder den Psychotherapeuten gemeinsam mit der oder dem Versicherten unter Berücksichtigung des individuellen Krankheitsgeschehens und der Lebensumstände der oder des Versicherten.

(2) [1]Eingangsdiagnostik, Indikationsstellung und Aufklärung erfordern grundsätzlich den unmittelbaren persönlichen Kontakt zwischen Psychotherapeutin oder Psychotherapeut und Versicherter oder Versicherten. [2]Die Einbeziehung von Bezugspersonen in Videositzungen ist unabhängig der Anforderungen nach Absatz 3 zulässig.

(3) [1]Psychotherapeutische Sprechstunden nach § 11 Psychotherapie-Richtlinie finden in einem Umfang von mindestens 50 Minuten grundsätzlich im unmittelbaren persönlichen Kontakt statt. [2]Probatorische Sitzungen nach § 12 Psychotherapie-Richtlinie finden in einem Umfang von mindestens 50 Minuten grundsätzlich im unmittelbaren persönlichen Kontakt statt. [3]Es wird empfohlen, dass die erste Psychotherapeutische Sprechstunde sowie die erste probatorische Sitzung im unmittelbaren persönlichen Kontakt stattfinden. [4]Von den Sätzen 1 bis 3 kann in begründeten Fällen, insbesondere wenn dies die Patientin oder der Patient wünscht oder wenn dies medizinisch erforderlich ist, abgewichen werden.

Die Behandlung von Patientinnen und Patienten per Video setzt die vertragsärztlichen Vorgaben zur Leistungserbringung nicht aus, ergänzend wird in § 21 Absatz 4 PT-V noch einmal deutlich gemacht, dass eine mündliche Aufklärung zur Durchführung einer Videositzung und die Einholung einer Einwilligung vorgeschrieben sind. Zudem ist es erforderlich, dass zu Beginn mit der Patientin oder dem Patienten besprochen wird, wie im Fall von Verbindungsabbrüchen zu verfahren ist und wie vorgegangen werden soll, wenn sich Fremd- oder Selbstgefährdung ergeben sollte.

Vorgesehen ist zudem, dass mit der Patientin oder dem Patienten besprochen wird, wie ein störungsfreier Rahmen für die Videobehandlung zu schaffen ist (s. Absatz 5). Ziel ist es, dass die Patientin oder der Patient nicht durch die Anwesenheit einer weiteren Person in der eigenen Räumlichkeit gehemmt wird oder durch Ereignisse im Umfeld abgelenkt wird. Gleiches gilt für das Umfeld der Psychotherapeutin oder des Psychotherapeuten, denn es muss sichergestellt sein, dass das Vertrauen der Patientin oder des Patienten nicht erschüttert wird. Weitere Vorgaben der Psychotherapie-Vereinbarung stellen klar, dass die Behandlung per Video bzw. in Präsenz durch dieselbe Psychotherapeutin oder denselben Psychotherapeuten zu erfolgen hat; Ausnahmen bestehen hier jedoch insofern, als dass ein Therapeutenwechsel nicht ausgeschlossen wird. Sollte sich die Behandlung per Video für die Patientin oder den Patienten nicht als das richtige Format herausstellen, ist von der Psychotherapeutin oder dem Psychotherapeuten sicherzustellen, dass die Behandlung in Präsenz fortgeführt werden kann. Zusätzlich muss in Krisensituationen eine geeignete Weiterbehandlung ermöglicht werden.

§ 21 Videokonferenzen (PT-V)

(4) Die Psychotherapeutin oder der Psychotherapeut hat dafür Sorge zu tragen, dass spätestens zu Beginn der Durchführung einer psychotherapeutischen Leistung in einer Videositzung

1. die mündliche Aufklärung der Versicherten oder des Versicherten zur Durchführung einer Videositzung erfolgt und die Einwilligung zur Videositzung eingeholt wird,

2. Regelungen über einen alternativen Kontaktweg bei Verbindungsabbrüchen getroffen werden und

3. sofern erforderlich, Regelungen zum Vorgehen bei gegebenenfalls aufkommender Eigen- oder Fremdgefährdung getroffen werden.

(5) [1]Die Durchführung psychotherapeutischer Leistungen in Videositzungen erfolgt sowohl bei der Psychotherapeutin oder dem Psychotherapeuten als auch bei der Versicherten oder dem Versicherten in einer sicheren, störungsfreien Umgebung, die einen geschützten Raum ermöglicht. [2]Alle Teilnehmerinnen oder Teilnehmer der Videositzung müssen stets eindeutig mit einem Videobild erkennbar sein.

(6) [1]Psychotherapeutische Leistungen in Videositzungen können grundsätzlich nur durch diejenige Psychotherapeutin oder denjenigen Psychotherapeuten erbracht werden, die oder der die Versicherte oder den Versicherten auch im unmittelbaren persönlichen Kontakt behandelt. [2]Die Psychotherapeutin oder der Psychotherapeut hat sicherzustellen, dass die Behandlung bei gegebener Notwendigkeit im unmittelbaren persönlichen Kontakt durchgeführt werden kann. [3]Auch im Rahmen der Durchführung einer Psychotherapie in Videositzungen hat die Psychotherapeutin oder der Psychotherapeut im Krisenfall dafür Sorge zu tragen, dass eine geeignete Weiterbehandlung der oder des Versicherten gewährleistet ist, sofern dies medizinisch erforderlich ist.

Die Durchführung von Gruppentherapie ist ebenfalls per Video möglich, allerdings muss hier eine Höchstteilnehmerzahl von acht Teilnehmenden inklusive möglicher Bezugspersonen beachtet werden. Zudem ist vorgesehen, dass die Gruppenbehandlung per Video nur durch eine Psychotherapeutin oder einen Psychotherapeuten durchgeführt wird.

Abschließend wird in der Psychotherapie-Vereinbarung (Absatz 8) auf die Regelungen der Anlage 31b BMV-Ä verwiesen, die die technischen Voraussetzungen für eine telemedizinische Durchführung von Leistungen in der vertragsärztlichen Versorgung regelt. So wird dort beispielsweise ausgeführt, welche Voraussetzungen im Hinblick auf die Informationstechniksicherheit die telemedizinischen Anbieter erfüllen müssen, denn private, weit verbreitete Anwendungen dürfen aus datenschutzrechtlichen Gründen keinen Einsatz finden. Dies gilt auch für die Leistungserbringerinnen und Leistungserbringer, die im Hinblick auf die Sicherheit der Verarbeitung der Daten in den Praxisräumen und IT-Systemen bestimmte organisatorische und technische Maßnahmen einhalten müssen.

Zur Abrechnung der Videositzung wird auf das Kapitel 8 verwiesen.

§ 21 Videokonferenzen (PT-V)

(7) [1]Bei Gruppentherapien nach § 21 Abs. 1 Nr. 2 der Psychotherapie-Richtlinie sind Videositzungen abweichend von § 21 Abs. 1 Nr. 2 Satz 2 der Psychotherapie-Richtlinie nur durch eine Psychotherapeutin oder einen Psychotherapeuten durchführbar. [2]Bei gruppenpsychotherapeutischen Leistungen nach § 11a und § 21 Abs. 1 Nr. 2 der Psychotherapie-Richtlinie sind Videokonferenzen mit einer Gruppengröße von insgesamt bis zu neun Teilnehmerinnen oder Teilnehmer, einschließlich Patientinnen oder Patienten, Psychotherapeutin oder Psychotherapeut und gegebenenfalls einzubeziehender Bezugspersonen, zulässig.

(8) Die Vereinbarung über die Anforderungen an die technischen Verfahren zur Videosprechstunde (Anlage 31b zum Bundesmantelvertrag – Ärzte) gilt für die Durchführung von psychotherapeutischen Leistungen über Videositzungen entsprechend; insbesondere die Regelungen zu den „Anforderungen an die Teilnehmer zur Durchführung der Videosprechstunde“ (§ 3 der Anlage 31b zum BMV-Ä) und zu den „Anforderungen an den Vertragsarzt“ (§ 4 der Anlage 31b zum BMV-Ä) sind zu berücksichtigen.

7 Psychosomatische Grundversorgung

Das Wichtigste in Kürze

Maßnahmen der psychosomatischen Grundversorgung

- setzen voraus, dass psychische Faktoren an einem komplexen Krankheitsgeschehen ursächlich beteiligt sind,
- bestehen aus verbalen sowie übenden und suggestiven Interventionen,
- dürfen als verbale Interventionen nur durch Ärztinnen und Ärzte durchgeführt werden, die eine entsprechende fachliche Befähigung nachgewiesen haben,
- dürfen als übende und suggestive Interventionen auch von Psychologischen Psychotherapeutinnen und -therapeuten, Fachpsychotherapeutinnen und -therapeuten für Erwachsene sowie Kinder und Jugendliche und von Kinder- und Jugendlichenpsychotherapeutinnen und -therapeuten erbracht werden, die eine entsprechende fachliche Befähigung nachgewiesen haben.
- setzen bei übenden und suggestiven Interventionen mit Kindern und Jugendlichen den Fachkundenachweis oder eine Qualifikation zur psychotherapeutischen Behandlung von Kindern und Jugendlichen und den Nachweis von Kenntnissen und Fertigkeiten in den jeweiligen Interventionen voraus.

Maßnahmen der psychosomatischen Grundversorgung gehören zu den psychotherapeutischen Leistungen nach § 1 Abs. 1 PT-RL Wie für alle psychotherapeutischen Leistungen in der PT-RL gelten für diese auch die Bedingungen der Notwendigkeit, Zweckmäßigkeit und Wirtschaftlichkeit der Leistungen gemäß § 12 SGB V. Zur Durchführung der psychosomatischen Grundversorgung ist die persönliche Leistungserbringung der Ärztinnen und Ärzte sowie Psychotherapeutinnen und -therapeuten in ihren Praxisräumen erforderlich.

§ 1 (PT-V)

(4) Für Leistungen nach der Psychotherapie-Richtlinie einschließlich der psychologischen Testverfahren und für die psychosomatische Grundversorgung gelten die Grundsätze der Notwendigkeit, Zweckmäßigkeit und Wirtschaftlichkeit der Behandlung, auch hinsichtlich ihres Umfanges gemäß § 12 SGB V (Wirtschaftlichkeitsgebot).

(5) Leistungen nach der Psychotherapie-Richtlinie in der vertragsärztlichen Versorgung finden grundsätzlich im unmittelbaren persönlichen Kontakt statt und werden grundsätzlich in den Praxisräumen der Psychotherapeutin oder des Psychotherapeuten erbracht.

Psychosomatische Grundversorgung mit verbalen sowie übenden und suggestiven Interventionen soll sowohl bei akuten seelischen Krisen als auch bei chronischen Krankheiten und Behinderungen zur Anwendung kommen. Krankheitszustände sollen von dafür qualifizierten Ärztinnen oder Ärzten bezüglich ihrer psychischen, somatischen und psychosozialen Anteile gewichtet und differenzialdiagnostisch beurteilt werden.

§ 24 Allgemeines (PT-RL)

(3) Die begrenzte Zielsetzung der psychosomatischen Grundversorgung strebt eine an der aktuellen Krankheitssituation orientierte seelische Krankenbehandlung an; sie kann während der Behandlung von somatischen, funktionellen und psychischen Störungen von Krankheitswert als verbale Intervention oder als Anwendung übender und suggestiver Interventionen von der behandelnden Ärztin oder dem behandelnden Arzt durchgeführt werden.

Voraussetzung für die Anwendung psychosomatischer Grundversorgung ist die Feststellung oder Annahme primär somatisch orientierter Ärztinnen oder Ärzte, dass psychische Faktoren ursächlich am Krankheitsgeschehen einer Patientin oder eines Patienten beteiligt sind. Maßnahmen der psychosomatischen Grundversorgung sollen mit den psychosomatischen Interventionen in eine übergeordnete somatopsychische Behandlungsstrategie eingebettet sein und begrenzte Behandlungsziele verfolgen. Neben differenzialdiagnostischer Klärung psychischer, funktioneller oder psychosomatischer Symptome soll eine verbale oder eine übende und suggestive Intervention im Rahmen einer somatopsychischen Gesamtbehandlungsstrategie durchgeführt werden und gegebenenfalls eine Indikationsstellung für eine Psychotherapie erfolgen.

§ 24 Allgemeines (PT-RL)

(2) [1]Die psychosomatische Grundversorgung kann nur im Rahmen einer übergeordneten somatopsychischen Behandlungsstrategie Anwendung finden. [2]Voraussetzung ist, dass die Ärztin oder der Arzt die ursächliche Beteiligung psychischer Faktoren an einem komplexen Krankheitsgeschehen festgestellt hat oder aufgrund ihrer oder seiner ärztlichen Erfahrung diese als wahrscheinlich annehmen muss. [3]Ziel der psychosomatischen Grundversorgung ist eine möglichst frühzeitige differentialdiagnostische Klärung komplexer Krankheitsbilder, eine verbale oder übende Basistherapie psychischer, funktioneller und psychosomatischer Erkrankungen durch die primär somatisch orientierte Ärztin oder den primär somatisch orientierten Arzt und gegebenenfalls die Indikationsstellung zur Einleitung einer ätiologisch orientierten Psychotherapie.

Ärztinnen und Ärzte benötigen folgende Qualifikation nach § 7 Abs. 1-5 PT-V zur Durchführung psychosomatischer Grundversorgung und zur Abrechnung der entsprechenden EBM-Leistungen:

§ 7 Fachliche Befähigung für Maßnahmen der psychosomatischen Grundversorgung (PT-V)

(1) [1]Die fachliche Befähigung für die differentialdiagnostische Klärung und der verbalen Interventionen bei psychosomatischen Krankheitszuständen als Maßnahmen der psychosomatischen Grundversorgung wird nachgewiesen durch eine Facharztanerkennung im Gebiet Psychosomatische Medizin und Psychotherapie oder Psychiatrie und Psychotherapie oder Kinder- und Jugendpsychiatrie und -psychotherapie oder durch eine Facharztanerkennung in einem Gebiet der unmittelbaren Patientenversorgung gemäß § 2a Abs. 6 der (Muster-)Weiterbildungsordnung der Ärztinnen und Ärzte in der jeweils aktuell gültigen Fassung in Verbindung mit Weiterbildungszeugnissen, die Kenntnisse in einer psychosomatisch orientierten Krankheitslehre, reflektierte Erfahrungen über die Psychodynamik und therapeutische Relevanz der Patient-Arzt-Beziehung und Fertigkeiten in verbalen Interventionstechniken als Behandlungsmaßnahme belegen. [2]Aus den Zeugnissen und Bescheinigungen muss hervorgehen, dass entsprechende Kenntnisse, Erfahrungen und Fertigkeiten in einem Umfang von insgesamt mindestens 80 Stunden erworben wurden. [3]Im Rahmen der Gesamtdauer müssen

1. 20 Stunden theoretische Grundlagen,
2. 30 Stunden ärztliche Gesprächsführung mit verbalen Interventionstechniken und
3. 30 Stunden Reflexion der Patient-Arzt-Beziehung durch kontinuierliche Arbeit in Balint- oder patientenbezogenen Selbsterfahrungsgruppen in regelmäßigen Abständen über einen Zeitraum von mindestens drei Monaten

gesondert nachgewiesen werden.

[4]Die Kenntnisse, Erfahrungen und Fertigkeiten müssen in einem von einer Ärztekammer anerkannten Weiterbildungskurs erworben worden sein, der den Vorgaben des (Muster-) Kursbuchs Psychosomatische Grundversorgung der Bundesärztekammer in der jeweils gültigen Fassung entspricht.

Zur Durchführung von Maßnahmen der psychosomatischen Grundversorgung mit Kindern und Jugendlichen müssen Ärztinnen und Ärzte die oben aufgeführten Voraussetzungen ebenfalls erfüllen und insbesondere eine spezifische Qualifikation für die Behandlung von Kindern und Jugendlichen mit verbalen Interventionen und für übende und suggestive Interventionen mit Kindern und Jugendlichen nachweisen.

7.1 Verbale Interventionen

Verbale Interventionen der psychosomatischen Grundversorgung dürfen nur von entsprechend qualifizierten Ärztinnen und Ärzten (siehe oben § 7 Abs. 1 PT-V) durchgeführt werden. Unter verbalen Interventionen wird eine besondere Form der ärztlichen Gesprächsführung mit einem inhaltlich strukturierten Konzept verstanden, bei dem die Introspektion von Patientinnen oder Patienten und deren Einsicht in psychosomatische Zusammenhänge gefördert werden soll. Mögliche psychosomatische Zusammenhänge sollen erarbeitet und reflektiert werden und Einflussfaktoren, insbesondere relevanter Beziehungen, auf die aktuelle Lebenssituation einer Patientin oder eines Patienten durch verbale Interventionen verändert werden. Dabei kommt der Reflexion der Arzt-Patient-Beziehung und der Förderung von Bewältigungsstrategien der Patientin oder des Patienten besondere Bedeutung zu. Die Technik der Gesprächsführung bei verbalen Interventionen ist in der PT-RL folgendermaßen beschrieben:

§ 25 Verbale Interventionen (PT-RL)

(1) [1]Die verbalen Interventionen orientieren sich in der psychosomatischen Grundversorgung an der jeweils aktuellen Krankheitssituation; sie fußen auf einer systematischen, die Introspektion fördernden Gesprächsführung und suchen Einsichten in psychosomatische Zusammenhänge des Krankheitsgeschehens und in die Bedeutung pathogener Beziehungen zu vermitteln. [2]Die Ärztin oder der Arzt berücksichtigt und nutzt dabei die krankheitsspezifischen Interaktionen mit der Patientin oder dem Patienten, in denen die seelische Krankheit sich darstellt. [3]Darüber hinaus wird angestrebt, Bewältigungsfähigkeiten der Patientin oder des Patienten, eventuell unter Einschaltung der relevanten Bezugspersonen aus dem engeren Umfeld, aufzubauen.

Verbale Interventionen dürfen nur in Einzelbehandlungen durchgeführt werden. Sie können in begrenztem Umfang und für kurze Zeit bei akuten seelischen Störungen oder niederfrequent bei chronischen Erkrankungen Anwendung finden. Dabei sollten nicht nur einmalige, sondern mehrmalige und kontinuierliche Interventionen erfolgen. Verbale Interventionen sind in derselben Sitzung parallel zu einer Richtlinientherapie nach § 15 PT-RL und parallel zu übenden oder suggestiven Interventionen ausgeschlossen.

§ 25 Verbale Interventionen (PT-RL)

(2) [1]Die verbalen Interventionen können nur in Einzelbehandlungen durchgeführt und nicht mit übenden oder suggestiven Interventionen in derselben Sitzung kombiniert werden; sie können in begrenztem Umfang sowohl über einen kürzeren Zeitraum als auch im Verlauf chronischer Erkrankungen über

einen längeren Zeitraum niederfrequent Anwendung finden, wenn eine ätiologisch orientierte Psychotherapie nach § 15 nicht indiziert ist. [2]Die Durchführung von Maßnahmen nach § 25 ist neben der Anwendung psychotherapeutischer Verfahren nach § 15 ausgeschlossen.

7.2 Übende und suggestive Interventionen

Im Gegensatz zu den verbalen Interventionen können übende und suggestive Interventionen von Ärztinnen und Ärzten mit der Qualifikation nach § 7 Abs. 1 PT-V und von Psychologischen Psychotherapeutinnen und -therapeuten, Fachpsychotherapeutinnen und -therapeuten für Erwachsene sowie für Kinder und Jugendliche oder von Kinder- und Jugendlichenpsychotherapeutinnen und -therapeuten durchgeführt werden.

Die Qualifikationsvoraussetzungen für übende und suggestive Interventionen sind in § 7 Abs. 2-5 PT-V festgelegt:

(2) Die fachliche Befähigung für Autogenes Training (AT) als Maßnahme der Psychosomatischen Grundversorgung wird nachgewiesen durch:

1. Aus- oder Weiterbildungszeugnisse, die eingehende Kenntnisse, Erfahrungen und Fertigkeiten in AT als Einzel- und Gruppenbehandlung belegen.

oder

2. Nachweis der erfolgreichen Teilnahme an zwei durch Ärzte- oder Psychotherapeutenkammern zertifizierten Fortbildungsveranstaltungen in AT im Abstand von mindestens drei Monaten und im Umfang von jeweils mindestens 16 Stunden.

(3) Die fachliche Befähigung für Progressive Muskelrelaxation nach Jacobson (PMR) als Maßnahme der Psychosomatischen Grundversorgung wird nachgewiesen durch:

1. Aus- oder Weiterbildungszeugnisse, die eingehende Kenntnisse, Erfahrungen und Fertigkeiten in PMR als Einzel- und Gruppenbehandlung belegen.

oder

2. Nachweis der erfolgreichen Teilnahme an zwei durch Ärzte- oder Psychotherapeutenkammern zertifizierten Fortbildungsveranstaltungen in PMR im Abstand von mindestens drei Monaten und im Umfang von jeweils mindestens 16 Stunden.

(4) Die fachliche Befähigung für Hypnose als Maßnahme der Psychosomatischen Grundversorgung wird nachgewiesen durch:

1. Aus- oder Weiterbildungszeugnisse, die eingehende Kenntnisse, Erfahrungen und Fertigkeiten in Hypnose als Einzelbehandlung belegen.

oder

2. Nachweis der erfolgreichen Teilnahme an zwei durch Ärzte- oder Psychotherapeutenkammern zertifizierten Fortbildungsveranstaltungen in Hypnose im Abstand von mindestens drei Monaten und im Umfang von jeweils mindestens 16 Stunden.

(5) Voraussetzung für eine Genehmigung nach den Absätzen 2 bis 4 ist bei Psychotherapeutinnen oder Psychotherapeuten der Nachweis einer fachlichen Befähigung in einem Psychotherapieverfahren bei Erwachsenen oder in einem Psychotherapieverfahren bei Kindern und Jugendlichen oder bei Fachärztinnen oder Fachärzten der Nachweis der fachlichen Befähigung nach Absatz 1.

Übende und suggestive Interventionen der psychosomatischen Grundversorgung mit Kindern und Jugendlichen können von Kinder- und Jugendlichenpsychotherapeutinnen und -psychotherapeuten sowie Psychologischen Psychotherapeutinnen und -therapeuten und Fachpsychotherapeutinnen und Fachpsychotherapeuten mit Fachkundenachweis für die Behandlung von Kindern und Jugendlichen und von Ärztinnen und Ärzten mit der fachlichen Befähigung nach § 7 Abs. 1 PT-V mit spezifischer Qualifikation für die Behandlung von Kindern und Jugendlichen durchgeführt werden.

Die Entspannungsverfahren (Autogenes Training und Relaxationsbehandlung nach Jacobson) können entweder im Einzel- oder im Gruppensetting oder in Kombination angeboten werden. Dabei ist eine Gruppengröße von zwei bis zehn Patientinnen und Patienten mit einer Psychotherapeutin oder einem Psychotherapeuten möglich. Die Anwendung von Hypnose ist nur als Einzelbehandlung zulässig. Eine Kombination übender und suggestiver Interventionen mit einer Richtlinientherapie nach § 15 PT-RL ist bei Verhaltenstherapie und Systemischer Therapie zulässig. Im Rahmen der psychoanalytisch begründeten Verfahren nach § 16 PT-RL sind übende und suggestive Interventionen ausgeschlossen.

§ 26 Übende und suggestive Interventionen (PT-RL)

(1) [1]Psychosomatische Grundversorgung kann auch durch übende und suggestive Interventionen unter Einschluss von Instruktionen und von Bearbeitung therapeutisch bedeutsamer Phänomene erfolgen. [2]Dabei können folgende Interventionen zur Anwendung kommen:

1. Autogenes Training als Einzel- oder Gruppenbehandlung (Unterstufe),
2. Jacobsonsche Relaxationstherapie als Einzel- oder Gruppenbehandlung,
3. Hypnose in Einzelbehandlung.

[3]Diese Interventionen dürfen während einer tiefenpsychologisch fundierten oder analytischen Psychotherapie grundsätzlich nicht angewendet werden.

(2) [1]Die Maßnahmen der psychosomatischen Grundversorgung gemäß Absatz 1 Nummer 1 und 2 sind auch als Gruppenbehandlung mit mindestens zwei bis höchstens zehn Patientinnen und Patienten durchführbar. [2]Eine Kombination von Einzel- und Gruppenbehandlung ist möglich.

Delegation: Übende und suggestive Verfahren setzen eine persönliche Leistungserbringung voraus, können aber von Psychotherapeutinnen und Psychotherapeuten unter bestimmten Bedingungen auch delegiert werden.[35] Eine persönliche Leistungserbringung ist auch dann gegeben, wenn übende und suggestive Verfahren von genehmigten Assistentinnen und Assistenten sowie angestellten Ärztinnen und Ärzten gemäß § 32b Ärzte-ZV mit entsprechender Qualifikation durchgeführt werden und der Praxisinhaberin oder dem Praxisinhaber zugerechnet werden können. Die durchführenden Personen müssen als Psychotherapeutin oder Psychotherapeut approbiert sein und die Weiterbildung oder die fachliche Befähigung nach § 7 PT-V besitzen. Die delegierende Psychotherapeutin oder der delegierende Psychotherapeut muss während der Durchführung der übenden und suggestiven Interventionen in der Nähe sein. Eine Delegation an andere Personen ist ausgeschlossen.

Behandlungsumfang: In der PT-RL ist der mögliche Behandlungsumfang für übende und suggestive Interventionen sowohl für Einzelbehandlungen als auch für Gruppenbehandlungen und unabhängig vom Alter der Patientinnen und Patienten mit 12 Sitzungen (Dauer mindestens 25 Min.) angegeben. Es kann im Behandlungsfall in der Regel nur eine Art der Intervention erfolgen.

§ 31 Behandlungsumfang bei übenden und suggestiven Interventionen (PT-RL)

[1]Für übende und suggestive Interventionen gelten folgende Begrenzungen:

a) Autogenes Training (§ 26 Absatz 1 Satz 2 Nummer 1) einzeln und in Gruppen bis 12 Sitzungen

b) Jacobsonsche Relaxationstherapie (§ 26 Absatz 1 Satz 2 Nummer 2) einzeln und in Gruppen bis 12 Sitzungen

c) Hypnose (§ 26 Absatz 1 Satz 2 Nummer 3) bis 12 Sitzungen (nur Einzelbehandlung)

[2]Von diesen Interventionen kann in der Regel im Behandlungsfall nur eine zur Anwendung kommen.

35 *LSG Baden-Württemberg*, Urt. v. 25.9.2013, L 5 KA 4911/10.

8 Abrechnung der Leistungen nach der Psychotherapie-Richtlinie

In diesem Kapitel wird die Abrechnung der Leistungen der PT-RL unter Berücksichtigung der Regelungen der PT-V zur Durchführung dieser Leistungen beschrieben. Die PT-RL gibt den Rahmen vor, die PT-V (als Anlage 1 des BMV-Ä) ergänzt diesen Rahmen, z. B. durch Regelungen für zusätzliche Kontingente für den Einbezug von Bezugspersonen oder zur Begrenzung der Abrechnung von Testverfahren. Im Einheitlichen Bewertungsmaßstab (EBM) sind alle Leistungen der PT-RL und PT-V in Kapitel 35 zusammengefasst. Die folgende Darstellung beschränkt sich auf die Leistungen dieses EBM-Kapitels. Weitere Leistungen, die von Psychotherapeutinnen und Psychotherapeuten abgerechnet werden können und die nicht durch die PT-RL und PT-V vorgegeben sind (wie z. B. die Gesprächsleistungen der EBM-Nummern 22220 oder 23220), finden sich in anderen Kapiteln des EBM, insbesondere in den arztgruppenspezifischen Kapiteln. In den Präambeln der arztgruppenspezifischen EBM-Kapitel wird angegeben, welche Leistungen die jeweilige Arztgruppe abrechnen darf und welche weiteren Voraussetzungen gelten. Wegepauschalen, die in Zusammenhang mit Besuchen anfallen, sind kein Bestandteil des EBM. Sie werden zwischen den KVen und den Krankenkassen auf Landesebene vereinbart. Der EBM ist die verbindliche Abrechnungsgrundlage für Vertragsärztinnen und Vertragsärzte sowie Vertragspsychotherapeutinnen und Vertragspsychotherapeuten. Den Leistungen ist jeweils eine (meist fünfstellige) Gebührenordnungsposition (GOP) zugeordnet. Um Verwechslungen mit der Abkürzung „GOP" für die „Gebührenordnung für Psychotherapeuten" zu vermeiden, werden nachfolgend die EBM-Gebührenordnungspositionen mit „Nummer" bzw. abgekürzt mit „Nr." bezeichnet.

8.1 Grundlagen zum Verständnis des EBM

Definitionsgemäß bestimmt der EBM „den Inhalt der berechnungsfähigen Leistungen und ihr wertmäßiges, in Punkten ausgedrücktes Verhältnis zueinander" (EBM, Nr. 1 Allgemeine Bestimmungen). Die Leistungen gliedern sich in Grundleistungen, fachgebietsbezogene Leistungen der hausärztlichen und der fachärztlichen Versorgung, an Qualifikationen gebundene arztgruppenübergreifende spezielle Gebührenordnungspositionen und Kostenpauschalen. Außerdem enthält der EBM verschiedene Anhänge und ein Kapitel für Leistungen der ambulanten spezialfachärztlichen Versorgung. Hier die Gliederung in der Übersicht:

I: Allgemeine Bestimmungen
II: Arztgruppenübergreifende allgemeine Leistungen
III: Arztgruppenspezifische Leistungen
- a) Hausärztlicher Versorgungsbereich
- b) Fachärztlicher Versorgungsbereich

IV: Arztgruppenübergreifende spezielle Leistungen
V: Kostenpauschalen
VI: Anhänge
VII: Leistungen der ambulanten spezialfachärztlichen Versorgung (ASV)

Der EBM ist nach § 87 Abs. 1 Satz 1 SGB V Bestandteil des Bundesmantelvertrags (BMV-Ä). Er wird vom Bewertungsausschuss als Gremium der gemeinsamen Selbstverwaltung, bestehend aus Vertreterinnen und Vertretern der KBV und des GKV-Spitzenverbandes, beschlossen.

Im EBM sind die Leistungen mit Punkten bewertet. Die Vergütung einer Leistung ergibt sich aus der Multiplikation der Punktzahl mit einem Punktwert. Ein bundeseinheitlicher Punktwert (Orientierungswert) in Euro wird vom Bewertungsausschuss jährlich bis zum 31. August für das Folgejahr festgelegt. Dabei sollen sich die für Arztpraxen relevanten Kostenentwicklungen, auch im Sinne von Kosteneinsparungen durch z. B. die Berücksichtigung von Wirtschaftlichkeitsreserven, widerspiegeln. Bei extrabudgetären Leistungen (d. h. solchen, die aufgrund gesetzlicher Regelungen oder durch Empfehlungen des Bewertungsausschusses für die regionalen Vertragspartner keiner Budgetierung unterliegen) entspricht der Punktwert in der Regel dem Orientierungswert. Die überwiegende Anzahl von Leistungen wird jedoch nicht extrabudgetär vergütet, sondern entsprechend den Honorarverträgen zwischen KVen und Krankenkassen auf regionaler Ebene oder entsprechend dem Honorarverteilungsmaßstab einer KV im Rahmen der budgetierten Gesamtvergütung. Die Punktwerte dieser Leistungen sind, sofern die Verträge auf regionaler Ebene nichts anderes bestimmen, „floatend“, d. h. abhängig von der Abrechnungsmenge der jeweiligen Arztgruppe in einem Quartal. Übersteigt die tatsächliche, quartalsbezogene Abrechnungsmenge (Punktzahlmenge) das zur Verfügung stehende Abrechnungsvolumen, was häufig der Fall ist, werden die Leistungen nicht in voller Höhe, sondern abgestaffelt, d. h. mit niedrigeren Punktwerten, vergütet.

Der überwiegende Teil der Leistungen der PT-RL wird extrabudgetär vergütet (Psychotherapeutische Sprechstunde, Gruppenpsychotherapeutische Grundversorgung, Psychotherapeutische Akutbehandlung, probatorische Sitzungen, genehmigungspflichtige Leistungen).

Mit Ausnahme der genehmigungspflichtigen Leistungen der Psychotherapie unterliegen grundsätzlich alle psychotherapeutischen Leistungen der Wirtschaftlichkeitsprüfung nach den §§ 106 bis 106d SGB V. Auf Wirtschaftlichkeit geprüft werden können zum einen ärztliche/psychotherapeutische Leistungen, zum anderen verordnete Leistungen. Die Prüfung bezieht sich auf die Frage, ob sie zu häufig abgerechnet worden sind. Die Wirtschaftlichkeitsprüfung erfolgt nach regionalen, zwischen der KV und den Krankenkassen vereinbarten, Richtlinien auf Grundlage von Rahmenempfehlungen der KBV und des GKV-Spitzenverbandes.

Eine nachträgliche Wirtschaftlichkeitsprüfung genehmigter psychotherapeutischer Leistungen entfällt, denn „Bestätigt die Krankenkasse ihre Leistungspflicht für Psychotherapie aufgrund eines Antragsverfahrens, wird eine zusätzliche Wirtschaftlichkeitsprüfung für die bewilligte Psychotherapie nicht durchgeführt." (§ 13 Abs. 7 PT-V) Aufgrund dieser Regelung wird häufig auch von einer „vorgezogenen Wirtschaftlichkeitsprüfung" gesprochen.

Von der Wirtschaftlichkeitsprüfung zu unterscheiden ist die Plausibilitätsprüfung nach § 106d Abs. 2 SGB V. Konkretisiert wird die Plausibilitätsprüfung in den „Richtlinien zum Inhalt und zur Durchführung der Prüfungen gemäß § 106d Abs. 6 SGB V – (Abrechnungsprüfungs-Richtlinien)" von KBV und GKV-Spitzenverband. Nach der gesetzlichen Vorgabe ist „insbesondere der Umfang der je Tag abgerechneten Leistungen im Hinblick auf den damit verbundenen Zeitaufwand" Gegenstand der Plausibilitätsprüfung. Die Formulierung „insbesondere" bedeutet, dass bei der Plausibilitätsprüfung Abrechnungsauffälligkeiten jeglicher Art Gegenstand der Prüfung sein können.

Die Bewertung der Leistungen hängt von kalkulatorischen Vorgaben ab, im Wesentlichen vom normativ festgelegten jährlichen „Arztlohn" (AL). Bei der Bewertung einer Leistung wird der auf eine Minute heruntergerechnete Arztlohn multipliziert mit der Anzahl der Minuten, die zur Erbringung der Leistung angenommen wird („Kalkulationszeit"). Hinzu kommt ein Anteil für die „technischen Leistungen" (TL), d. h. die durchschnittlichen Praxiskosten der jeweiligen Arztgruppe. Auch diese Kosten werden auf die Minute heruntergerechnet und bei der Bewertung einer Leistung mit der Kalkulationszeit multipliziert. Die Praxiskosten werden in regelmäßigen Abständen aus den Kostenstrukturanalysen des Statistischen Bundesamtes ermittelt.

Die allgemeinen Bestimmungen des EBM enthalten die grundsätzlichen Voraussetzungen für die Abrechnung einer Leistung. So ist z. B. eine Leistung erst dann berechnungsfähig, wenn der Leistungsinhalt vollständig erbracht worden ist. „Die Vollständigkeit der Leistungserbringung ist gegeben, wenn die obligaten Leistungsinhalte erbracht worden sind und die in den Präambeln, Leistungslegenden und Anmerkungen aufgeführten Dokumentationspflichten – auch die der Patienten- bzw. Prozedurenklassifikation (z. B. OPS, ICD-10-GM) – erfüllt, sowie die erbrachten Leistungen dokumentiert sind." (EBM, Allg. Best. 2.1).

Beispiel für eine „vollständige" Leistungserbringung
Eine Sitzung einer KZT 1 wird in zwei Hälften von je mindestens 25 Minuten geteilt. Die Sitzung kann erst dann abgerechnet werden, wenn die zweite Hälfte erbracht wurde, und zwar mit dem Datum der zweiten Sitzung. Dies gilt auch dann, wenn in der Zwischenzeit Sitzungen mit mindestens 50 Minuten durchgeführt worden sind.

Der Inhalt einer Leistung wird bei jeder Gebührenordnungsposition beschrieben. Oft teilt er sich in einen obligatorischen und einen fakultativen Leistungsinhalt. Bei der Abrechnung einer Gebührenordnungsposition sind außerdem die aufgeführten Abrechnungsbestimmungen zu beachten. Sie können sich auf die

Mindestdauer, die maximale Anzahl in einem bestimmten Zeitraum oder auf Abrechnungsausschlüsse beziehen.

Die wichtigsten Begriffe sind:

- **Nicht neben**
  Ist eine Leistung nicht neben einer anderen abrechenbar, bezieht sich das auf denselben Arzt-Patienten-Kontakt. Dies bedeutet, dass zwei Kontakte zu unterschiedlichen Tageszeiten nicht unter diesen Ausschluss fallen. Um Missverständnisse bei der Quartalsabrechnung zu vermeiden, empfiehlt es sich, die Leistungen mit der Angabe der Uhrzeit zu versehen. Abbildung 2 am Ende dieses Kapitels bietet eine Übersicht der wichtigsten Abrechnungsausschlüsse.
- **Behandlungsfall**
  Der Behandlungsfall ist nach BMV-Ä die gesamte von derselben Arztpraxis (Einzelpraxis, Berufsausübungsgemeinschaft, MVZ) innerhalb eines Quartals an der- oder demselben Versicherten ambulant zulasten derselben Krankenkasse vorgenommene Behandlung.
- **Krankheitsfall**
  Der Krankheitsfall umfasst das aktuelle sowie die nachfolgenden drei Quartale, die der Abrechnung der Leistung folgen (Beispiele s. u.).
- **Arztfall**
  Im Unterschied zum Behandlungsfall bezieht sich die Abrechnung nicht auf die Praxis, sondern auf die einzelnen ärztlichen und psychotherapeutischen Leistungserbringenden. Diese Bestimmung kommt bei Praxiskooperationen zum Tragen.
- **Arzt-Patienten-Kontakt**
  Unterschieden wird zwischen dem „persönlichen Arzt-Patienten-Kontakt“ und dem „anderen Arzt-Patienten-Kontakt“. Ersterer erfordert die direkte Interaktion zwischen Ärztin oder Arzt und Patientin oder Patient in derselben Räumlichkeit. Der „andere Arzt-Patienten-Kontakt“ erfordert mindestens einen telefonischen Kontakt bzw. einen Kontakt im Rahmen der Videosprechstunde. Ein „mittelbarer anderer Arzt-Patienten-Kontakt“ ist der Kontakt mit einer Bezugsperson, wobei hier keine Voraussetzung ist, dass alle Beteiligten am selben Ort interagieren.

Den EBM-Kapiteln der Arztgruppen sind Präambeln vorangestellt, die Vorgaben zur Abrechnung der Leistungen des entsprechenden Kapitels enthalten. So werden z. B. in der Präambel des Kapitels 23 abschließend die Leistungsbereiche und Leistungen aufgeführt, die von psychotherapeutisch tätigen Ärztinnen oder Ärzten, Psychologischen Psychotherapeutinnen oder Psychotherapeuten, Kinder- und Jugendlichenpsychotherapeutinnen oder -psychotherapeuten sowie Fachpsychotherapeutinnen und Fachpsychotherapeuten abgerechnet werden können.

Die fachärztliche Grundversorgung wird in der Weise gefördert, dass Behandlungsfälle, die ausschließlich Leistungen der fachärztlichen Grundversorgung beinhalten, Zuschläge erhalten. Technisch wurde dies so umgesetzt, dass zunächst die Leistungen, die nicht der Grundversorgung zuzurechnen sind, entsprechend gekennzeichnet wurden. Sie sind im Anhang 3 des EBM mit einem Stern („*“) versehen. So ist z. B. die Psychotherapeutische Sprechstunde der fachärztlichen Grundversorgung zugeordnet, die Psychotherapeutische Akutbehandlung dagegen nicht. Behandlungsfälle, die ausschließlich Leistungen dieser Grundversorgung enthalten, erhalten einen Zuschlag zur „Förderung der fachärztlichen Grundversorgung“ (PFG). Der Zuschlag wird von der KV automatisch der Abrechnung hinzugefügt, muss also nicht aktiv abgerechnet werden. Der Zuschlag besteht aus zwei EBM-Nummern, die miteinander gekoppelt und je Arztgruppe unterschiedlich bewertet sind.

Beispielsweise ist beim EBM-Kapitel 23 die EBM-Nr. 23216 der „Zuschlag für die psychotherapeutische Grundversorgung“ und wird mit 170 Punkten bewertet. Der damit gekoppelte Zuschlag nach der EBM-Nr. 23218 wird mit 46 Punkten bewertet. Die EBM-Nr. 23218 wird (jedenfalls derzeit) extrabudgetär vergütet.

Abrechnungsbeispiel 1
Beim neuen Patienten B wurden von einer Psychologischen Psychotherapeutin im ersten Quartal eines Jahres insgesamt einmal die Grundpauschale nach der EBM-Nr. 23211, sechsmal die Psychotherapeutische Sprechstunde nach der EBM-Nr. 35151, zweimal die probatorische Sitzung nach der EBM-Nr. 35150, einmal die Erstellung der biografischen Anamnese nach der EBM-Nr. 35140 und dreimal die Testleistung nach der EBM-Nr. 35600 abgerechnet. Da es sich bei diesem Behandlungsfall ausschließlich um Leistungen der fachärztlichen Grundversorgung handelt, fügt die KV automatisch die EBM-Nr. 23216, die mit 170 Punkten bewertet ist, und die EBM-Nr. 23218, die mit 46 Punkten bewertet ist, der Abrechnung hinzu.

Abrechnungsbeispiel 2
Bei Patientin N wurden von einem Facharzt für Psychosomatische Medizin und Psychotherapie im dritten Quartal eines Jahres insgesamt einmal die Grundpauschale nach der EBM-Nr. 22211, viermal die Psychotherapeutische Sprechstunde nach der EBM-Nr. 35151, dreimal die Testleistung nach der EBM-Nr. 35600, dreimal die probatorische Sitzung nach der EBM-Nr. 35150 und einmal die EBM-Nr. 35131 für einen Bericht an den Gutachter abgerechnet. Bei diesem Behandlungsfall führt die Abrechnung des Berichts an den Gutachter, der nach Anhang 3 des EBM nicht der fachärztlichen Grundversorgung zugerechnet wird, dazu, dass keine PFG zugeschlagen wird.

Im Folgenden werden die wichtigsten Regeln zur Abrechnung der Leistungen nach der PT-RL und entsprechend der Konkretisierungen in der PT-V (EBM-Kapitel 35) vorgestellt. Sofern sich die Abrechnung auch auf andere Abschnitte oder Kapitel des EBM bezieht (z. B. Videosprechstunde), wird auch darauf eingegangen. Die folgenden Ausführungen ersetzen nicht die Kommentare zum EBM.[36]

36 Es sind zwei Kommentare zum EBM auf dem Markt, zum einen der „Kommentar zum EBM“, Deutscher Ärzteverlag, herausgegeben von der KBV mit Stand 19.12.2025 (Nachfolge des „Kölner Kommentar zum EBM“), und zum anderen „Der Kommentar zu EBM und GOÄ“ (begründet von Helmut Wezel und Rolf Liebold, Loseblattwerk, Asgard-Verlag).

8.2 Psychotherapie in Videositzungen

Die Durchführung und Abrechnung von Psychotherapie in Videositzungen per Video werden zum einen in der PT-V und zum anderen im EBM geregelt. Nach der PT-V setzt die Durchführung von Leistungen der PT-RL über Video grundsätzlich den unmittelbaren persönlichen Kontakt zwischen der Patientin oder dem Patienten (bzw. bei Kindern und Jugendlichen oder bei Menschen mit einer geistigen Behinderung und Bezugspersonen) und der Psychotherapeutin oder dem Psychotherapeuten voraus, wenn es sich um die Eingangsdiagnostik, die Indikationsstellung und die Aufklärung handelt. Der Begriff „grundsätzlich" lässt Ausnahmen zu. So lautet die entsprechende Bestimmung des § 21 Abs. 3 PT-V: „Es wird empfohlen, dass die erste Psychotherapeutische Sprechstunde sowie die erste probatorische Sitzung im unmittelbaren persönlichen Kontakt stattfinden. Von den Sätzen 1 bis 3 kann in begründeten Fällen, insbesondere wenn dies die Patientin oder der Patient wünscht oder wenn dies medizinisch erforderlich ist, abgewichen werden."

Alle weiteren Bestimmungen zum Ausschluss bestimmter Leistungen per Video wurden mit der Aktualisierung der PT-V zum 01.01.2025 aufgehoben. Somit können sämtliche Leistungen, sofern es fachlich vertretbar ist, per Video erbracht und abgerechnet werden. Voraussetzung ist, dass dafür Sorge getragen wird, dass spätestens zu Beginn der Durchführung einer psychotherapeutischen Leistung in einer Videositzung mündlich über die Durchführung der Videositzung aufgeklärt und die Einwilligung zur Videositzung eingeholt wird. Des Weiteren sind Regelungen für den Fall eines Verbindungsabbruchs und für den Fall einer ggf. aufkommenden Eigen- oder Fremdgefährdung zu treffen. Sicherzustellen ist ebenfalls, dass die Behandlung bei gegebener Notwendigkeit im unmittelbaren persönlichen Kontakt durchgeführt werden kann. Werden Gruppenpsychotherapien per Video durchgeführt, ist die Teilnehmerzahl auf neun (inklusive Psychotherapeutin bzw. Psychotherapeut) begrenzt und die Gruppenpsychotherapie darf nur von einer Psychotherapeutin oder einem Psychotherapeuten durchgeführt werden. Bei Gruppenpsychotherapien per Video kann der Technikzuschlag (EBM-Nr. 01450) je Sitzung insgesamt nur einmal abgerechnet werden.

Die Anforderungen an die technischen Verfahren zur Durchführung von Leistungen per Video sind in der Anlage 31b zum BMV-Ä festgelegt. Hervorzuheben ist, dass für alle Leistungen per Video nur zertifizierte Videodienstanbieter genutzt werden dürfen.

Leistungen, die per Video durchgeführt werden, werden in der Abrechnung mit einem Zusatzkennzeichen versehen:

- V für eine Therapie per Video
- W für eine Therapie per Video mit Bezugspersonen
- Y für eine Therapie per Video bei Rezidivprophylaxe
- Z für eine Therapie per Video mit Bezugsperson bei Rezidivprophylaxe

Die Leistungserbringung per Video wird mit Zuschlägen finanziell gefördert:

01442 Videofallkonferenz mit an der Versorgung des Patienten beteiligten Pflegekräften, 86 Punkte
01444 Zuschlag zur Grundpauschale für die Authentifizierung eines unbekannten Patienten, 10 Punkte.
01450 Zuschlag Videosprechstunde, 40 Punkte. Als Punktzahlvolumen je Arzt/Psychotherapeut und Quartal stehen 700 Punkte für diesen Zuschlag zur Verfügung

Seit dem 01.04.2025 gilt die Beschränkung, dass höchstens 50 % aller Behandlungsfälle einer Ärztin bzw. eines Arztes oder einer Psychotherapeutin bzw. eines Psychotherapeuten ausschließlich per Video durchgeführt werden dürfen (Allg. Best. 4.3.1, Nr. 6), gleichgültig, ob sie in der Praxis bekannt sind oder nicht. *„Dabei sind jeweils Behandlungsfälle mit ausschließlichen Leistungen im Rahmen der Versorgung im organisierten Not(-fall)dienst und Behandlungsfälle gemäß 4.3.10.2 der Allgemeinen Bestimmungen (TSS-Akutfälle) nicht zu berücksichtigen.“*

Behandlungsfälle, in denen ausschließlich Videosprechstunden abgerechnet werden, werden nach der Allg. Bestimmung 4.3.1. Nr. 1 mit der Nr. 88220 gekennzeichnet. Dies bewirkt einen Abschlag zur Grundpauschale in je Arztgruppe unterschiedlicher Höhe. Für die Arztgruppen, die nach EBM-Kapitel 14, 16, 21, 22 oder 23 abrechnen, beträgt der Abschlag 20 %.

Bei Behandlungsfällen mit ausschließlicher Videobehandlung muss der Abrechnungsschein manuell angelegt werden (s. Ersatzverfahren nach Anlage 4a BMV-Ä). Besteht die Möglichkeit eines direkten persönlichen Kontakts und kann die elektronische Gesundheitskarte eingelesen werden, wird der manuell angelegte Schein durch den elektronisch angelegten ersetzt.

Abrechnungsbeispiel
Mit einem 30-jährigen Patienten, der sich in einer LZT-VT befindet, finden wegen einiger Dienstreisen die Sitzungen in manchen Quartalen ausschließlich per Video statt. In diesen Quartalen ohne direkten persönlichen Kontakt wird auf dem im Ersatzverfahren manuell angelegten Schein zunächst die Grundpauschale EBM-Nr. 23211 und zusätzlich die EBM-Nr. 88220 eingetragen. Für jede Sitzung von 50 Minuten wird neben der EBM-Nr. 35425 zusätzlich einmal der Zuschlag zur Videosprechstunde EBM-Nr. 01450 angesetzt. Wäre eine Sitzung als Doppelsitzung durchgeführt worden, hätte ebenfalls nur einmal die EBM-Nr. 01450 berechnet werden können.

8.3 Abrechnung von Leistungen bei Patientinnen und Patienten mit Terminvermittlung

Um die Versorgung gesetzlich Versicherter zu verbessern und die Wartezeiten auf einen Termin bei einer Ärztin oder einem Arzt bzw. einer Psychotherapeutin oder einem Psychotherapeuten zu verringern, sah das Terminservice- und Versorgungsgesetz (TSVG) vom 06.05.2019 verschiedene Maßnahmen vor, so z. B. finanzielle Anreize für die Aufnahme von Patientinnen und Patienten, die über die TSS vermittelt werden. Mit dem GKV-Finanzstabilisierungsgesetz wurden zum 01.01.2023 einige Regelungen geändert. So wurde die sog. „Neupatientenregelung" gestrichen und der „Hausarztvermittlungsfall" neu eingeführt.

Die für psychotherapeutische Praxen relevanten Regelungen werden in den folgenden Abschnitten dargestellt. Dabei ist zu beachten, dass in Fällen, in denen mehr als eine Konstellation in Betracht käme (z. B. TSS-Terminfall und Hausarztvermittlungsfall), nur eine gewählt werden kann.

8.3.1 TSS-Terminfall

Geschieht die Vermittlung einer neuen Patientin oder eines neuen Patienten über die Terminservicestelle (TSS) der KV und findet der erste Kontakt innerhalb einer bestimmten Frist statt, fügt die Praxissoftware der Grundpauschale einen Zuschlag zu. Dieser ist umso höher, je kürzer der Zeitraum bis zum ersten Kontakt ist. Der Beginn des Zeitraums ist der Tag der Vermittlung durch die TSS, das Ende des Zeitraums der Tag des Erstkontakts. Wochenenden werden mitgezählt.

Die Abrechnung erfolgt in der Weise, dass der Behandlungsschein in der Rubrik „Vermittlungsart" zunächst mit „TSS-Terminfall" gekennzeichnet wird. Dann wird für die TSS-Vermittlung eine arztgruppenspezifische EBM-Nummer eingetragen. Bei EBM-Kapitel 23 sind dies beispielsweise die EBM-Nr. 23228 für die in der Präambel genannten Vertragsärzte, Psychologische Psychotherapeuten, Fachpsychotherapeuten für Erwachsene, Kinder- und Jugendlichenpsychotherapeuten und Fachpsychotherapeuten für Kinder und Jugendliche und die EBM-Nr. 23229 für Kinder- und Jugendlichenpsychotherapeutinnen und -psychotherapeuten bzw. ärztliche Psychotherapeutinnen und Psychotherapeuten mit Abrechnungsgenehmigung zur Behandlung von Kindern und Jugendlichen. Je nach Zeitdauer zwischen der Vermittlung (dokumentiert durch den TSS-Code) und der Aufnahme der Patientin oder des Patienten (dokumentiert durch die Abrechnung der Grundpauschale) wird die EBM-Nummer mit einem Zusatzkennzeichen versehen, was einen unterschiedlich hohen Zuschlag zur Grundpauschale auslöst:

- B für die Vermittlung innerhalb von 4 Tagen, Zuschlag 100 %
- C für die Vermittlung innerhalb von 14 Tagen, Zuschlag 80 %
- D für die Vermittlung spätestens am 35. Tag, Zuschlag 40 %

Aus der Kombination der EBM-Nummer und dem Zusatzkennzeichen errechnet die Praxissoftware die Höhe des Zuschlags zur Grundpauschale. Da diese bei den ärztlichen und Psychologischen Psychotherapeutinnen und Psychotherapeuten je nach Alter der oder des Versicherten unterschiedlich bewertet ist, fällt der Zuschlag unterschiedlich hoch aus. Bei den Kinder- und Jugendlichenpsychotherapeutinnen und -psychotherapeuten ist demgegenüber mit der Grundpauschale 23214 nur eine Altersgruppe abgedeckt.

Eine weitere Förderung der Vermittlung durch die TSS besteht darin, dass *alle* Leistungen des TSS-Terminfalls extrabudgetär vergütet werden. Dies sind bei den psychotherapeutischen Leistungen z. B. die Grundpauschale, die Gesprächsleistungen nach den Nrn. 22220 oder 23220, die biografische Anamnese, Tests usw.

Abrechnungsbeispiel 1
Eine 30-jährige Patientin wird am 2. September eines Jahres von der TSS an eine Praxis vermittelt. Zwischen diesem Datum und dem Erstkontakt am 9. September liegen sieben Tage. Der Behandlungsschein wird zunächst mit „TSS-Terminfall" gekennzeichnet. Die Praxis rechnet die Grundpauschale 23211 und die EBM-Nr. 23228B ab und erhält damit einen Zuschlag von 80 % auf die Grundpauschale, entsprechend 63,2 Punkte (Grundpauschale 23211 entsprechend 79 Punkte x 0,8). Zusätzlich werden auch die ansonsten budgetierten Leistungen bei dieser Patientin in diesem Quartal extrabudgetär vergütet.

Abrechnungsbeispiel 2
Ein 14-jähriger Patient wird über die TSS an die Praxis eines Kinder- und Jugendlichenpsychotherapeuten vermittelt. Zwischen Vermittlung und Aufnahme des Patienten liegen 20 Tage. Der Abrechnungsschein wird zunächst mit „TSS-Terminfall" gekennzeichnet. Abgerechnet werden die Grundpauschale 23214 und die EBM-Nr. 23229C. Letztere löst einen Zuschlag von 40 % zur Grundpauschale EBM-Nr. 23214 (293 Punkte) aus, was 117,2 Punkten entspricht. Auch bei diesem Behandlungsfall werden alle ansonsten budgetierten Leistungen extrabudgetär vergütet.

8.3.2 TSS-Akutfall

Die Anruferinnen und Anrufer sprechen mit medizinisch geschulten Mitarbeiterinnen und Mitarbeitern der zuständigen regionalen Leitstelle der TSS (Telefonnummer 116 117). Nach einem standardisierten Ersteinschätzungsverfahren wird ggf. ein Termin bei einer Ärztin oder einem Arzt oder einer Psychotherapeutin oder einem Psychotherapeuten vermittelt, wobei der entsprechende Zuschlag (hier mit dem Zusatzkennzeichen „A" versehen) nur gewährt wird, wenn die Vermittlung innerhalb von 24 Stunden gelingt.

Abrechnungsbeispiel
Ein 63-jähriger Patient hat sich über die Telefonnummer 116 117 an die Terminservicestelle der KV gewandt und wird von dieser an eine psychotherapeutische Praxis vermittelt. Das Erstgespräch findet innerhalb von 24 Stunden statt. Zunächst wird der Abrechnungsschein mit „TSS-Akutfall" gekennzeichnet. Abgerechnet werden die altersentsprechende Grundpauschale (in diesem Fall die EBM-Nr. 23212) und die EBM-Nr. 23228A. Letztere bewirkt einen Zuschlag zur Grundpauschale von 200 %, also 146 Punkte (Grundpauschale 23212 entsprechend 73 Punkte x 2,0). Zusätzlich werden auch hier sämtliche Leistungen bei diesem Patienten in diesem Quartal extrabudgetär vergütet.

8.3.3 Vermittlung eines Facharzttermins durch den Hausarzt

Mit dem GKV-Finanzstabilisierungsgesetz wurde die sog. „Neupatientenregelung" abgeschafft und durch den neu definierten „Hausarztvermittlungsfall" ersetzt. Für die Vermittlung eines zeitnahen Termins durch eine hausärztliche Praxis oder eine Praxis für Kinder- und Jugendmedizin an eine fachärztliche oder psychotherapeutische Praxis erhält eine Hausärztin oder ein Hausarzt 131 Punkte. In diesem Fall organisiert die vermittelnde Praxis einen Termin und teilt der Patientin oder dem Patienten das Datum, die Uhrzeit und die behandelnde Praxis mit. Der Termin kann telefonisch, mittels Portallösungen oder über einen eTerminservice vereinbart werden. Die Kennzeichnung des Scheins als Hausarztvermittlungsfall in der fachärztlichen bzw. psychotherapeutischen Praxis erfordert die Ausstellung eines Überweisungsscheins. Die Vergabe eines Vermittlungscodes ist nicht erforderlich.

Der Hausarztvermittlungsfall setzt voraus, dass zwischen der Vermittlung durch Hausärztinnen und Hausärzte und der erstmaligen Behandlung durch die fachärztliche oder psychotherapeutische Praxis nicht mehr als vier Kalendertage, im Ausnahmefall – wenn ein früherer Behandlungsbeginn aus medizinischen Gründen nicht zumutbar oder nicht möglich ist – nicht mehr als 35 Kalendertage liegen. Ab dem 24. Kalendertag ist in der Abrechnung die Angabe einer medizinischen Begründung notwendig. Der Tag nach der Feststellung der Behandlungsnotwendigkeit gilt jeweils als erster Zähltag.

Eine Terminvermittlung zwischen dem 24. und 35. Tag ist gesondert zu begründen (Feldkennung 5009). Die die Behandlung aufnehmenden Fachärztinnen und Fachärzte oder Psychotherapeutinnen und Psychotherapeuten erhalten keinen Zuschlag zur Grundpauschale, jedoch die extrabudgetäre Vergütung aller Leistungen, die in diesem ersten Quartal anfallen.

8.4 Abrechnung nicht antragspflichtiger Leistungen (EBM-Kapitel 35.1)

Kapitel 35.1 des EBM enthält neben den Leistungen der psychosomatischen Grundversorgung, die in Kapitel 7 dieses Handbuchs eingehend beschrieben werden, den Bericht an die Gutachterin oder den Gutachter, die biografische Anamnese, die vertiefte Exploration, den Zuschlag zur biografischen Anamnese für die Erhebung ergänzender neurologischer und psychiatrischer Befunde, die probatorische Sitzung, die Psychotherapeutische Sprechstunde, die Psychotherapeutische Akutbehandlung und die Gruppenpsychotherapeutische Grundversorgung. Auf die Abrechnung der Psychotherapeutischen Sprechstunde und der Psychotherapeutischen Akutbehandlung wird im Folgenden näher eingegangen. Vorweg sei jedoch auf einige Abrechnungsfragen in Zusammenhang mit den Nrn. 35140 und 35141 hingewiesen.

8.4.1 Abrechnung der biografischen Anamnese und der vertieften Exploration (Zuschlag zur biografischen Anamnese)

Obligater Leistungsinhalt der biografischen Anamnese nach der EBM-Nr. 35140 ist die Erstellung der biografischen Anamnese, die Bestimmung des psychodynamischen bzw. verhaltensanalytischen Status und eine Mindestdauer von 50 Minuten. Die Abrechnung der EBM-Nr. 35140 setzt die bis zur Abrechnung der Leistung erfolgte (und dokumentierte) Erhebung der Biografie und der Erstellung eines psychodynamischen system- und ressourcenanalytischen oder verhaltensanalytischen Störungsmodells voraus. Die Erstellung der biografischen Anamnese ist Teil der für die Indikationsentscheidung bezüglich einer psychotherapeutischen Behandlung erforderlichen vorausgehenden Diagnostik. Zu welchem Zeitpunkt die biografische Anamnese erhoben wird, hängt vom Einzelfall ab. Bei der Abrechnung der EBM-Nr. 35140 sind Abrechnungsausschlüsse zu beachten, wie z. B. zu den EBM-Nrn. 14220, 16220, 21220, 22220, 23220, 35151, 35152, zu den Leistungen der Gruppenpsychotherapeutischen Grundversorgung sowie zu den genehmigungspflichtigen psychotherapeutischen Leistungen der Abschnitte 35.2.1 und 35.2.2 (s. Abbildung 2 am Ende dieses Kapitels).

Die biografische Anamnese ist nur einmal im Krankheitsfall berechnungsfähig. Eine erneute Abrechnung der EBM-Nr. 35140 während einer laufenden Psychotherapie ist nur im absoluten Ausnahmefall möglich, nämlich dann, wenn aufgrund neuer Erkenntnisse (z. B. über einen bisher nicht thematisierten sexuellen Missbrauch oder über eine frühere Suchterkrankung) die Biografie in weiten Teilen erneut erhoben werden muss, wenn dafür die vertiefte Exploration nach der EBM-Nr. 35141 nicht ausreichend wäre und die zeitliche Regelung zum Krankheitsfall Anwendung gefunden hat.

Die EBM-Nr. 35141 als „Zuschlag zur Gebührenordnungspositionen 35140 für die vertiefte Exploration“ mit dem obligaten Leistungsinhalt „differentialdiagnostische Einordnung des Krankheitsbildes unter Einbeziehung der dokumentierten Ergebnisse der selbsterbrachten Leistungen entsprechend der Gebührenordnungsposition 35140 im Zusammenhang mit einem Antragsverfahren oder bei Beendigung der Therapie, Dauer mindestens 20 Minuten“ erfordert den mindestens 20-minütigen direkten persönlichen Kontakt mit der Patientin oder dem Patienten. Bei einer Nebeneinanderabrechnung der EBM-Nrn. 35150 und 35141 wird bei der EBM-Nr. 35150 eine Arzt-Patienten-Kontaktzeit von mindestens 70 Minuten vorausgesetzt. Dasselbe gilt, wenn die vertiefte Exploration zusätzlich zu einer psychotherapeutischen Sitzung in demselben Kontakt vorgenommen wird.

Die Definition der EBM-Nr. 35141 als „Zuschlag“ zur EBM-Nr. 35140 bedeutet nicht, dass zwischen beiden Leistungen ein enger zeitlicher Zusammenhang bestehen muss (was der Begriff „Zuschlag“ eigentlich nahelegt).

Abrechnungsbeispiel
Im Rahmen der probatorischen Sitzungen, in denen die Indikation für eine tiefenpsychologisch fundierte Psychotherapie als Langzeittherapie getroffen wird, wird die biografische Anamnese nach der EBM-Nr. 35140 abgerechnet. Einige Sitzungen vor dem Ende des bewilligten Kontingentes von 60 Therapieeinheiten wird gemeinsam mit dem Patienten die Entscheidung getroffen, dass ein Fortführungsantrag gestellt wird. Die für diese Entscheidung notwendige Exploration und diagnostische Einordnung wird mit der EBM-Nr. 35141 vergütet. Zwischen der Abrechnung der EBM-Nr. 35140 und der EBM-Nr. 35141 liegen sechs Quartale.

8.4.2 Abrechnung der Psychotherapeutischen Sprechstunde

Die Abrechnung der Psychotherapeutischen Sprechstunde bis zu sechsmal bei Erwachsenen bzw. bis zu zehnmal (bei Kindern, Jugendlichen oder Menschen mit einer geistigen Behinderung) „je Krankheitsfall" bedeutet gemäß § 21 Abs. 1 BVM-Ä eine Abrechnung der 25-minütigen Einheiten im aktuellen Quartal sowie in den nachfolgenden drei Quartalen, die der ersten Berechnung der Leistung in derselben Praxis (Vertragsärztin/Vertragsarzt, Vertragspsychotherapeutin/Vertragspsychotherapeut, Berufsausübungsgemeinschaft, Medizinisches Versorgungszentrum) folgen. Der Krankheitsfall beginnt mit dem ersten Termin der Psychotherapeutischen Sprechstunde. Ein Therapeutenwechsel löst einen neuen Krankheitsfall aus. Eine neue Diagnose bei derselben Psychotherapeutin oder demselben Psychotherapeuten löst hingegen weder einen neuen Behandlungsfall noch einen neuen Krankheitsfall aus.

Abrechnungsbeispiel 1
Die EBM-Nr. 35151 ist bei der Behandlung von Erwachsenen nach der Abrechnungsbestimmung höchstens sechsmal im Krankheitsfall (d. h. bei demselben Psychotherapeuten) berechnungsfähig. Findet die erste Sitzung beispielsweise am 6. Juni eines Jahres und die letzte am 15. Juli statt, beginnt der neue Krankheitsfall am 1. April des Folgejahres.

Abrechnungsbeispiel 2
Ein Patient nimmt am 20. Februar eines Jahres eine Psychotherapeutische Sprechstunde von 25 Minuten in Anspruch. Ein Folgetermin wird nicht vereinbart, der Patient wendet sich an eine andere Praxis. Diese kann, da es sich um einen neuen Krankheitsfall handelt, das volle Kontingent an Psychotherapeutischen Sprechstunden von sechsmal 25 Minuten abrechnen.

Die Psychotherapeutische Sprechstunde wird mit der EBM-Nr. 35151 abgerechnet. Die Leistung wird je vollendete 25 Minuten berechnet, d. h. es können je Kontakt auch mehrere Sitzungen zusammengefügt werden, in der Regel zwei Sitzungen. Bei Kindern und Jugendlichen bis zum vollendeten 21. Lebensjahr und bei Menschen mit einer geistigen Behinderung kann die Psychotherapeutische Sprechstunde im Krankheitsfall bis zu viermal (d. h. bis zu 100 Minuten) mit relevanten Bezugspersonen auch ohne Anwesenheit des Kindes oder der oder des Jugendlichen bzw. der Patientin oder des Patienten mit einer geistigen Behinderung abgerechnet werden. Bei der Abrechnung sind diese Leistungen mit „B" zu kennzeichnen (s. § 18 Abs. 10 PT-V).

Obligatorischer Leistungsinhalt der Psychotherapeutischen Sprechstunde ist vorrangig die Abklärung des Vorliegens einer krankheitswertigen Störung und die Beratung der Patientin oder des Patienten. Im Einzelfall kann als fakultativer Leistungsinhalt eine orientierende diagnostische oder eine differenzialdiagnostische Abklärung hinzukommen, ebenfalls die Abklärung des individuellen Behandlungsbedarfs und Empfehlungen über weiterführende, z. B. auch nicht-psychotherapeutische Maßnahmen. Dass die Individuelle Patienteninformation (PTV 11) im EBM als fakultativer Leistungsinhalt aufgeführt wird, bedeutet lediglich, dass diese Leistung nicht für jede Sitzung, sondern einmalig, spätestens mit der letzten Sitzung verpflichtend ist.

Zu beachten sind die Abrechnungsausschlüsse: Die EBM-Nr. 35151 ist in demselben Kontakt u. a. nicht neben den Gesprächsleistungen der EBM-Kapitel 14, 16, 21, 22 und 23 und auch nicht neben den Leistungen der psychosomatischen Grundversorgung, also auch der übenden und suggestiven Verfahren, der biografischen Anamnese, der vertieften Exploration, der probatorischen Sitzung, der Psychotherapeutischen Akutbehandlung und der Gruppenpsychotherapeutischen Grundversorgung berechenbar. Der Abrechnungsausschluss „am Behandlungstag" gilt für die genehmigungspflichtigen Leistungen des EBM-Abschnitts 35.2 (s. Abbildung 2 am Ende dieses Kapitels).

Die EBM-Nr. 35151 wird der fachärztlichen Grundversorgung entsprechend der Anlage 2 des EBM zugerechnet.

Weil die Abrechnung gegenüber der KV die Angabe einer Diagnose erfordert, aber nicht in jedem Fall in der Psychotherapeutischen Sprechstunde eine gesicherte Diagnose gestellt werden kann, genügt bei der Abrechnung auch die Angabe einer Verdachts- oder Ausschlussdiagnose einer psychischen Erkrankung.

8.4.3 Abrechnung der Gruppenpsychotherapeutischen Grundversorgung

Mit Beschluss vom 20.11.2020 setzte der G-BA mit einer Reihe von Regelungen die Vorgabe des Gesetzes zur Reform der Psychotherapeutenausbildung um, die Gruppenpsychotherapie weiter zu fördern. Eine Maßnahme betraf die Einführung der Gruppenpsychotherapeutischen Grundversorgung (§ 11a PT-RL). Am 04.08.2021 beschloss der Bewertungsausschuss dieses neue Leistungsangebot mit Wirkung zum 01.10.2021 vergütungstechnisch in den EBM aufzunehmen. Die Gruppenpsychotherapeutische Grundversorgung in Form von Sitzungen von je vollendeten 100 Minuten kann dementsprechend mit folgenden Gebührenordnungspositionen abgerechnet werden:

Gruppenpsychotherapeutische Grundversorgung	
EBM-Nr.	**Leistung**
35173	mit 3 Teilnehmern
35174	mit 4 Teilnehmern
35175	mit 5 Teilnehmern
35176	mit 6 Teilnehmern
35177	mit 7 Teilnehmern
35178	mit 8 Teilnehmern
35179	mit 9 Teilnehmern

Die Mindestdauer der Sitzungen kann auch halbiert werden, wofür zur Kennzeichnung gegenüber der KV das Zusatzkennzeichen „H" verwendet werden muss. In diesem Fall halbiert die KV die Punktzahl. Die EBM-Nrn. 35173 bis 35179 können gemäß § 11a Abs. 3 der PT-RL höchstens viermal im Krankheitsfall berechnet werden, für die Einbeziehung von relevanten Bezugspersonen bei Versicherten bis zum vollendeten 21. Lebensjahr und bei Versicherten mit einer geistigen Behinderung bis zu fünfmal. Zu beachten sind des Weiteren die in den Abrechnungsbestimmungen aufgeführten Abrechnungsausschlüsse.

An Sitzungen der Gruppenpsychotherapeutischen Grundversorgung können keine Patientinnen oder Patienten teilnehmen, bei denen eine genehmigte Gruppenpsychotherapie bzw. probatorische Sitzungen im Gruppensetting durchgeführt wird. Die Gruppenpsychotherapeutische Grundversorgung kann nur von *einer* Psychotherapeutin bzw. *einem* Psychotherapeuten durchgeführt werden.

Bei der Durchführung der Gruppenpsychotherapeutischen Grundversorgung per Video ist die Gruppengröße auf neun begrenzt (inkl. teilnehmende Patientinnen und Patienten, ggf. einzubeziehende Bezugspersonen und die Psychotherapeutin oder den Psychotherapeuten). Die Gruppenpsychotherapeutische Grundversorgung wird in die Systematik der Strukturzuschläge einbezogen, d. h., dass zum einen die mit diesen Leistungen erzielten Punktzahlen zum „Pool" der Punktzahlmenge zählen, die für die Gewährung der Strukturzuschläge notwendig ist. Zum anderen wird der Zuschlag 35572 (je Teilnehmer) den Vergütungen der Gruppenpsychotherapeutischen Grundversorgung von der KV automatisch zugesetzt (s. 2. bis 5. Bestimmung zum EBM-Abschnitt 35.2).

8.4.4 Abrechnung der probatorischen Sitzungen

8.4.4.1 Im Einzelsetting

Die probatorische Sitzung wird mit der EBM-Nr. 35150 abgerechnet. Die Leistung ist im Krankheitsfall höchstens viermal, bei Versicherten bis zum vollendeten 21. Lebensjahr und bei Menschen mit einer geistigen Behinderung höchstens sechsmal berechnungsfähig. Weil sich diese Begrenzung auf den Krankheitsfall bezieht, gilt sie auch für eine Berufsausübungsgemeinschaft bzw. ein MVZ, wenn sich herausstellen sollte, dass z. B. wegen fehlender Passung ein Therapeutenwechsel innerhalb der Praxiskooperation stattfindet. In diesem Fall können beide Psychotherapeutinnen oder Psychotherapeuten die Leistung zusammen insgesamt viermal bzw. sechsmal pro Krankheitsfall berechnen. Bei Letzteren ist auch eine Einbeziehung der relevanten Bezugspersonen nach § 9 PT-RL vorgesehen. Beim Einbezug von relevanten Bezugspersonen bei Versicherten bis zum vollendeten 21. Lebensjahr und bei Menschen mit einer geistigen Behinderung ist nicht geregelt, in welchem Verhältnis die Anzahl der Sitzungen mit Einbezug der relevanten Bezugspersonen zur Gesamtzahl der probatorischen Sitzungen stehen muss. Bei der Abrechnung sind die Sitzungen mit Bezugspersonen mit einem „B" zu kennzeichnen (s. § 18 Abs. 10 PT-V).

Die probatorische Sitzung kann in demselben Kontakt nicht neben den Leistungen der psychosomatischen Grundversorgung, der vertieften Exploration, der Psychotherapeutischen Sprechstunde, der Psychotherapeutischen Akutbehandlung und den genehmigungspflichtigen Leistungen des EBM-Abschnitts 35.2 berechnet werden.

Durch die Abrechnungsbestimmung „je vollendete 50 Minuten" ist es auch möglich, unter bestimmten Umständen probatorische Sitzungen in Form von Doppelsitzungen durchzuführen.

Probatorische Sitzungen können bei Patientinnen oder Patienten, die sich in stationärer Behandlung im Krankenhaus befinden, auch im Krankenhaus oder in der Praxis durchgeführt werden. Bei der Behandlung im Krankenhaus kann zusätzlich die EBM-Nr. 01410 bzw. 01413 (Besuch, Besuch eines weiteren Kranken) abgerechnet werden. In diesem Fall sind die EBM-Nrn. 01410 bzw. 01413 mit der Zusatzkennzeichnung „K" zu versehen.

Die probatorischen Sitzungen sind nicht in die Strukturzuschlagssystematik (s. Kapitel 8.6) einbezogen. Das bedeutet, dass erstens die Punktmenge der probatorischen Sitzungen bei der Mindestpunktzahlmenge, die für die Gewährung der Zuschläge erreicht werden muss, nicht berücksichtigt wird. Zweitens sind bei den probatorischen Sitzungen keine Strukturzuschläge vorgesehen.

8.4.4.2 Probatorische Sitzungen im Gruppensetting

Eine weitere Maßnahme zur Förderung der Gruppenpsychotherapie ist die Ermöglichung von probatorischen Sitzungen im Gruppensetting. Der Bewertungsausschuss hatte mit Beschluss vom 04.08.2021 entsprechende Gebührenordnungspositionen in den EBM aufgenommen. Die Regelung trat am 01.10.2021 in Kraft.

Probatorische Sitzungen im Gruppensetting	
EBM-Nr.	**Leistung**
35163	mit 3 Teilnehmern
35164	mit 4 Teilnehmern
35165	mit 5 Teilnehmern
35166	mit 6 Teilnehmern
35167	mit 7 Teilnehmern
35168	mit 8 Teilnehmern
35169	mit 9 Teilnehmern

Wie bei den anderen gruppenpsychotherapeutischen Versorgungsangeboten kann auch hier die Mindestdauer der Sitzungen – mit dem entsprechenden Zusatzkennzeichen „H“ – halbiert werden.

Zur Überprüfung der Indikation einer Gruppenpsychotherapie können probatorische Sitzungen auch im Rahmen einer bereits bestehenden Therapiegruppe der Psychotherapeutin oder des Psychotherapeuten durchgeführt werden. Bei solchen „gemischten“ Gruppen bestimmt sich die Bewertung je Teilnehmer nach der Teilnehmerzahl der in der jeweiligen Sitzung anwesenden Gruppenmitglieder.

Abrechnungsbeispiel 1
Eine Psychotherapeutin mit der Qualifikation für tiefenpsychologisch fundierte Psychotherapie führt an einem bestimmten Termin eine „gemischte“ Gruppensitzung (d. h. mit Teilnehmerinnen und Teilnehmern einer genehmigten Gruppenpsychotherapie und Teilnehmerinnen und Teilnehmern mit probatorischen Sitzungen im Gruppensetting) durch. In der Gruppe befinden sich in dieser Sitzung insgesamt sieben Patienten. Die Psychotherapeutin rechnet folgendermaßen ab:

- Für drei Patientinnen und Patienten mit KZT- Gruppenpsychotherapie jeweils die EBM-Nr. 35507.
- Für zwei Patientinnen und Patienten mit LZT- Gruppenpsychotherapie jeweils die EBM-Nr. 35517.
- Für zwei Patientinnen und Patienten mit probatorischen Sitzungen im Gruppensetting jeweils die EBM-Nr. 35567.

Probatorische Sitzungen im Gruppensetting können auch von zwei Psychotherapeutinnen oder Psychotherapeuten durchgeführt werden. Im EBM wurde dies so umgesetzt, dass sich die Bewertung je Teilnehmerin oder Teilnehmer nach der Teilnehmerzahl der „Bezugspatienten“ der jeweiligen Psychotherapeutin oder des jeweiligen Psychotherapeuten bestimmt.

Abrechnungsbeispiel 2
Zwei Psychotherapeutinnen mit der Qualifikation für Verhaltenstherapie führen an einem Termin eine „gemischte“ Gruppensitzung (d. h. mit Teilnehmerinnen und Teilnehmern einer genehmigten Gruppenpsychotherapie und Teilnehmerinnen und Teilnehmern mit probatorischen Sitzungen im Gruppensetting) durch. In der Gruppe befinden sich in dieser Sitzung insgesamt 12 Patienten.
Psychotherapeutin A hat in dieser Gruppe sieben Bezugspatientinnen und -patienten und rechnet für diese folgendermaßen ab:

- Für einen Patienten mit KZT-Gruppenpsychotherapie die EBM-Nr. 35547.
- Für fünf Patientinnen und Patienten mit LZT- Gruppenpsychotherapie jeweils die EBM-Nr. 35557.
- Für einen Patienten mit probatorischen Sitzungen im Gruppensetting die EBM-Nr. 35567.

Psychotherapeutin B hat in dieser Gruppe fünf Bezugspatientinnen und -patienten und rechnet für diese folgendermaßen ab:

- Für drei Patientinnen und Patienten mit LZT- Gruppenpsychotherapie jeweils die EBM-Nr. 35555.
- Für zwei Patientinnen und Patienten mit probatorischen Sitzungen im Gruppensetting jeweils die EBM-Nr. 35165.

8.4.5 Abrechnung der Psychotherapeutischen Akutbehandlung

Die Psychotherapeutische Akutbehandlung wird mit der EBM-Nr. 35152 je vollendete 25 Minuten abgerechnet. Dies bedeutet, dass zwei oder mehr Sitzungen je Kontakt zusammengefügt werden können. Die EBM-Nr. 35152 kann bei Erwachsenen höchstens 24-mal im Krankheitsfall berechnet werden, bei Kindern und Jugendlichen sowie bei Menschen mit einer geistigen Behinderung höchstens 30-mal im Krankheitsfall, wenn Bezugspersonen im Verhältnis 1:4 einbezogen werden. Bei der Abrechnung sind die Leistungen mit den Bezugspersonen mit „B“ zu kennzeichnen (s. § 18 Abs. 10 PT-V). Bei Erwachsenen ist die Abrechnung zusätzlicher Sitzungen mit Bezugspersonen nicht vorgesehen. In diesem Fall steht für Sitzungen mit den Bezugspersonen nur das Sitzungskontingent der Patientin bzw. des Patienten zur Verfügung.

Wird die Psychotherapeutische Akutbehandlung per Video durchgeführt, ist das Zusatzkennzeichen „V“ zu verwenden.

Die Psychotherapeutische Akutbehandlung ist je Kontakt nicht neben den Gesprächsleistungen der entsprechenden Facharztkapitel (z. B. der EBM-Nr. 23220), nicht neben der biografischen Anamnese, der vertieften Exploration, der probatorischen Sitzung und der Psychotherapeutischen Sprechstunde berechnungsfähig. Die Psychotherapeutische Akutbehandlung ist außerdem am Behandlungstag nicht neben den genehmigungspflichtigen Leistungen der EBM-Abschnitte 35.2.1 und 35.2.2 berechnungsfähig.

Die Psychotherapeutische Akutbehandlung wird nicht der fachärztlichen Grundversorgung entsprechend der Anlage 3 des EBM zugerechnet. Dies bedeutet beispielsweise, dass in einem Behandlungsfall, bei dem außer Leistungen der fachärztlichen Grundversorgung eine Psychotherapeutische Akutbehandlungssitzung abgerechnet wird, von der KV kein Zuschlag zur Förderung der fachärztlichen Grundversorgung („PFG“) zugeschlagen wird.

Da es in der Vergangenheit zu Auslegungsschwierigkeiten bezüglich der Anrechnung der Therapieeinheiten einer Psychotherapeutischen Akutbehandlung auf eine nachfolgende Richtlinientherapie gekommen war, wurde mit Ergänzung des § 15 Abs. 3 PT-V klargestellt, dass sich die Anrechnung nur auf Therapieeinheiten bei derselben Psychotherapeutin oder demselben Psychotherapeuten bezieht (vgl. Kapitel 3.3.2).

Nach § 15 Abs. 4 PT-V ist eine Psychotherapeutische Akutbehandlung parallel zu einer laufenden Richtlinientherapie ausgeschlossen. Darüber hinaus ist unter § 15 Abs. 4 PT-V festgelegt, dass eine Psychotherapeutische Akutbehandlung innerhalb von sechs Monaten nach Beendigung einer Richtlinientherapie grundsätzlich nicht vorgesehen ist. Nur in begründeten Ausnahmefällen kann davon abgewichen werden, z. B. dann, wenn sich in kürzerer Frist nach einer abgeschlossenen Richtlinientherapie herausstellt, dass ein bisher nicht behandeltes Krankheitsbild neu aufgetreten ist (beispielsweise eine akute Belastungsreaktion infolge eines Überfalls).

8.5 Abrechnung der Richtlinientherapie

Werden Bezugspersonen in die Behandlung einbezogen, gilt für deren Kennzeichnung folgendes: Nach § 11 Abs. 2 PT-V können bei der Behandlung von Kindern und Jugendlichen und bei Erwachsenen mit einer geistigen Behinderung mit einem zusätzlichen Kontingent von bis zu einem Viertel der bewilligten Therapieeinheiten der Patientin oder des Patienten deren Bezugspersonen in die Behandlung einbezogen werden. Die Leistungen sind hinter der Abrechnungsposition mit einem „B" zu kennzeichnen (§ 18 Abs. 10 PT-V). Sitzungen mit Bezugspersonen können auch als Doppelsitzungen durchgeführt werden.

8.5.1 Einzeltherapie

Für jedes Verfahren wird bei der Einzeltherapie unterschieden zwischen Kurzzeittherapie 1, Kurzzeittherapie 2 und Langzeittherapie:

Tiefenpsychologisch fundierte Psychotherapie		**Analytische Psychotherapie**		**Verhaltenstherapie**		**Systemische Therapie**	
EBM-Nr.	**Leistung**	**EBM-Nr.**	**Leistung**	**EBM-Nr.**	**Leistung**	**EBM-Nr.**	**Leistung**
35401	KZT 1	35411	KZT 1	35421	KZT 1	35431	KZT 1
35402	KZT 2	35412	KZT 2	35422	KZT 2	35432	KZT 2
35405	LZT	35415	LZT	35425	LZT	35435	LZT

Nur bei einer krisenhaften psychischen Situation der Patientin oder des Patienten oder bei der Anwendung besonderer Methoden der nach § 15 PT-RL zugelassenen Psychotherapieverfahren können Einzeltherapiesitzungen – bei zweimaligem Ansatz der EBM-Ziffern – auch als Doppelsitzungen durchgeführt werden. Bei der Verhaltenstherapie können bei der Expositionsbehandlung die Sitzungen – bei drei- oder viermaligem Ansatz – auch als 150-Minuten- oder als 200-Minuten-Sitzungen erbracht und abgerechnet werden. Nach § 23 Abs. 1 PT-RL ist die Behandlungsfrequenz bei allen vier Richtlinienverfahren auf maximal drei Behandlungsstunden in der Woche begrenzt (vgl. Kapitel 3.5.4). Zu beachten sind ferner – wie üblich – die im EBM genannten Abrechnungsausschlüsse.

8.5.2 Gruppenpsychotherapie

Leistungen der Gruppenpsychotherapie finden sich im EBM-Abschnitt 35.2.2. Die Höhe der Bewertung richtet sich nach der jeweiligen Teilnehmerzahl einer Gruppensitzung. Diese Regelung hat den Vorteil, dass der wirtschaftliche Verlust, der durch fehlende Teilnehmerinnen oder Teilnehmer verursacht wird, zum Teil kompensiert werden kann. Für jedes der vier Therapieverfahren existieren jeweils sieben Gebührenordnungspositionen (für drei, vier, fünf, sechs, sieben, acht und neun Teilnehmerinnen/Teilnehmer), und zwar getrennt für die Kurzzeittherapie und die Langzeittherapie. Bei der Gruppen-Kurzzeittherapie unterscheidet der EBM nicht zwischen der Kurzzeittherapie 1 und der Kurzzeittherapie 2.

Tiefenpsychologisch fundierte Psychotherapie (KZT 1 und KZT 2)	
EBM-Nr.	**Leistung**
35503	Gruppenpsychotherapie mit 3 Teilnehmern
35504	Gruppenpsychotherapie mit 4 Teilnehmern
35505	Gruppenpsychotherapie mit 5 Teilnehmern
35506	Gruppenpsychotherapie mit 6 Teilnehmern
35507	Gruppenpsychotherapie mit 7 Teilnehmern
35508	Gruppenpsychotherapie mit 8 Teilnehmern
35509	Gruppenpsychotherapie mit 9 Teilnehmern

Tiefenpsychologisch fundierte Psychotherapie (LZT)	
EBM-Nr.	**Leistung**
35513	Gruppenpsychotherapie mit 3 Teilnehmern
35514	Gruppenpsychotherapie mit 4 Teilnehmern
35515	Gruppenpsychotherapie mit 5 Teilnehmern
35516	Gruppenpsychotherapie mit 6 Teilnehmern
35517	Gruppenpsychotherapie mit 7 Teilnehmern
35518	Gruppenpsychotherapie mit 8 Teilnehmern
35519	Gruppenpsychotherapie mit 9 Teilnehmern

Analytische Psychotherapie (KZT 1 und KZT 2)	
EBM-Nr.	**Leistung**
35523	Gruppenpsychotherapie mit 3 Teilnehmern
35524	Gruppenpsychotherapie mit 4 Teilnehmern
35525	Gruppenpsychotherapie mit 5 Teilnehmern
35526	Gruppenpsychotherapie mit 6 Teilnehmern
35527	Gruppenpsychotherapie mit 7 Teilnehmern
35528	Gruppenpsychotherapie mit 8 Teilnehmern
35529	Gruppenpsychotherapie mit 9 Teilnehmern

Analytische Psychotherapie (LZT)	
EBM-Nr.	**Leistung**
35533	Gruppenpsychotherapie mit 3 Teilnehmern
35534	Gruppenpsychotherapie mit 4 Teilnehmern
35535	Gruppenpsychotherapie mit 5 Teilnehmern
35536	Gruppenpsychotherapie mit 6 Teilnehmern
35537	Gruppenpsychotherapie mit 7 Teilnehmern
35538	Gruppenpsychotherapie mit 8 Teilnehmern
35539	Gruppenpsychotherapie mit 9 Teilnehmern

Verhaltenstherapie (KZT 1 und KZT 2)	
EBM-Nr.	**Leistung**
35543	Gruppenpsychotherapie mit 3 Teilnehmern
35544	Gruppenpsychotherapie mit 4 Teilnehmern
35545	Gruppenpsychotherapie mit 5 Teilnehmern
35546	Gruppenpsychotherapie mit 6 Teilnehmern
35547	Gruppenpsychotherapie mit 7 Teilnehmern
35548	Gruppenpsychotherapie mit 8 Teilnehmern
35549	Gruppenpsychotherapie mit 9 Teilnehmern

Verhaltenstherapie (LZT)	
EBM-Nr.	**Leistung**
35553	Gruppenpsychotherapie mit 3 Teilnehmern
35554	Gruppenpsychotherapie mit 4 Teilnehmern
35555	Gruppenpsychotherapie mit 5 Teilnehmern
35556	Gruppenpsychotherapie mit 6 Teilnehmern
35557	Gruppenpsychotherapie mit 7 Teilnehmern
35558	Gruppenpsychotherapie mit 8 Teilnehmern
35559	Gruppenpsychotherapie mit 9 Teilnehmern

Systemische Therapie mit Erwachsenen (KZT 1 und KZT 2)	
EBM-Nr.	**Leistung**
35703	Gruppenpsychotherapie mit 3 Teilnehmern
35704	Gruppenpsychotherapie mit 4 Teilnehmern
35705	Gruppenpsychotherapie mit 5 Teilnehmern
35706	Gruppenpsychotherapie mit 6 Teilnehmern
35707	Gruppenpsychotherapie mit 7 Teilnehmern
35708	Gruppenpsychotherapie mit 8 Teilnehmern
35709	Gruppenpsychotherapie mit 9 Teilnehmern

Systemische Therapie mit Erwachsenen (LZT)	
EBM-Nr.	**Leistung**
35713	Gruppenpsychotherapie mit 3 Teilnehmern
35714	Gruppenpsychotherapie mit 4 Teilnehmern
35715	Gruppenpsychotherapie mit 5 Teilnehmern
35716	Gruppenpsychotherapie mit 6 Teilnehmern
35717	Gruppenpsychotherapie mit 7 Teilnehmern
35718	Gruppenpsychotherapie mit 8 Teilnehmern
35719	Gruppenpsychotherapie mit 9 Teilnehmern

Die „Standard“-Dauer der Gruppensitzungen beträgt 100 Minuten, was *einer* Therapieeinheit entspricht.

Zur größeren Flexibilität können 50 Minuten dauernde Gruppensitzungen in allen vier Richtlinienverfahren bei halbierter Punktzahl eigenständig abgerechnet werden. Der EBM-Nummer wird dann eine entsprechende Zusatzkennzeichnung bei der Abrechnung zugefügt:

- H für eine Gruppensitzung von 50 Minuten Dauer
- U für eine Gruppensitzung von 50 Minuten Dauer bei Einbindung von Bezugspersonen
- W für eine Gruppensitzung von 50 Minuten Dauer für die Rezidivprophylaxe
- Y für eine Gruppensitzung von 50 Minuten Dauer bei Einbindung von Bezugspersonen während der Rezidivprophylaxe

Bei allen vier Therapieverfahren ist es möglich, die Gruppenpsychotherapie auch als Doppelsitzung, also mit 200 Minuten Mindestdauer, abzurechnen. Soll eine verhaltenstherapeutische Gruppensitzung von 150 Minuten Dauer abgerechnet werden, ist einmal die entsprechende EBM-Nummer für die Sitzung von 100 Minuten einzutragen (z. B. bei sieben Teilnehmerinnen oder Teilnehmern einer Langzeittherapie die EBM-Nr. 35557) und zusätzlich für die 50-minütige Einheit die EBM-Nr. 35557H.

Bei der Bestimmung der zutreffenden EBM-Nummer zählen alle Teilnehmerinnen und Teilnehmer der Gruppe, unabhängig von der Versicherungsart (GKV/privat) bzw. dem Kostenträger. Ebenfalls ist die Gesamtzahl der Teilnehmerinnen und Teilnehmer der Gruppe bestimmend für die minimale (drei Teilnehmer/innen) und maximale Gruppengröße (neun Teilnehmer/innen).

Beispiel
An einer Gruppentherapiesitzung nehmen drei gesetzlich versicherte Patientinnen und Patienten teil, bei denen eine Kurzzeittherapie genehmigt ist, vier gesetzlich Versicherte, bei denen eine Langzeittherapie genehmigt ist, und ein weiterer Teilnehmer, der privat versichert ist, sowie ein weiterer Teilnehmer, der Selbstzahler ist. Die Gruppe hat somit die maximale Größe von neun Teilnehmern erreicht. Weitere Personen können an der Gruppe nicht teilnehmen, weil sonst die maximale Größe überschritten und damit die Berechnungsfähigkeit für jede Teilnehmerin bzw. jeden Teilnehmer der Gruppe nicht möglich wäre.

„Bei gemeinsamer Durchführung der Gruppentherapie durch zwei Psychotherapeutinnen oder Psychotherapeuten ist eine Gruppengröße von höchstens 14 Patientinnen oder Patienten zulässig. Eine Psychotherapeutin oder ein Psychotherapeut hat mindestens drei und maximal neun Bezugspatientinnen oder Bezugspatienten in hauptverantwortlicher Behandlung“ (§ 21 Abs. 1 Nr. 2 PT-RL).

Die Bewertung richtet sich – wie oben dargestellt – nach der Gesamtzahl der Bezugspatientinnen und Bezugspatienten je Psychotherapeutin oder Psychotherapeut.

Abrechnungsbeispiel
Zwei Psychotherapeuten mit der Qualifikation für Analytische Psychotherapie führen an einem Termin eine Gruppensitzung mit Patientinnen und Patienten durch, bei denen eine Langzeittherapie im Setting einer Gruppenpsychotherapie genehmigt ist. In der Gruppe befinden sich in dieser Sitzung insgesamt 14 Patientinnen und Patienten.
Psychotherapeut A hat in dieser Gruppe neun Bezugspatientinnen und -patienten und rechnet für diese folgendermaßen ab:

- Für neun Patientinnen und Patienten mit LZT-Gruppenpsychotherapie die EBM-Nr. 35539.

Psychotherapeut B hat in dieser Gruppe fünf Bezugspatientinnen und -patienten und rechnet für diese folgendermaßen ab:

- Für fünf Patientinnen und Patienten mit LZT- Gruppenpsychotherapie jeweils die EBM-Nr. 35535.

Im Übrigen können an gruppenpsychotherapeutischen Sitzungen der Richtlinientherapie auch Patientinnen oder Patienten teilnehmen, bei denen probatorische Sitzungen im Gruppensetting durchgeführt werden sollen (s. Abrechnungsbeispiel in Kapitel 8.4.4.2).

Die Durchführung von Gruppenpsychotherapien nach EBM-Abschnitt 35.2.2 ist auch per Video möglich. Die Gesamtteilnehmerzahl (vgl. Kapitel 6) ist auf neun begrenzt. Gruppenpsychotherapie per Video darf nur von *einer* Psychotherapeutin/*einem* Psychotherapeuten geleitet werden.

8.6 Zuschläge gemäß Nr. 2 der Präambel zu Abschnitt 35.2 („Strukturzuschläge")

EBM-Abschnitt 35.2.3.1 sieht drei Gebührenordnungspositionen für die Strukturzuschläge vor:

Strukturzuschläge	
EBM-Nr.	**Leistung**
35571	Zuschlag zu den EBM-Nrn. des EBM-Abschnitts 35.2.1 (Einzeltherapie), 159 Punkte
35572	Zuschlag zu den EBM-Nrn. des EBM-Abschnitts 35.2.2 (Gruppenpsychotherapie), 66 Punkte je Gruppenteilnehmer
35573	Zuschlag zu den EBM-Nrn. 35151 (Psychotherapeutische Sprechstunde) und 35152 (Psychotherapeutische Akutbehandlung), 81 Punkte

Mit den Strukturzuschlägen soll es einer Praxis ab einer bestimmten Auslastung ermöglicht werden, Personalkosten in Höhe von maximal einer halben MFA-Kraft abzudecken. Die Strukturzuschläge werden bei der Quartalsabrechnung von der KV automatisch zugesetzt, was von der Auslastung der Praxis mit genehmigungspflichtigen Leistungen, Psychotherapeutischen Sprechstunden, Psychotherapeutischen Akutbehandlungen und Gruppenpsychotherapeutischer Grundversorgung abhängt. Rechnet die Praxis insgesamt aus diesen Leistungen im betreffenden Quartal eine Mindestpunktzahl ab, wird der Zuschlag zu jeder dieser Leistungen hinzugefügt. Die Höhe des Zuschlags wiederum hängt vom Grad der Auslastung mit diesen Leistungen ab. Der Erweiterte Bewertungsausschuss hatte in seiner Sitzung vom 22.09.2015 beschlossen, dass sich das Kriterium der Mindestpunktzahl an der vom Bundessozialgericht festgelegten Norm der sogenannten „voll ausgelasteten“ Praxis orientiert. Die Mindestpunktzahl ist erreicht, wenn die halbe Punktzahl dieser „voll ausgelasteten“ Praxis erreicht ist.

Zur Erläuterung: Nach BSG ist eine „voll ausgelastete“ Praxis eine Praxis, die im Durchschnitt 36 genehmigte Einzelsitzungen pro Arbeitswoche abrechnet.[37] An anderer Stelle[38] spricht das BSG auch von einer „Belastungsgrenze“. Die „Vollauslastung“ einer Praxis mit vollem Versorgungsauftrag ist erreicht, wenn die Praxis eine bestimmte Punktzahl im Quartal abgerechnet hat (364.168 Punkte im Jahr 2025). Das Kriterium, das erreicht sein muss, damit Strukturzuschläge gewährt werden, ist die Hälfte dieser Punktzahl, also 182.084 Punkte. Bei einem hälftigen Versorgungsauftrag halbiert sich die „Vollauslastung“ entsprechend, ebenso das (Mindest-)Kriterium für die Gewährung der Zuschläge.

37 *BSG*, Urt. v. 25.8.1999, B 6 KA 14/98 R.
38 *BSG*, Urt. v. 20.1.1999, B 6 KA 46/97.

Die Höhe des Zuschlags wiederum hängt davon ab, wie weit die Auslastung der Praxis aus den betreffenden Leistungen die Mindestpunktzahl überschreitet. Weil die Darstellung der Berechnungsmethode mit Punktzahlen zwar korrekt, aber wenig eingängig ist, sei sie an einem Beispiel anhand von Einzeltherapiesitzungen pro Woche erläutert.

Beispiel
Für eine Praxis mit vollem Versorgungsauftrag und durchschnittlich 24 Therapieeinheiten pro Arbeitswoche[39] zu je 50 Minuten aus den Nrn. 35151, 35152 und aus den Nummern des EBM-Abschnitts 35.2 berechnet die KV zunächst einen Quotienten, der sich aus der Differenz der Auslastung (24 Therapieeinheiten) zum Mindestkriterium (18 Therapieeinheiten) und der Division durch die Auslastung (24 Therapieeinheiten) ergibt: (24 – 18) / 24 = 0,25. Die Punktzahl für den Zuschlag, z. B. für eine tiefenpsychologisch fundierte Einzeltherapiesitzung, die mit 159 Punkten bewertet wird, wird mit diesem Quotienten multipliziert: 159 x 0,25, woraus ein Zuschlag von 39,75 Punkten resultiert. Bei einem Orientierungs(punkt)wert von beispielsweise 0,127404 EUR für das Jahr 2026 ergibt sich daraus ein Honorar von 5,06 EUR, das dem Honorar für die Einzeltherapie-Einheit zugeschlagen wird. Dieses Honorar gilt dann für sämtliche Einzeltherapie-Einheiten und nicht etwa nur für die Leistungen, die über dem Kriterium der 18 Therapieeinheiten pro Woche liegen.

Für die Psychotherapeutische Sprechstunde und die Psychotherapeutische Akutbehandlung wird ein Zuschlag nach der EBM-Nr. 35573 von der KV zugesetzt, ebenfalls für gruppenpsychotherapeutische Leistungen (auch der Gruppenpsychotherapeutischen Grundversorgung, nicht jedoch der probatorischen Sitzungen im Gruppensetting) je Teilnehmerin oder Teilnehmer der Zuschlag 35572. Die Beispielrechnung gilt, wohlgemerkt, nur für eine Praxis mit vollem Versorgungsauftrag und dieser konkreten Auslastung im betreffenden Quartal mit Einzeltherapie. Aus Vereinfachungsgründen wurden Leistungen aus Gruppenpsychotherapien in dieser Rechnung vernachlässigt.

Je höher die Auslastung ist, desto höher ist auch der Quotient und die Punktzahl, die den Leistungen zugeschlagen wird. Maximal kann der Quotient 0,5 betragen. Der maximal mögliche Quotient von 0,5 wird im Übrigen nur für eine begrenzte Zahl von Sitzungen, die über die „Vollauslastung“ hinaus abgerechnet werden, gewährt. Für Leistungen, die über der Maximalpunktzahl von 424.862 bei vollem bzw. 212.431 Punkten bei hälftigem Versorgungsauftrag liegen, entfallen die Zuschläge. Bezogen auf die Beispielrechnung mit ausschließlich Einzeltherapien sind dies 42 (Praxis mit vollem Versorgungsauftrag) bzw. 21 (Praxis mit halbem Versorgungsauftrag) Sitzungen zu je 50 Minuten.

39 Bei 10,75 Arbeitswochen im Quartal.

8.7 Zuschläge für Kurzzeittherapie

Mit dem Psychotherapeutenausbildungsreformgesetz von 2019 wurde zum Zwecke der Förderung der Kurzzeittherapie § 87 Abs. 2c SGB V ergänzt:

„(2c) […] Bis zum 29. Februar 2020 ist im einheitlichen Bewertungsmaßstab für ärztliche Leistungen ein Zuschlag in Höhe von 15 Prozent auf diejenigen psychotherapeutischen Leistungen vorzusehen, die im Rahmen des ersten Therapieblocks einer neuen Kurzzeittherapie erbracht werden. Der Zuschlag ist auf die ersten zehn Stunden dieser Leistungen zu begrenzen und für Psychotherapeuten vorzusehen, die für die in § 19a Absatz 1 der Zulassungsverordnung für Vertragsärzte festgelegten Mindestsprechstunden für gesetzlich Versicherte tatsächlich zur Verfügung stehen.“

Die gesetzliche Vorgabe wurde mit Beschluss des Bewertungsausschusses mit Wirkung zum 01.04.2020 in Form von Zuschlägen zur Kurzzeittherapie umgesetzt:

- Zuschlag je Therapieeinheit KZT-Einzeltherapie (EBM-Nr. 35591, 141 Punkte)
- Zuschläge je Therapieeinheit KZT- Gruppenpsychotherapie (EBM-Nrn. 35593 bis 35599, Punktzahl abhängig von der Anzahl der Teilnehmer)

Der Zuschlag wird, für die ersten zehn Sitzungen einer Kurzzeittherapie gewährt, gleichgültig, ob es sich um eine KZT 1 oder (nach einer Psychotherapeutischen Akutbehandlung) um eine KZT 2 handelt.

Beispiel
Eine Psychotherapeutische Akutbehandlung im Umfang von acht Therapieeinheiten wird in eine KZT 1 (Einzeltherapie) überführt. Die EBM-Nr. 35591 wird den restlichen vier Sitzungen der KZT 1 und, sofern die KZT 1 in eine KZT 2 überführt wird, den ersten sechs Sitzungen der KZT 2 zugeschlagen, insgesamt also zehnmal.

Eine Praxis erhält die Kurzzeittherapie-Zuschläge nur dann, wenn sie im betreffenden Quartal den Versorgungsauftrag nach § 19a Abs. 1 Ärzte-ZV erfüllt hat, d. h. die dort festgelegte „Mindestsprechstunden“-Zeit erreicht hat (25 Stunden bei vollem Versorgungsauftrag, 18,75 Stunden bei dreiviertel Versorgungsauftrag und 12,5 Stunden bei halbem Versorgungsauftrag). „Sprechstunde“ bedeutet in diesem Zusammenhang die Anwesenheit in der Praxis zum Zwecke der Patientenbehandlung entsprechend § 17 BMV-Ä. Sie ist nicht zu verwechseln mit der Psychotherapeutischen Sprechstunde.

Weil die KVen nach § 95 Abs. 3 SGB V verpflichtet sind, die Einhaltung der Versorgungsaufträge anhand eines bundeseinheitlichen Verfahrens zu prüfen, musste ein Verfahren zur Operationalisierung entwickelt werden. Dieses hat sich nach der Fallzahl und an den im EBM (Anhang 3) angegebenen Kalkulations-

oder Plausibilitätszeiten[40] zu richten. Die KVen einigten sich dabei auf ein dreistufiges Verfahren („Datengestütztes Auffälligkeits-Screening“). Zunächst werden – grob vereinfacht – die quartalsbezogenen Zeiten der Praxis addiert, wobei auch die der TSS gemeldeten durchschnittlichen Sprechzeiten pro Woche „ausgewertet“ werden. In einem weiteren Schritt wird die so ermittelte Gesamtzeit auf die für dieses Quartal und diesen KV-Bereich ermittelte Wochenarbeitszeit heruntergerechnet. Ergibt sich für die Praxis eine höhere Stundenzahl als die nach § 19a geltende, erfolgt keine weitere Prüfung. Erreicht sie die Stundenzahl nicht, erfolgt eine Einzelfallprüfung, wobei hier weitere Bedingungen berücksichtigt werden können wie überdurchschnittliche Ausfallzeiten, Teilnahme an Selektivverträgen usw.

Die Praxen sollten bei diesem Prüfverfahren darauf achten, dass die Sprechstundenzeiten, die gemäß § 17 Abs. 1a BMV-Ä gegenüber der KV gemeldet wurden (und die dementsprechend von der KV veröffentlicht wurden), die „Mindestsprechstundenzeit“ nach § 19a ZV nicht unterschreiten.

Beispiel
Eine psychotherapeutische Praxis mit vollem Versorgungsauftrag hat gegenüber der KV folgende Sprechstundenzeiten erklärt: Mo, Di, Do und Fr jeweils 9 bis 12 Uhr und 15 bis 18 Uhr, Mi von 8 bis 12 Uhr. Diese insgesamt 28 Stunden liegen somit über der mittels des dreistufigen Prüfverfahrens ermittelten wöchentlichen Arbeitszeit der Praxis.

8.8 Abrechnung psychodiagnostischer Testverfahren

Die Testverfahren nach EBM-Abschnitt 35.3 werden in drei Kategorien eingeteilt:

- Standardisierte Testverfahren (EBM-Nr. 35600)
- Psychometrische Testverfahren“ (EBM-Nr. 35601)
- Projektive Verfahren (EBM-Nr. 35602)

Sämtliche Testverfahren können auch per Video durchgeführt werden.

Psychodiagnostische Testverfahren sind standardisierte oder teilstandardisierte Verfahren zur Messung individueller Persönlichkeitsmerkmale. Selbst entwickelte Fragebögen, z. B. zur Biografie, sind keine Testverfahren in diesem Sinne. Testverfahren unterliegen gewissen Mindestanforderungen an Objektivität, Reliabilität und Validität. Objektivität bezeichnet den Grad der Unabhängigkeit eines Testergebnisses vom jeweiligen Untersucher, Reliabilität vom jeweiligen Zeitpunkt der Untersuchung, Validität die Übereinstimmung zwischen dem, was der Test vorgibt zu messen und dem, was er tatsächlich misst. Intelligenztests, Leistungstests, Entwicklungstests, standardisierte Fragebögen genügen diesen Testgütekriterien meist in höherem Maße als projektive Verfahren, weil bei Letzteren Durch-

40 Bei der Prüfung werden entweder die Kalkulationszeiten oder die Plausibilitätszeiten herangezogen. Es gilt jeweils der höhere Wert. Bei den Psychotherapeuten sind es durchgängig die Plausibilitätszeiten.

führung, Auswertung und Interpretation weniger standardisiert sind. Die Unterscheidung zwischen standardisierten Testverfahren und psychometrischen Testverfahren ist wenig plausibel, denn psychometrische Testverfahren sind immer auch standardisiert.

Grundsätzlich ist die Durchführung und Auswertung von Testverfahren delegierbar. Hilfeleistungen von Nicht-Ärztinnen oder Nicht-Ärzten sowie Nicht-Psychotherapeutinnen oder Nicht-Psychotherapeuten sind nach § 15 BMV-Ä persönliche Leistungen der Ärztin oder des Arztes oder der Psychotherapeutin oder des Psychotherapeuten, wenn diese Leistungen angeordnet und fachlich überwacht werden und, wenn die oder der Durchführende dafür qualifiziert ist. Die fachliche Überwachung ist gesichert, wenn sich die Ärztin bzw. der Arzt oder die Psychotherapeutin bzw. der Psychotherapeut in der Praxis befindet, um ggf. Hilfe anbieten zu können. Die Testverfahren nach den EBM-Nrn. 35600 und 35601 sind mit Ausnahme der Indikationsstellung, der Bewertung bzw. Interpretation und schriftlichen Aufzeichnungen an Hilfskräfte delegierbar. Die Verfahren nach der EBM-Nr. 35602 sind nur in den Teilen delegierbar, bei denen spezifisches psychotherapeutisches Fachwissen nicht erforderlich ist. Die eingeschränkte Möglichkeit der Delegierbarkeit bei den projektiven Verfahren spiegelt sich auch in der höheren Bewertung wider.

Die Abrechnung der Testverfahren erfolgt zeitgetaktet, d. h. „je vollendete 5 Minuten“. Darin enthalten sind Vorbereitung, Instruktion, Durchführung und Interpretation.

Beispiel
Für die Anwendung eines Intelligenztests nach der EBM-Nr. 35601 werden insgesamt 85 Minuten aufgewendet. Dies entspricht 17-mal der EBM-Nr. 35601, also 663 Punkten.

Ob die Testung persönlich von der Psychotherapeutin oder von dem Psychotherapeuten oder einer qualifizierten Fachkraft durchgeführt wird, ob die Patientin oder der Patient in einem Testraum den Test selbstständig absolviert (was bei Fragebögen oder bei PC- gestützten Testungen möglich ist), spielt bei der Addition der Testzeit keine Rolle. Die Einführung der Zeittaktung mit dem EBM 2000plus im Jahre 2005 war dem Umstand geschuldet, dass die Testdurchführung, insbesondere bei Verfahren mit geringerem Standardisierungsgrad bei unterschiedlichen Personen unterschiedlich lange dauern kann. Es ist jedoch naheliegend, sich an den Durchführungszeiten zu orientieren, die in den Testmanualen angegeben sind.

Die Abrechnung der Testverfahren unterliegt zwei voneinander unabhängigen Begrenzungen:

1. Nach der Präambel zu EBM-Abschnitt 35.3 gilt eine abrechenbare Höchstpunktzahl je Behandlungsfall bei Patientinnen und Patienten bis zum vollendeten 21. Lebensjahr von 1.636 Punkten und bei Patientinnen und Patienten ab Beginn des 22. Lebensjahres bis zu einer Gesamtpunktzahl von 1.092 Punk-

ten. Wird die Punktzahl überschritten, werden die Testleistungen bei dieser Patientin oder diesem Patienten nicht mehr oder je nach KV, abgestaffelt in Abhängigkeit vom Überschreitungsgrad, vergütet. Die Punktzahlbegrenzung gilt unabhängig davon, ob sich die Patientin oder der Patient in einer nicht genehmigungspflichtigen oder einer genehmigungspflichtigen Behandlung befindet.

2. Unabhängig von dieser Begrenzung gilt für Richtlinientherapien nach § 15 PT-RL, dass während „der Durchführung oder Fortsetzung einer bewilligten Psychotherapie [...] Testverfahren nach den Gebührenordnungspositionen 35600–35602 EBM bei Kurzzeittherapie bis zu dreimal berechnet werden [können]; bei Langzeittherapie ist eine darüber hinaus gehende viermalige Berechnung, damit insgesamt bis zu siebenmal, zulässig." (§ 17 Abs. 5 PT-V).

Beispiel 1 für die 1. Begrenzungsregelung
Mit einer 47-jährigen Patientin werden zum Zwecke der Indikationsstellung für die Weiterbehandlung während der Durchführung der Psychotherapeutischen Sprechstunden (jedoch nicht in einer der Sitzungen) in einem Quartal zwei orientierende Testverfahren, ein Intelligenztest und ein Test zur Messung der Konzentrationsfähigkeit mit insgesamt 950 Punkten durchgeführt. Da diese Punktzahl geringer ist als die Höchstpunktzahl von 1.092 Punkten, wird die gesamte Punktzahl vergütet.

Beispiel 2 für die 2.Begrenzungsregelung
Mit einem 11-jährigen Kind werden während einer KZT (KZT 1, KZT 2) zum Zwecke der Therapieverlaufskontrolle zu vier verschiedenen Zeitpunkten Testverfahren der EBM-Nrn. 35600 und 35601 durchgeführt. Da die Höchstzahl von drei Testungen überschritten wird, wird die vierte Testung nicht vergütet. Es spielt hier keine Rolle, in welchem Zeitraum, mit welcher Testkategorie und mit welcher Dauer die Testungen durchgeführt werden.

8.9 Pauschalerstattungen

Nach den Präambeln der EBM-Kapitel 22 und 23 sind für den Versand eines „ärztlichen Berichts über das Ergebnis einer Patientenuntersuchung" (EBM-Nr. 01600) oder für den Versand eines „ärztlichen Briefs in Form einer individuellen schriftlichen Information" (EBM-Nr. 01601) die Kostenpauschalen nach den EBM-Nrn. 40110 (Brief) und 40111 (Fax) berechnungsfähig.

In der Präambel zu EBM-Abschnitt 40.1 ist in einer Nr. 1 festgelegt, dass „Psychologische Psychotherapeuten bzw. Kinder- und Jugendlichenpsychotherapeuten im Zusammenhang mit ihren Leistungen" folgende Kostenpauschalen abrechnen können:

40110 Kostenpauschale für die Versendung bzw. den Transport eines Briefes und/oder von schriftlichen Unterlagen, 0,96 EUR. Für die Leistungserbringer, die nach EBM-Kapitel 22 oder 23 abrechnen, gilt ein Höchstwert von 0,96 Euro je Praxis und Quartal.

40111 Kostenpauschale für die Übermittlung von Befunden mittels eines Telefaxes, 0,05 EUR.

40142 Kostenpauschale für Leistungen entsprechend der Gebührenordnungspositionen 01620, 01621 oder 01622, bei Abfassung in freier Form, wenn vereinbarte Vordrucke nicht verwendet werden können, je Seite 1,50 EUR.

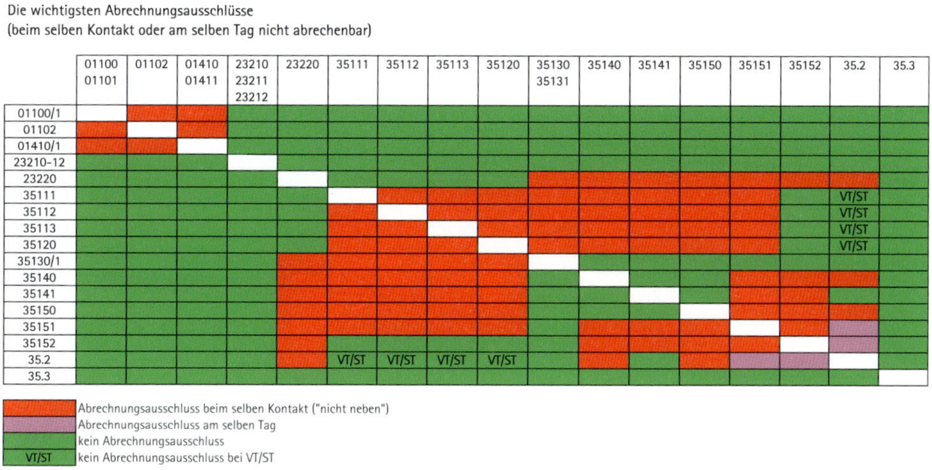

Abb. 2: Abrechnungsausschlüsse

Quelle: Eigene Darstellung.

9 Zahlen zur Psychotherapie in der Gesetzlichen Krankenversicherung

Versorgungskapazitäten und Berufsgruppen

Mit dem Inkrafttreten des ersten Psychotherapeutengesetzes wird seit dem Jahr 1999 die Anzahl der für die Behandlung gesetzlich Krankenversicherter zugelassenen Psychologischen Psychotherapeutinnen und -therapeuten sowie der Kinder- und Jugendlichenpsychotherapeutinnen und -therapeuten mit der Bedarfsplanung geregelt (Näheres s. Bedarfsplanungs-Richtlinie des Gemeinsamen Bundesausschusses unter www.g-ba.de). Bei der Betrachtung der Entwicklung der Psychotherapeutinnen und -therapeuten zeigt sich im Zeitraum von 1999 bis 2024 ein Anstieg um 161 % von 15.619 auf insgesamt 40.769 Psychotherapeutinnen und Psychotherapeuten (Stand 31.12.2024)[41]. Bei dieser Entwicklung ist die Möglichkeit der Teilung eines vollen Versorgungsauftrags in zwei hälftige Versorgungsaufträge (Vertragsarztrechtsänderungsgesetz, GKV-VändG) zu berücksichtigen. Von der Möglichkeit der Teilung ihres Praxissitzes haben in der Zwischenzeit viele Psychotherapeutinnen und -therapeuten Gebrauch gemacht. Im Jahr 2024 waren rund zwei Drittel der zugelassenen Psychotherapeutinnen und Psychotherapeuten mit einem Viertel- oder halben Versorgungsauftrag tätig; über alle ärztlichen und psychotherapeutischen Fachgruppen hinweg, lag dieser Anteil nur bei einem Viertel. Rechnet man die halben Versorgungsaufträge in volle Versorgungsaufträge um, ergibt sich zum Ende des Jahres 2024 eine Anzahl von insgesamt 25.308 Vollzeitäquivalenten. Davon entfallen 16.590 Vollzeitäquivalente auf die Psychologische Psychotherapie, 3.922 auf die ärztliche Psychotherapie und 4.796 auf die Kinder und Jugendlichenpsychotherapie.

41 Grunddaten der KBV, Statistische Informationen aus dem Bundesarztregister, KBV.

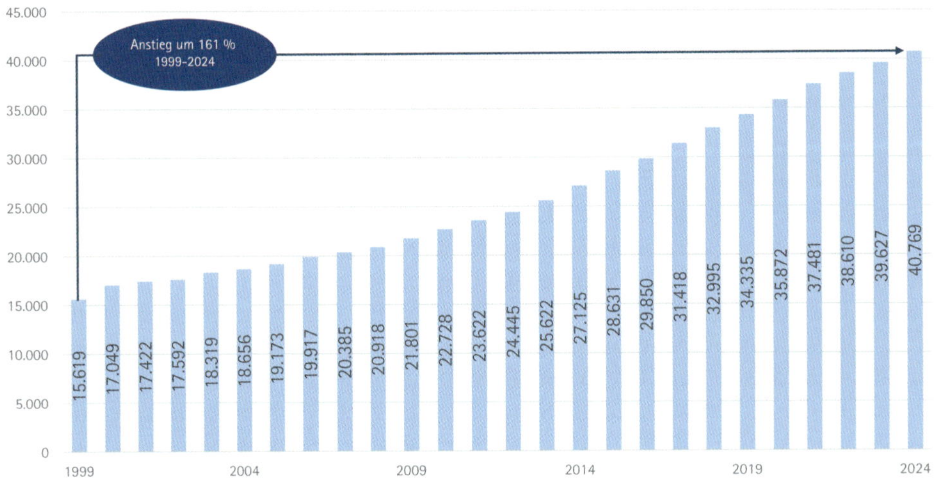

Abb. 3: Entwicklung der Anzahl der Psychotherapeutinnen und Psychotherapeuten in der vertragsärztlichen Versorgung

Quelle: Eigene Darstellung auf Basis der Grunddaten der KBV und der Statistischen Informationen aus dem Bundesarztregister, KBV.

Hinsichtlich der Beschäftigungsformen zeigt sich die zunehmende Bedeutung von Anstellungsverhältnissen im ambulanten Bereich, z. B. in MVZ: Der Anteil der angestellten Psychotherapeutinnen und -therapeuten liegt mit 8 % im Jahr 2024 deutlich unter dem Durchschnitt aller ärztlichen und psychotherapeutischen Fachgruppen mit 30 %. Gleichzeitig ist auch in der Gruppe der Psychotherapeutinnen und -therapeuten seit 2013 ein Anstieg bei Anstellungen zu verzeichnen (3 %).

Zusätzlich zu den Psychotherapeutinnen und -therapeuten werden psychotherapeutische Leistungen auch von Fachärztinnen und Fachärzten für Psychosomatische Medizin und Psychotherapie, Fachärztinnen und Fachärzten für Psychiatrie und Psychotherapie und Fachärztinnen und Fachärzten für Kinder- und Jugendpsychiatrie und -psychotherapie erbracht. Ärztliche Psychotherapeutinnen und -therapeuten sind Fachärztinnen und Fachärzte bspw. für Allgemeinmedizin oder Gynäkologie, die durch eine fachgebundene Weiterbildung über die Qualifikation zur Erbringung von Psychotherapie verfügen und überwiegend oder ausschließlich psychotherapeutisch tätig sind. Fachärztinnen und Fachärzte mit dieser Qualifikation, deren psychotherapeutische Leistungen weniger als 50 % ihrer Leistungen ausmachen, werden in der Gruppe der ärztlichen Psychotherapeutinnen und -therapeuten nicht berücksichtigt. Fachärztinnen und Fachärzte für Psychosomatische Medizin und Psychotherapie werden üblicherweise den ärztlichen Psychotherapeutinnen und -therapeuten zugerechnet, da sie zwar unter ihrer Facharztbezeichnung zur vertragsärztlichen Versorgung zugelassen werden, die Anrechnung dann jedoch in der Gruppe der ärztlichen Psychotherapeutinnen und -therapeuten als Teil der bedarfsplanerischen Fachgruppe der Psychotherapeutinnen und -therapeuten erfolgt.

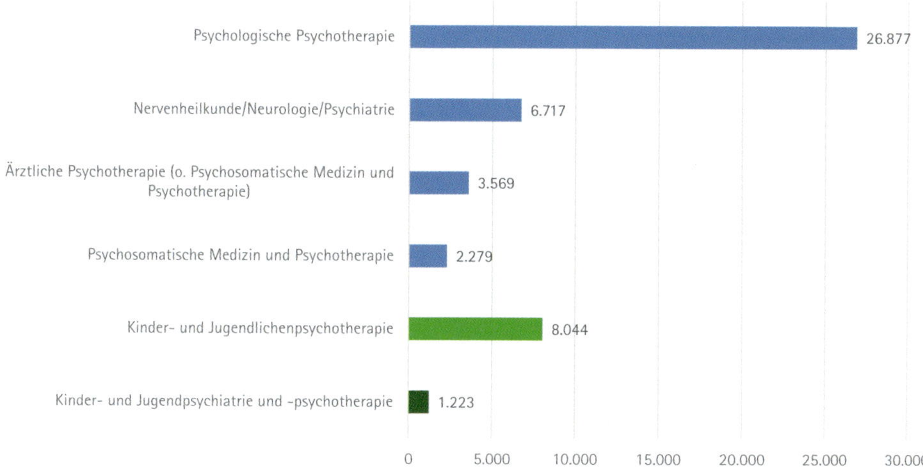

Abb. 4: Psychotherapeutinnen und Psychotherapeuten mit psychotherapeutischer Fachkunde (Bedarfsplanungsgewichte), 2024

Quelle: Eigene Darstellung auf Basis der Statistischen Informationen aus dem Bundesarztregister, KBV.

Von den 40.769 Psychotherapeutinnen und -therapeuten in der vertragsärztlichen Versorgung waren im Jahre 2024 66 % Psychologische Psychotherapeutinnen und -therapeuten, 14 % ärztliche Psychotherapeutinnen und -therapeuten sowie 20 % Kinder- und Jugendlichenpsychotherapeutinnen und -therapeuten; in absoluten Zahlen sind dies 26.877 Psychologische Psychotherapeutinnen und -therapeuten, 5.848 ärztliche Psychotherapeutinnen und -therapeuten sowie 8.044 Kinder- und Jugendlichenpsychotherapeutinnen und -therapeuten. Fachärztinnen und Fachärzte für Psychiatrie und Psychotherapie, Fachärztinnen und Fachärzte für Kinder- und Jugendpsychiatrie und -psychotherapie sowie Ärztinnen und Ärzte mit Zusatztitel Psychotherapie, bei denen der Anteil an psychotherapeutischen Leistungen unter 50 % ihrer Leistungsmenge liegt, sind in dieser Darstellung nicht enthalten.

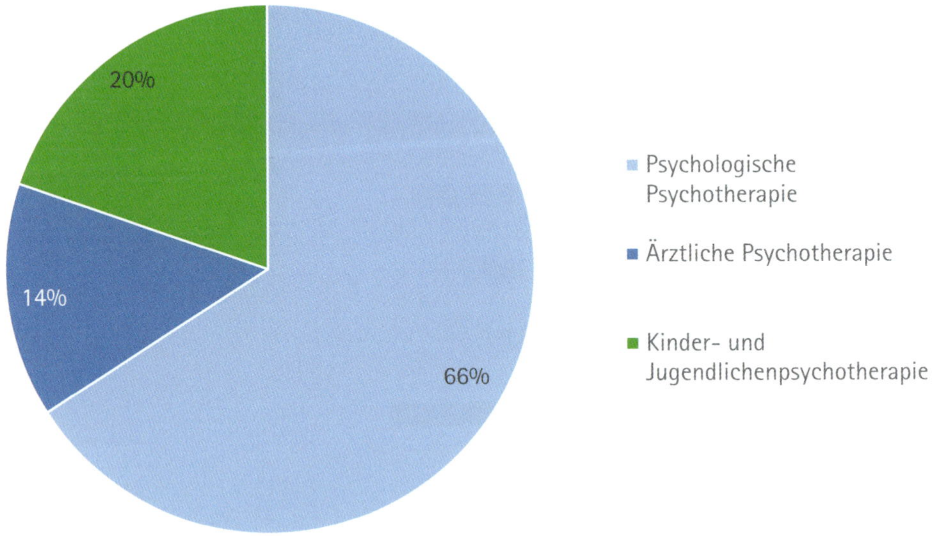

Abb. 5: Psychotherapeutinnen und Psychotherapeuten nach Ausbildung, 2024

Quelle: Eigene Darstellung auf Basis der Statistischen Informationen aus dem Bundesarztregister, KBV.

Betrachtet man den Zeitverlauf von 2000 bis 2024 zeigt sich, dass der Anteil der Psychologischen Psychotherapie über die Jahre konstant blieb. Während der Anteil der ärztlichen Psychotherapie in diesem Zeitraum von 21 % auf 14 % zurückging, stieg der Anteil der Kinder- und Jugendlichenpsychotherapie von 9 % auf 20 %. Dies ist insofern beachtlich, da der Anteil der Kinder und Jugendlichen (bis zum 18. Lebensjahr) an der Gesamtbevölkerung nur bei 17 % liegt. Werden auch die Personen zwischen 18 und 21 Jahren berücksichtigt, liegt der Anteil an der Gesamtbevölkerung bei 20 %.

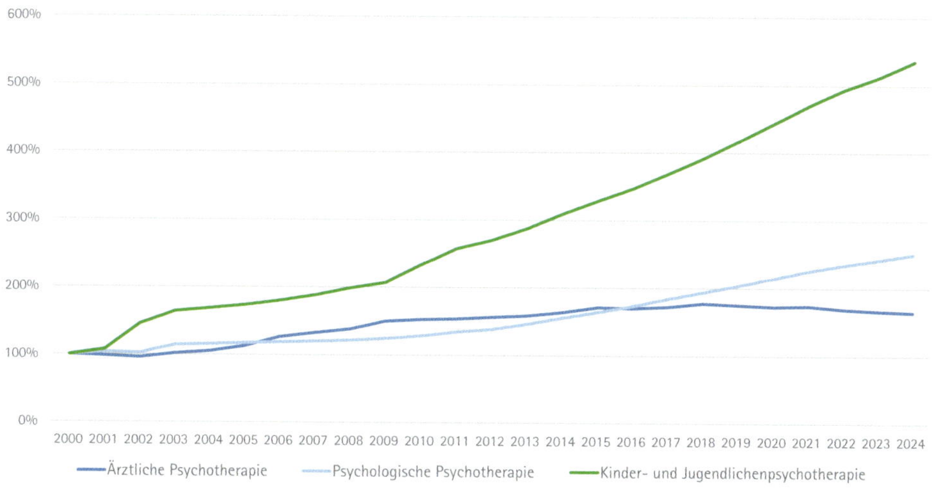

Abb. 6: Entwicklung der Anzahl an Psychotherapeutinnen und Psychotherapeuten nach Ausbildung (Index 2000 = 100)

Quelle: Eigene Darstellung auf Basis der Grunddaten der KBV und der Statistischen Informationen aus dem Bundesarztregister, KBV.

Mindestens zwei Drittel der Psychotherapeutinnen und -therapeuten sind Frauen, bis zu einem Drittel sind Männer. Diese Aufteilung variiert zwischen den Berufsgruppen: In der Kinder- und Jugendlichenpsychotherapie ist der Anteil der Frauen mit 81 % am höchsten, er liegt damit 14 Prozentpunkte über dem Frauenanteil in der ärztlichen Psychotherapie (67 %).

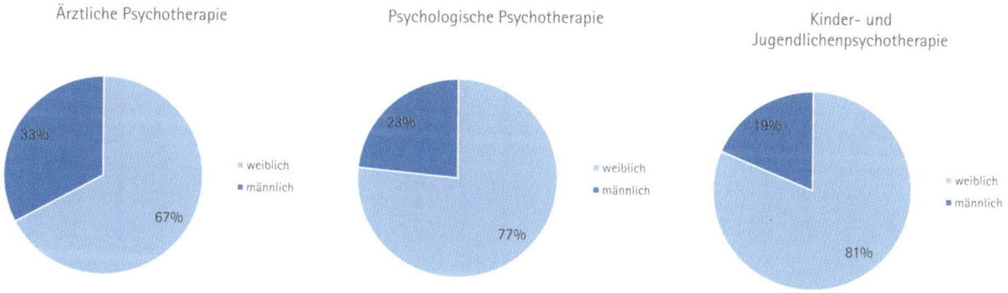

Abb. 7: Geschlechterverteilung der Psychotherapeutinnen und Psychotherapeuten 2024

Quelle: Eigene Darstellung auf Basis der Statistischen Informationen aus dem Bundesarztregister, KBV.

Der Anteil der über 65-jährigen Psychotherapeutinnen und -therapeuten ist – abgesehen von den Psychologischen Psychotherapeutinnen und -therapeuten – größer als der Anteil aller an der vertragsärztlichen Versorgung teilnehmenden Ärztinnen und Ärzte sowie Psychotherapeutinnen und -therapeuten. So sind unter den ärztlichen Psychotherapeutinnen und -therapeuten 29,1 % über 65 Jahre alt, bei den Psychologischen Psychotherapeutinnen und -therapeuten sowie Kinder- und Jugendlichenpsychotherapeutinnen und -therapeuten 12,8 bzw. 16,1 %. Dagegen beträgt der Anteil aller an der vertragsärztlichen Versorgung teilnehmenden Ärztinnen und Ärzte sowie Psychotherapeutinnen und -therapeuten, die über 65 Jahre alt sind, 13,1 %.

Im Zeitraum von 2002 bis 2020 zeigt sich bei der Anzahl an Psychotherapeutinnen und -therapeuten, die pro Jahr ihren Abschluss gemacht haben, ein deutlicher Anstieg. Im Jahr 2002 hatten 70 Psychologische Psychotherapeutinnen und -therapeuten ihre Ausbildung abgeschlossen, im Jahr 2023 waren es 2.560. Eine ähnliche Entwicklung zeigt sich bei den Kinder- und Jugendlichenpsychotherapeuten, während im Jahr 2003 nur 22 Kandidatinnen und Kandidaten ihre Ausbildung beendet hatten, waren es im Jahr 2023 900. Zahlen hinsichtlich der Weiterbildungen zur Fachpsychotherapeutin oder Fachpsychotherapeuten liegen noch nicht vor.

Zum Vergleich bleibt die Anzahl der jährlichen Facharztanerkennungen in den Fachgebieten Psychiatrie und Psychotherapie und Psychosomatische Medizin und Psychotherapie im Zeitraum 2004 bis 2024 relativ konstant. In der Kinder- und Jugendpsychiatrie und -psychotherapie ist ein Anstieg um 55 % zu beobachten.

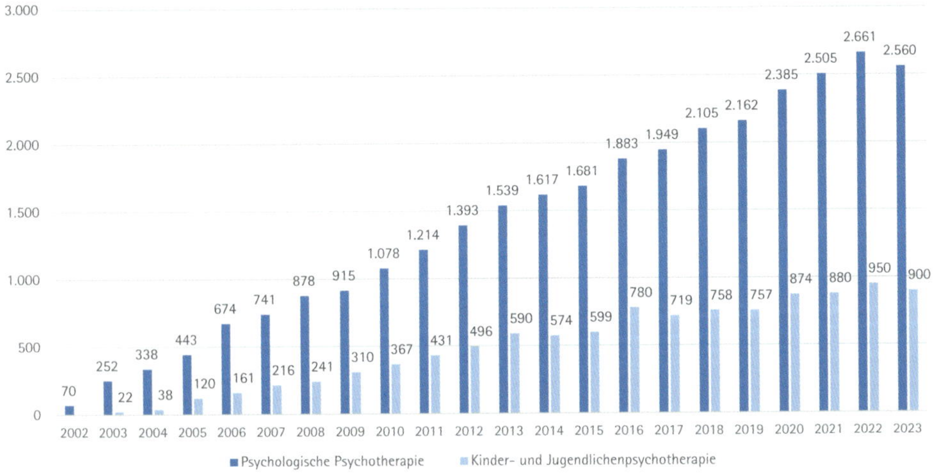

Abb. 8: Abgeschlossene Ausbildungen zur Psychotherapeutin oder zum Psychotherapeuten nach PsychThG 1998

Quelle: Eigene Darstellung auf Basis der Daten des Instituts für medizinische und pharmazeutische Prüfungsfragen (IMPP).

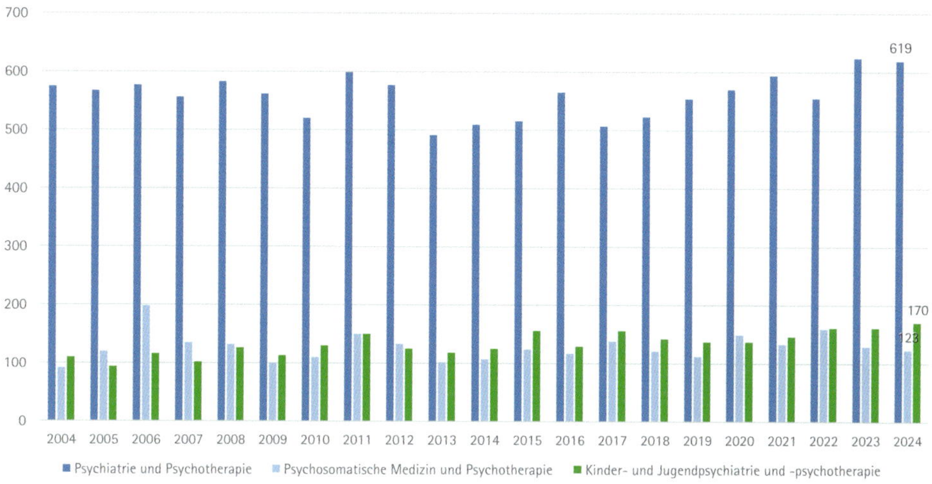

Abb. 9: Anzahl der Facharztanerkennungen

Quelle: Eigene Darstellung auf Basis der Ärztestatistik der Bundesärztekammer.

Inanspruchnahme von Psychotherapie

Die Behandlung im Einzelsetting ist die überwiegend erbrachte Leistungsform, wenngleich der Anteil der Behandlungen im Gruppensetting zunimmt; 80,2 % der Behandlungen werden als Einzeltherapien und 8,3 % als Gruppentherapien erbracht. Ergänzend werden 11,5 % der Leistungen als Akutbehandlung erbracht.

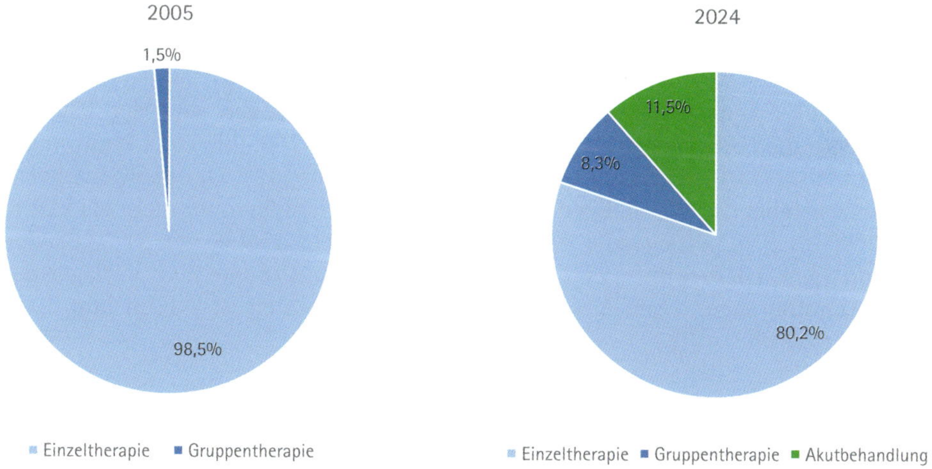

Abb. 10: Verteilung der Leistungen auf Einzel- und Gruppentherapien und die Psychotherapeutische Akutbehandlung

Quelle: Eigene Darstellung auf Basis der GKV-Frequenzstatistik.

Von den abgerechneten Leistungen des Jahres 2024 entfielen ein Viertel auf die Psychotherapeutische Sprechstunde, 29 % auf Kurzzeittherapien und 31 % Langzeittherapien. Probatorische Sitzungen und Psychotherapeutische Akutbehandlungen hatten einen Anteil von 7 bzw. 8 % der Leistungen der PT-RL. Die Betrachtung der abgerechneten Leistungen führt zu einem höheren Anteil der Langzeittherapie gegenüber der Kurzzeittherapie. In anderen (therapiebezogenen) Auswertungen handelt es sich bei etwa 70-80 % der Psychotherapien um Kurzzeittherapien.

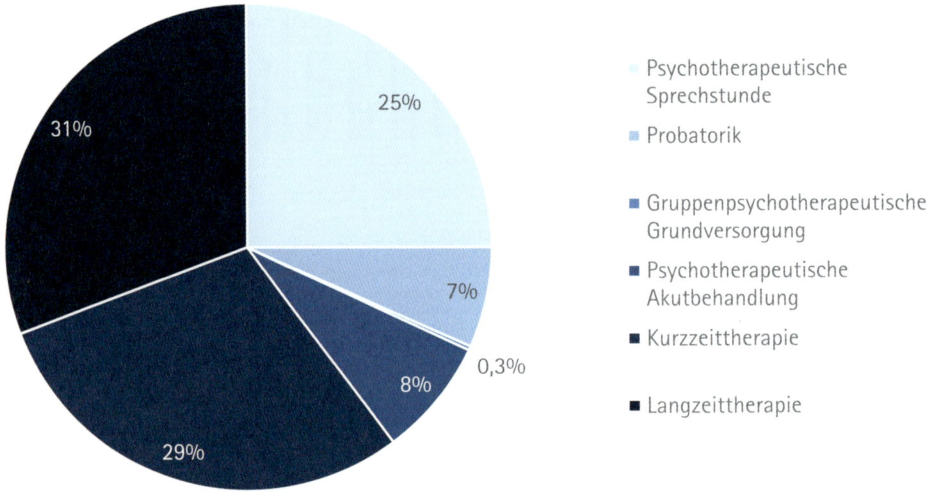

Abb. 11: Verteilung der abgerechneten Leistungen auf die Versorgungsangebote der PT-RL, 2024

Quelle: Eigene Darstellung auf Basis der GKV-Frequenzstatistik.

Die Anzahl der abgerechneten Richtlinientherapieleistungen und der Psychotherapeutischen Akutbehandlung ist im Zeitraum von 2005 bis 2024 kontinuierlich um insgesamt mehr als 135 % gestiegen (vgl. Abb. 12). Der größte Anstieg zeichnet sich bei der VT ab, bei der die Anzahl der Leistungen um mehr als 218 % von 2005 bis 2024 gestiegen ist. Bei der TP zeigt sich ein Anstieg von 51 %; bei der AP von 33 %. Hierbei muss berücksichtigt werden, dass zudem eine Verlagerung zur psychotherapeutischen Akutbehandlung zu beobachten ist, die im Jahr 2017 eingeführt wurde.

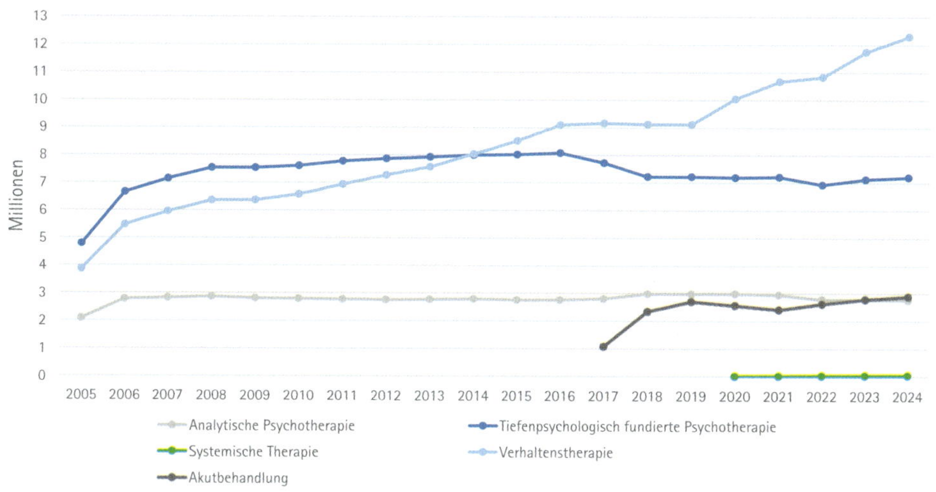

Abb. 12: Entwicklung der abgerechneten Therapieleistungen nach Verfahren
Quelle: Eigene Darstellung auf Basis der GKV-Frequenzstatistik.

Analog zur Entwicklung der Leistungsmenge zeigt sich bei der Vergütung ein Anstieg der Ausgaben; seit 2005 haben sich die Ausgaben für die Richtlinientherapie von ca. 555 Millionen EUR auf mehr als 2,4 Milliarden EUR im Jahre 2024 mehr als vervierfacht. Die Ausgaben für VT sind um 576 %, die Ausgaben für TP um 216 % und die Ausgaben für AP um 178 % angestiegen. Zusätzlich wurden über 162 Millionen EUR für die psychotherapeutische Akutbehandlung ausgegeben; dies entspricht gut 7 % der Ausgaben für Richtlinientherapien.

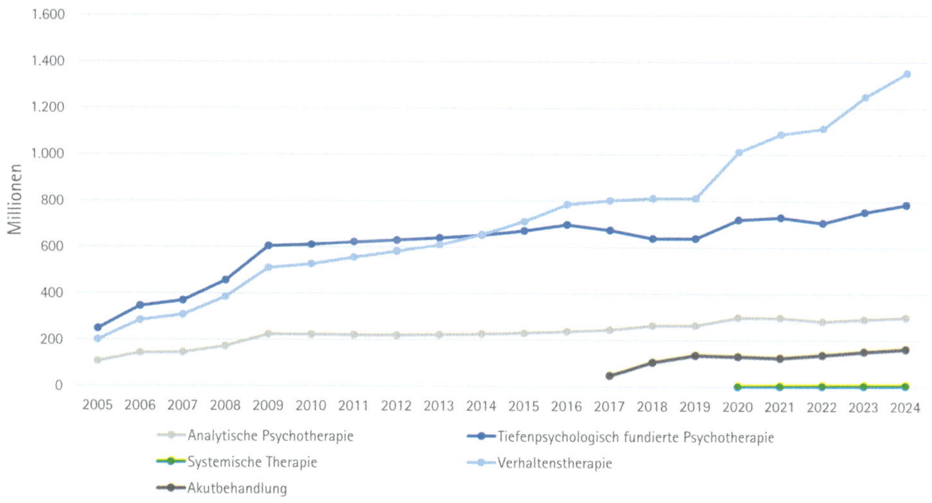

Abb. 13: Ausgaben in EUR für Richtlinientherapien nach Verfahren

Quelle: Eigene Darstellung auf Basis der GKV-Frequenzstatistik.

Im Jahre 2024 wurden zusätzlich zu den 2,4 Milliarden EUR für antragspflichtige Leistungen (Kapitel 35.2 EBM) etwa 2,2 Milliarden EUR für psychotherapeutische Leistungen ohne Antragsverfahren (psychotherapeutisches Gespräch, psychosomatische Grundversorgung, probatorische Sitzungen, Testverfahren etc.) aufgewendet. Psychotherapeutische Leistungen machen damit rund zehn Prozent der Gesamtausgaben in der vertragsärztlichen Versorgung aus.

Anhänge

Anhang I
Überblick über die Kontingentschritte in der Langzeittherapie nach Verfahren und Patientengruppen

Einzeltherapie

AP	TP	VT	ST
Erwachsene			
160	60	60	36
300	100	80	48
Jugendliche			
90	90	60	36
180	180	80	48
Kinder			
70	70	60	36
150	150	80	48

Gruppentherapie

AP	TP	VT	ST
Erwachsene			
80	60	60	36
150	80	80	48
Jugendliche			
60	60	60	36
90	90	80	48
Kinder			
60	60	60	36
90	90	80	48

Anhang II

Leitfaden zum Erstellen des Berichts an die Gutachterin oder den Gutachter

Leitfaden zum Erstellen des Berichts an die Gutachterin oder den Gutachter

PTV 3

Hinweise zum Erstellen des Berichts zum Erst-, Umwandlungs- oder Fortführungsantrag

Die Therapeutin oder der Therapeut erstellt den Bericht an die Gutachterin oder den Gutachter persönlich und in freier Form nach der in diesem Formblatt vorgegebenen Gliederung und versieht ihn mit Datum und Unterschrift. Der Bericht soll auf die für das Verständnis der psychischen Störung und deren Ursachen sowie auf die für die Behandlung relevanten Informationen begrenzt sein.

Die jeweiligen Unterpunkte der Gliederungspunkte des Informationsblattes sind als Hilfestellung zur Abfassung des Berichts gedacht und müssen nur bei Relevanz abgehandelt werden. Gliederungspunkte mit einem Zusatz „AP", „ST", „TP" oder „VT" sind nur bei einem Bericht für das entsprechende Psychotherapieverfahren zu berücksichtigen. Die Angaben können stichwortartig erfolgen.

Im Rahmen einer Psychotherapie können relevante Bezugspersonen zur Erreichung eines Behandlungserfolges einbezogen werden. Angaben zur Einbeziehung von Eltern und Bezugspersonen sind insbesondere bei Kindern und Jugendlichen, bei Menschen mit geistiger Behinderung oder in der Systemischen Therapie relevant. Relevante biografische Faktoren sollen im Rahmen der Verhaltensanalyse (VT), der Psychodynamik (TP, AP) bzw. der System- und Ressourcenanalyse (ST) dargestellt werden.

Der Umfang des Berichts soll i.d.R. zwei Seiten umfassen.

Bericht zum Erst- oder Umwandlungsantrag

1. Relevante soziodemographische Daten
- Bei Erwachsenen: aktuell ausgeübter Beruf, Familienstand, Zahl der Kinder
- Bei Kindern und Jugendlichen: Angaben zur Lebenssituation, zu Kindergarten oder zu Schulart, ggf. Schulabschluss und Arbeitsstelle, Geschwisterzahl und -position, zum Alter und Beruf der Eltern und ggf. der primären Betreuungspersonen

2. Symptomatik und psychischer Befund
- Von der Patientin oder dem Patienten geschilderte Symptomatik mit Angaben zu Schwere und Verlauf; ggf. diesbezügliche Angaben von Eltern und Bezugspersonen, bei Kindern und Jugendlichen Informationen aus der Schule
- Auffälligkeiten bei der Kontaktaufnahme, der Interaktion und bezüglich des Erscheinungsbildes
- Psychischer Befund
- Krankheitsverständnis der Patientin oder des Patienten; ggf. der relevanten Bezugspersonen
- Ergebnisse psychodiagnostischer Testverfahren

3. Somatischer Befund/ Konsiliarbericht
- Somatische Befunde (ggf. einschließlich Suchtmittelkonsum)
- ggf. aktuelle psychopharmakologische Medikation
- Psychotherapeutische, psychosomatische sowie kinder- und jugendpsychiatrische bzw. psychiatrische Vorbehandlungen (falls vorhanden Berichte beifügen)

4. Behandlungsrelevante Angaben zur Lebensgeschichte (ggf. auch zur Lebensgeschichte der Bezugspersonen), zur Krankheitsanamnese, zur Verhaltensanalyse (VT) bzw. zur Psychodynamik (TP, AP) bzw. zum Systemischen Erklärungsmodell (ST)
- Psychodynamik (TP, AP): auslösende Situation, intrapsychische Konfliktebene und aktualisierte intrapsychische Konflikte, Abwehrmechanismen, strukturelle Ebene, dysfunktionale Beziehungsmuster
- Systemisches Erklärungsmodell (ST): Systemanalyse (störungsrelevante interpersonelle und intrapsychische Interaktions- und Kommunikationsmuster, Beziehungsstrukturen, Bedeutungsgebungen), belastende Faktoren, problemfördernde Muster und Lösungsversuche, Ressourcenanalyse, gemeinsam entwickelte Problemdefinition und Anliegen.
- Verhaltensanalyse (VT): funktionales Bedingungsmodell, prädisponierende, auslösende und aufrechterhaltende Bedingungen und kurze Beschreibung des übergeordneten Störungsmodells (Makroanalyse)

5. Diagnose zum Zeitpunkt der Antragsstellung
- ICD-10-Diagnose/n mit Angabe der Diagnosesicherheit
- Psychodynamische bzw. neurosenpsychologische Diagnose (TP, AP)
- Differenzialdiagnostische Angaben falls erforderlich

6. Behandlungsplan und Prognose
- Beschreibung der konkreten, mit der Patientin oder dem Patienten reflektierten Therapieziele; ggf. auch Beschreibung der Ziele, die mit den Bezugspersonen vereinbart wurden
- Individueller krankheitsbezogener Behandlungsplan, auch unter Berücksichtigung evtl. vorausgegangener ambulanter und stationärer Behandlungen sowie Angaben zu den im individuellen Fall geplanten Behandlungstechniken und -methoden; ggf. Angaben zur geplanten Einbeziehung der Bezugspersonen
- Begründung des Settings (Einzel- oder Gruppentherapie oder Kombinationsbehandlung), auch des Mehrpersonensettings (ST), der Sitzungszahl sowie der Behandlungsfrequenz und ggf. auch kurze Darstellung des Gruppenkonzepts; bei Kombinationsbehandlung zusätzlich kurze Angaben zum abgestimmten Gesamtbehandlungsplan
- Kooperation mit anderen Berufsgruppen
- Prognose unter Berücksichtigung von Motivation, Umstellungsfähigkeit, inneren und äußeren Veränderungshindernissen; ggf. auch bezüglich der Bezugspersonen

7. Zusätzlich erforderliche Angaben bei einem Umwandlungsantrag
- Bisheriger Behandlungsverlauf, Veränderung der Symptomatik und Ergebnis in Bezug auf die Erreichung bzw. Nichterreichung der Therapieziele; ggf. auch bezüglich der begleitenden Arbeit mit den Bezugspersonen
- Begründung der Notwendigkeit der Umwandlung der Kurzzeittherapie in eine Langzeittherapie
- Weitere Ergebnisse psychodiagnostischer Testverfahren

Bericht zum Fortführungsantrag

(Bei mehreren Berichten zu Fortführungsanträgen sind die Berichte entsprechend fortlaufend zu nummerieren)

1. Darstellung des bisherigen Behandlungsverlaufs seit dem letzten Bericht, Veränderung der Symptomatik und Behandlungsergebnis in Bezug auf die Erreichung bzw. Nichterreichung der Therapieziele; ggf. auch bezüglich der Einbeziehung der Bezugspersonen

2. Aktuelle Diagnose/n gemäß ICD-10 und aktueller psychischer Befund, weitere Ergebnisse psychodiagnostischer Testverfahren

3. Begründung der Notwendigkeit der Fortführung der Behandlung, weitere Therapieplanung, geänderte/erweiterte Behandlungsziele, geänderte Behandlungsmethoden und -techniken, Prognose, Planung des Therapieabschlusses, ggf. weiterführende Maßnahmen nach Ende der Therapie

Ergänzungsbericht ***(nur bei Zweitgutachten)***

Wurde ein Antrag auf Kurz- oder Langzeittherapie nach Einholen einer gutachterlichen Stellungnahme von der Krankenkasse abgelehnt und legt die oder der Versicherte Widerspruch gegen diese Entscheidung ein, kann die Krankenkasse ein Zweitgutachten einholen. Nach Aufforderung durch die Krankenkasse erstellt die Therapeutin oder der Therapeut der Krankenkasse einen in freier Form erstellten Ergänzungsbericht. Für den Ergänzungsbericht gibt es keine vorgesehene Gliederung. Die Rückmeldung der Gutachterin oder des Gutachters und relevante Unterpunkte oder Gliederungspunkte dieses Informationsblattes können als Orientierung für die Erstellung des Ergänzungsberichts verwendet werden.

Hinweise zu den erforderlichen Unterlagen im Briefumschlag PTV8:
Im Briefumschlag PTV8 müssen folgende Unterlagen enthalten sein:

Bei Gutachten:

- Bericht an die Gutachterin oder den Gutachter
    - Für Ärztinnen und Ärzte: somatischer Befund ist im Bericht enthalten
    - Für Psychologische Psychotherapeutinnen/Psychotherapeuten und Kinder- und Jugendlichenpsychotherapeutinnen/-psychotherapeuten: Konsiliarbericht (Muster 22b)
- PTV 2b
- ggf. Kopien ergänzender Befundberichte (Pseudonymisierung beachten!)

Bei Zweitgutachten:

- Ergänzungsbericht
- Kopie(n) bisheriger Bericht(e)
- Kopie(n) bisheriger gutachterlicher Stellungnahme(n)
- Kopie(n) bisheriger PTV 2
- ggf. Kopie des Konsiliarberichts (Pseudonymisierung beachten!)
- ggf. Kopien ergänzender Befundberichte (Pseudonymisierung beachten!)

Leitfaden PTV 3
Seite 2 von 2

Anhang III

Weiterführende Links

Richtlinie des Gemeinsamen Bundesausschusses über die Durchführung der Psychotherapie (Psychotherapie-Richtlinie):

https://www.g-ba.de/downloads/62-492-3977/PT-RL_2025-08-21_iK-2025-11-11.pdf

Vereinbarung über die Anwendung von Psychotherapie in der vertragsärztlichen Versorgung (Psychotherapie-Vereinbarung):

https://www.kbv.de/documents/infothek/rechtsquellen/bundesmantelvertrag/anlage-01-psychotherapie-vereinbarung/01_Psychotherapie_Aerzte.pdf

Bundesmantelvertrag – Ärzte:

https://www.gkv-spitzenverband.de/media/dokumente/krankenversicherung_1/aerztliche_versorgung/bundesmantelvertrag_1/2025-04-01_BMV-Aerzte.pdf

Literaturverzeichnis

Bell, K./Rüger, U.: Geschichte der Psychotherapie in der GKV. In: Bell, K./Best, D./Gerlach, H./ Lubisch, B./Schaff, C./Schmid, R. (Hrsg.): Management Handbuch für die psychotherapeutische Praxis. Beitrag 910 (Stand 23. AL 2005). Heidelberg 2025.

Collin; P.: Das Berliner Abkommen von 1913 im Spannungsfeld rechtshistorischer Entwicklungstendenzen. In: Vierteljahresschrift für Sozialrecht 32/2014, S. 173–194.

Dahm, A.: Geschichte der Psychotherapierichtlinien. In: Psychotherapeut 6/2008, S. 397–401.

Eichenhofer, E./von Koppenfels-Spies, K./Wenner, U. (Hrsg.): Kommentar zum SGB V. 4. Aufl. Köln 2022.

Jaeggi, E./Riegels, V.: Techniken und Theorie der tiefenpsychologisch fundierten Psychotherapie. 3. Aufl. Stuttgart 2018.

Kanfer, F./Reinecker, H./Schmelzer, D.: Selbstmanagementtherapie. 5. Aufl. Berlin 2012.

Kassenärztliche Bundesvereinigung (Hrsg.): Kommentar zum EBM. Köln 2025.

Körner, J.: Psychodynamische Interventionsmethoden. 2., unveränd. Aufl. Göttingen 2018.

Mentzos, S.: Lehrbuch der Psychodynamik: Die Funktion der Dysfunktionalität psychischer Störungen. 8., unveränd. Aufl. Göttingen 2017.

Rudolf, G.: Psychodynamische Psychotherapie: Die Arbeit an Konflikt, Struktur und Trauma. 2., überarb. Aufl. Stuttgart/New York 2021.

Rudolf, G.: Strukturbezogene Psychotherapie. Leitfaden zur psychodynamischen Therapie struktureller Störungen. 4. Aufl. Stuttgart/New York 2025.

Schirmer, H. D.: Eingliederung der Psychologischen Psychotherapeuten und Kinder- und Jugendlichenpsychotherapeuten in das System der vertragsärztlichen Versorgung. In: MedR 1998, S. 435–454.

Schirmer, H. D.: Vertragsarztrecht kompakt. Köln 2005.

Schnapp, F. E./Wigge, P. (Hrsg.): Handbuch des Vertragsarztrechts. 3. Aufl. München 2017.

Stellpflug, M.: Das Gesetz zur Reform der Psychotherapeutenausbildung. In: ZMGR 2020, S. 334–337.

Stellpflug, M./Berns, I.: Musterberufsordnung für die Psychotherapeuten. Text und Kommentierung. 4. neu bearb. Aufl. Heidelberg 2020.

Wenner, U.: Der Gemeinsame Bundesausschuss (G-BA) aus der Sicht der Rechtsprechung des Bundessozialgerichts. In: GuP 2013, S. 41–50.

Wenner, U.: Vertragsarztrecht nach der Gesundheitsreform. München 2008.

Wezel, H./Liebold, R.: Der Kommentar zu EBM und GOÄ (Stand 85. EL, 2026). 8. Aufl. Siegburg 2010.

Wöller, W./Kruse, J. (Hrsg.): Tiefenpsychologisch fundierte Psychotherapie. Basisbuch und Praxisleitfaden. Stuttgart/New York 2014.

Stichwortverzeichnis

Die Autoren

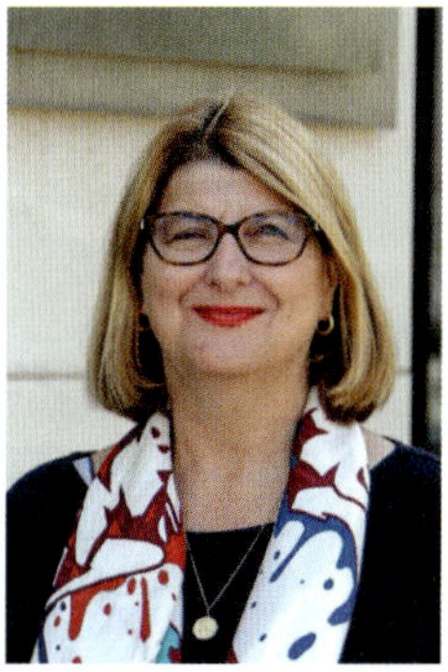

Barbara Berner

ist Rechtsanwältin und Syndikusrechtsanwältin und als Bereichsleiterin im Stabsbereich Recht der Kassenärztlichen Bundesvereinigung tätig.

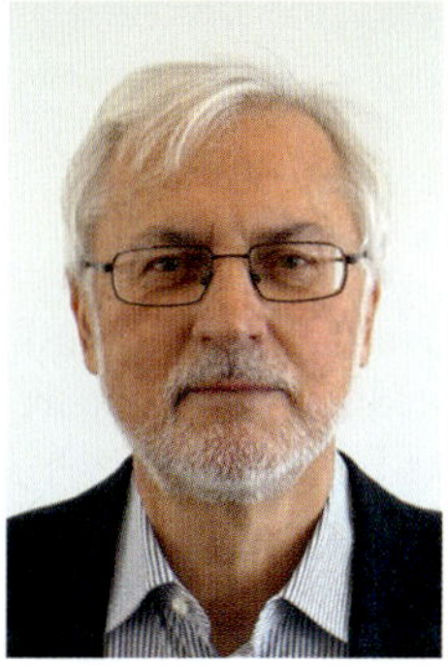

Dipl.-Psych. Dieter Best

ist Psychologischer Psychotherapeut und Kinder- und Jugendlichenpsychotherapeut und und führte eine verhaltenstherapeutische Praxis in Ludwigshafen/Rhein. Er ist außerdem ehemaliger Vorsitzender des Beratenden Fachausschusses für Psychotherapie der KBV.

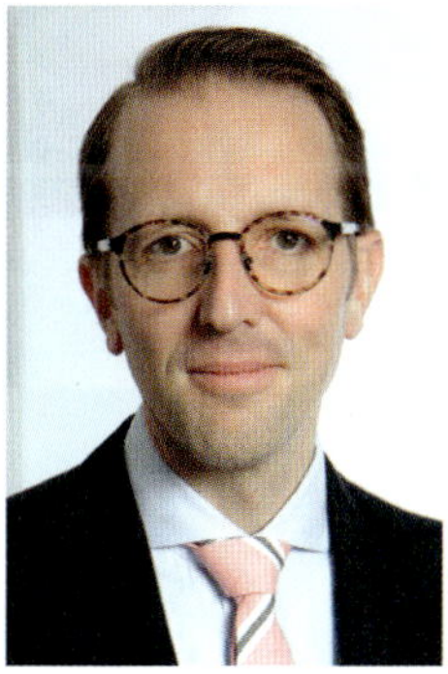

Dr. Julian Dilling

ist Sprecher der Krankenkassen im Unterausschuss Psychotherapie und Psychiatrische Versorgung des Gemeinsamen-Bundesausschusses (G-BA) und Leiter des Referats Bedarfsplanung, Psychotherapie und Neue Versorgungsformen im GKV-Spitzenverband.

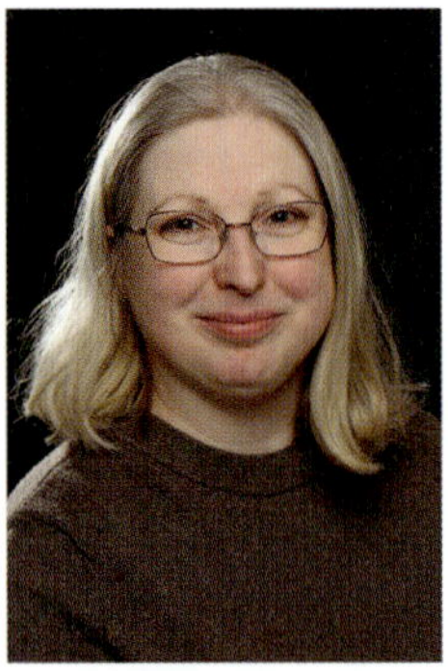

Janett Engel

ist Vertreterin der Krankenkassen im Unterausschuss Psychotherapie und Psychiatrische Versorgung des Gemeinsamen-Bundesausschusses (G-BA) und Referentin im Referat Bedarfsplanung, Psychotherapie und Neue Versorgungsformen im GKV-Spitzenverband.

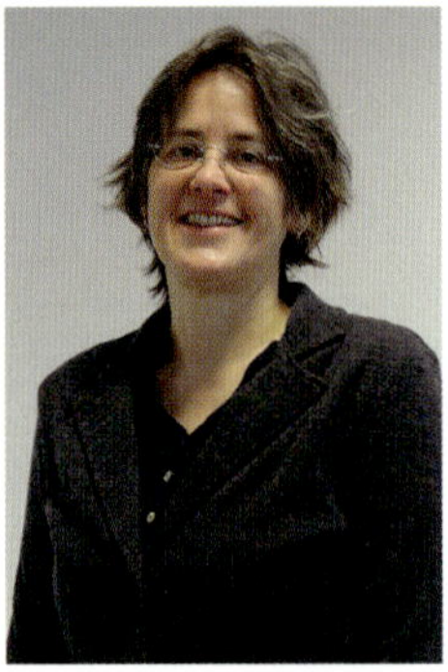

Dipl.-Psych. Ruth Rohdich

ist Psychologische Psychotherapeutin (Verhaltenstherapie) und Stellvertretende Leiterin des Kompetenz-Centrums Psychiatrie und Psychotherapie der Gemeinschaft der Medizinischen Dienste.

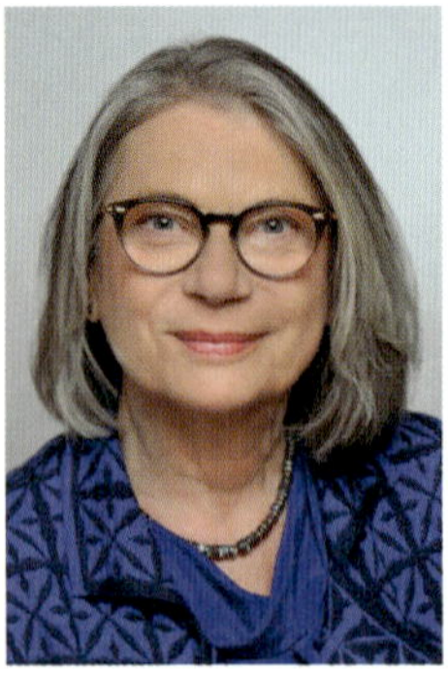

Dr. Christa Schaff

ist Vertragsärztin für Kinder- und Jugendpsychiatrie und -psychotherapie, Psychotherapeutische Medizin, Psychiatrie, Psychoanalyse. Ehemalige Vorsitzende des Beratenden Fachausschusses für Psychotherapie der KBV, Sprecherin der Ärzte und Ärztinnen für die Psychotherapie im Unterausschuss Psychotherapie und Psychiatrische Versorgung des G-BA.